Karies
heilen

Karies heilen

Ramiel Nagel

Natürlich starke Zähne mit der richtigen Ernährung

Vorwort von
Timothy Gallagher
Facharzt für Kieferchirurgie
Vorsitzender der Holistic Dental Association
(Gesellschaft für ganzheitliche Zahnmedizin)

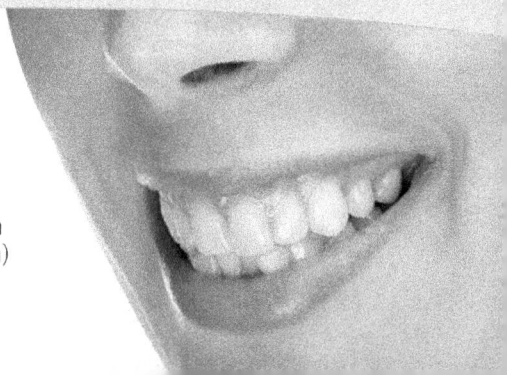

Haftungsausschluss

Die in diesem Buch dargestellten Inhalte sind einzig und allein zu Informationszwecken bestimmt. Autor und Verleger bieten keine Gesundheitsberatung oder -vorsorge an. Für Schäden oder Unannehmlichkeiten jeglicher Art, die durch den Gebrauch oder Missbrauch der hier präsentierten Informationen entstehen, können weder Autor noch Verleger zur Verantwortung gezogen werden - weder direkt noch indirekt.

Zu den Fotos von Dr. Weston A. Price

Die vorliegenden Fotografien sind Teil der aktualisierten Ausgabe des Buches Nutrition *and Physical Degeneration*, das von der Price-Pottenger Nutrition Foundation herausgegeben wird. Die Price-Pottenger Nutrition Foundation als Copyright-Inhaber der Fotografien von Dr. Weston A. Price übernimmt keine Garantie für die Richtigkeit der vom Autor im vorliegenden Buch präsentierten Informationen.

Für ausführlichere Informationen wenden Sie sich bitte an die Price-Pottenger Nutrition Foundation, die die Forschungsdokumente von Dr. Weston A. Price seit 1952 besitzt und verwaltet. Fotos und Zitate werden mit Genehmigung der Price-Pottenger Nutrition Foundation verwendet. Weitere Informationen und Kontakt: www.ppnf.org, E-Mail: info@ppnf.org, Tel.: +1-619-462-7600

Titel der amerikanischen Originalausgabe: *Cure Tooth Decay*
Copyright © Ramiel Nagel 2012

Golden Child Publishing
2305-C Ashland St. #443
Ashland, OR 97520 U.S.A.
goldenchildpublishing.com

ISBN 13: 978-0-9820213-4-7
ISBN 10: 0-9820213-4-8

Gedruckt und gebunden in den Vereinigten Staaten von Amerika
Anfragen für Medienauftritte an Herrn Nagel über pr@curetoothdecay.com
Bestellungen für den Großhandel direkt beim Verlag Golden Child Publishing:
order@goldenchildpublishing.com
Für Anregungen und Korrekturvorschläge: comments@curetoothdecay.com
Übersetzung: Sarah Schmid
Illustrationen: Russell Dauterman russelldauterman.com
Satz und Layout: Janet Robbins, North Wind Design & Production
info@northwindpublishing.com

Inhalt

7. Kapitel: 143
Zahnremineralisation und die deutsche Küche

8. Kapitel: 151
Gesundes Zahnfleisch - die Voraussetzung für gesunde Zähne

9. Kapitel: 159
Die Zahnmedizin und der hohe Preis, den wir dafür zahlen

12. Kapitel: 261
Deine Zähne können natürlich heilen!

Vorwort

von Dr. Timothy Gallagher

Wir leben in stressigen Zeiten und das spiegelt sich leider auch in steigenden Arzt- und Zahnarztkosten. In meiner Praxis treffe ich Patienten, die gerade ihre Arbeit oder ihr Haus verloren haben. Fastfood und andere ungesunde Nahrung werden oft als Strategie zur Stressbewältigung missbraucht und als Folge entsteht Karies. Ich habe vollstes Verständnis für die schweren Umstände, denen viele sich gegenüber sehen, und ich bemühe mich, meinen Patienten so gut ich kann zu helfen, indem ich sie über die Ernährungsrichtlinien in Ramiel Nagels wegweisendem Buch *Karies heilen* aufkläre. Die, die diesen Richtlinien folgen, haben sehr gute Chancen, ihre Karies zum Stillstand zu bringen. Die, die das nicht tun, kommen jedes Mal mit neuen Löchern wieder.

Ich bin seit über fünfundzwanzig Jahren praktizierender Zahnarzt. Ich bin außerdem Mitglied der International Academy of Oral Medicine and Toxicology, der American Dental Association, der California Dental Association und der Santa Clara County Dental Society. Viele Jahre war ich Mitglied der Biological Dental Association und seit vier Jahren arbeite ich als Vorsitzender der Holistic Dental Association. Unsere Zahngesundheit wird davon bestimmt, was wir bereit sind für uns selbst zu tun. Zahngesundheit liegt in der Verantwortung jedes Einzelnen. Das, was wir täglich essen, hat einen direkten Einfluss auf die Gesundheit der Zähne. Allzu oft treffen wir bei der Nahrungsmittelwahl falsche Entscheidungen, aber wenn unsere Zähne dann leiden, geben wir lieber den Bakterien, unseren Genen oder dem Alterungsprozess die Schuld anstatt unserem Lebensstil. Die richtigen Informationen helfen uns zu verstehen, warum Karies wirklich entsteht, und geben uns eine Richtschnur für eine Lebensmittelwahl, die die Gesundheit und Lebensdauer unserer Zähne unterstützt. *Karies heilen* ist ein Wissensschatz, der den Belangen der Zahnmedizin ihr Mysterium nimmt. Hier finden sich wertvollen Werkzeuge für gute zahnmedizinische Entscheidungen. Das einzige, das jedem Leser selbst überlassen bleibt ist, seine Ernährung richtig zu gestalten.

Nicht lange nach meinem Abschluss an der Zahnmedizinischen Fakultät der University of California in San Francisco war ich voll ausgefüllt mit dem Ausbau meiner eigenen Zahnarztpraxis. Bis eines Tages mein Fuß taub wurde. Ich suchte verschiedene Ärzte auf und bekam verschiedene Diagnosen, die aber nicht richtig passten. Ein Arzt fand schließlich doch heraus, woran ich litt: an akuter Quecksilbervergiftung. Daraufhin ließ ich alle meine Amalgamfüllungen sorgfältig entfernen und bekam über fünfundzwanzig Infusionen Chelat-Therapie, die das verbleibende Quecksilber aus meinem Körper entfernen sollten. Von da an war ich gezwungen, meinen Beruf anders auszuüben, als ich es bisher getan hatte. Die meisten Zahnärzte, die auf quecksilberhaltige Füllungen verzichten, haben zuerst selbst unter den Folgen einer Quecksilbervergiftung gelitten. Durch das Einsetzen und Bearbeiten solcher Füllungen sind Zahnärzte ständig den Quecksilberdämpfen ausgesetzt. Die meisten Zahnärzte sind der Meinung, dass Quecksilber unproblematisch und sicher ist, und das versichern sie auch ihren Patienten. Ich war einer dieser Zahnärzte . . . bis ich krank wurde.

Quecksilber hat verschiedene Auswirkungen auf den Körper. Es beeinflusst die Schilddrüse und ist ein bekanntes Nervengift. Nach meinem ernüchternden Erlebnis mit der Giftigkeit von Quecksilber engagierte ich mich in verschiedenen ganzheitlich/ biologischen zahnmedizinischen Organisationen, wo ich mein Wissen über die Verbindung zwischen den Zähnen und dem restlichen Körper vertiefte.

Konventionelle Zahnärzte betrachten die Zähne und ihre Gesundheit als losgelöst vom restlichen Körper und können ihren Patienten deshalb keine ganzheitlichen Methoden beibringen, die ihren Zähnen helfen könnten. Trotzdem ist der Mund mit dem ganzen restlichen Körper verbunden. Es gibt Meridiane und Energiekanäle sowie biologische Pfade wie Nerven, Arterien und Venen, die den ganzen Körper durchziehen und alle Organe miteinander verbinden. Ich hoffe, in Zukunft eine Zunahme von erhaltenden und minimalinvasiven Behandlungen in der Zahnmedizin zu sehen. In der ganzheitlichen Herangehensweise untersuchen wir, welche chemischen und elektromagnetischen Auswirkungen die Füllungsmaterialien auf den Körper haben. Ist der Endpunkt eines Meridians (eines bioelektrischen Pfades, wie man ihn sich in der traditionellen chinesischen Medizin vorstellt) ein Zahn, dann hat alles, was auf diesen Zahn und die zugehörigen Strukturen einwirkt, auch einen Einfluss auf die bioelektrische Stabilität aller durch diesen Meridian verbundenen Drüsen und Organe. Ein entzündeter Zahn kann auf diese Weise auch eine Drüse beeinflussen, die sich ganz woanders befindet. Eine Entzündung im Mund kann eine Entzündung im ganzen Körper hervorrufen. Und solange man die Entzündung im Mund nicht beseitigt, kann man auch der Entzündung im Körper nicht Herr werden. Das Immunsystem, Mineralstoffe und Hormone interagieren ebenfalls alle mit den Zähnen und den dazugehörigen Strukturen.

Karies heilen ist eine Insel der Klarheit in einem Meer der Verwirrung. Es erklärt auf praktische Weise die hormonellen Vorgänge, die den Entstehungsprozess von Karies steuern, und wie wir diese Vorgänge durch unseren Lebensstil beeinflussen können. Bei meinen Patienten, die den Empfehlungen in diesem Buch folgten, konnte ich beobachten, wie durch das Widerherstellen der hormonellen Balance Aufbauprozesse in den Geweben in Gang kamen. Auf diese Weise konnten sie den Verfall stoppen, ihn vorbeugen und solche Vorgänge sogar umkehren.

Die größte Stärke von *Karies heilen* ist vielleicht, dass darin so viele verschiedene Disziplinen und Fachrichtungen zusammenkommen. Die Pionierarbeiten von Francis Pottenger, Weston Price und Melvin Page werden auf eine Weise präsentiert, die ihre gemeinsame Botschaft hervorhebt. Bis zu diesem Buch haben Zahnärzte sich schwer getan, ganzheitliche Konzepte so zusammenzustellen, dass sie für die Öffentlichkeit praktisch und einfach anzuwenden waren. *Karies heilen* gibt dem Leser eine vergleichbare Darstellung der verschiedenen Konzepte über Karies und bezieht neue Vorstellungen und Trends mit ein.

Der Schlüssel zu echter Zahngesundheit ist die Ernährung. Es gibt keine Abkürzung. Das ist der Kern, das zentrale Thema von *Karies heilen*. Wer zu viele industriell verarbeitete Lebensmittel isst, besonders zucker- und mehlhaltige Produkte, der ruiniert sich die Gesundheit. Der Insulinspiegel schießt in die Höhe, Kortison steigt an und der Fluss der Ohrspeicheldrüsenhormone verändert sich. Als Folge entsteht Karies. Wer zu viel Zucker isst, verändert das Hormonverhältnis, das die Zahnmineralisation steuert, zum Schlechteren. Solange die Hormone im Gleichgewicht sind, sind die Zähne gesund und werden durch Aufbau- und Erhaltungsprozesse der körpereigenen Mineralisationsvorgänge gesund erhalten. Ohne eine gesunde Ernährung ist die Fähigkeit des Körpers, die Zähne und das Zahnfleisch zu reparieren und gesund zu erhalten, stark eingeschränkt. Als Folge tritt Zahnverfall in Form von Entkalkung am Zahn ein. Wenn du eins aus diesem Buch mitnimmst, dann sollte es die Botschaft sein, dass ein hoher Konsum verarbeiteter zucker- und mehlhaltiger Lebensmittel das ganze Hormonsystem durcheinander bringt. Das macht einen nicht nur empfänglich für Karies und Parodontose, sondern es übersäuert den ganzen Körper. In einem solchen übersäuerten Milieu fühlen sich gefährliche Bakterien und Pilze besonders wohl.

Wer unter Stress steht, hat ein gesteigertes Verlangen nach zucker- und stärkehaltigen Lebensmittel. Der Metabolismus eines Zuckerabhängigen bedient sich zur Energiegewinnung eher der Zuckerverbrennung als der Fettverbrennung. Wenn man dem Zucker eine Woche lang fern bleibt und stattdessen moderate Mengen guter, gesättigter Fette zu sich nimmt, verliert man seine Zuckersucht normalerweise und Probleme mit den Zähnen können dadurch bereits deutlich abnehmen. Wenn man ein neues Gleichgewicht erreicht hat und seine Zuckersucht losgeworden ist, sollte man nur solches Obst essen, dass einen niedrigen Zuckergehalt hat: Grüne Äpfel, Birnen, Kiwis und Beeren (aber kein Zucker obendrauf!). Wer anfällig für Karies ist, sollte sich von allen süßen Früchten fernhalten. Viele von ihnen wurden hybridisiert, um sie so süß wie nur möglich werden zu lassen. Einmal aß ich eine Zeitlang gar kein Obst und biss dann in einen Fuji-Apfel – er schmeckte wie Bonbon!

Karies heilen ist für viele die Rettung. Das in diesem Buch vorgestellte Protokoll wirkt sehr zuverlässig bei der Vorbeugung und Mineralisierung von Karies. Darüber hinaus würde ich erwarten, dass der, der diesem Protokoll folgt, durch die gesteigerte Zufuhr wichtiger Vitamine und Mineralstoffe mehr Lebensfreude und Energie bekommt.

Karies heilen hilft dem Leser zu verstehen, wie uns moderne, tote Lebensmittel krank machen. Als Zahnarzt weiß ich, dass niemand gern viel Geld für Zahnbehandlungen ausgibt. Deshalb kann ich nur jedem empfehlen, seinen Lebensstil so auszurichten, dass das nicht notwendig wird. Der ernährungsbasierte Ansatz zur Behandlung von Karies funktioniert. Er reduziert den Bedarf an Füllungen und nimmt dem Zahnarztbesuch seine Bedrohlichkeit. Es gibt einfach nichts Besseres als die eigenen Zähne!

Ich wünsche ein unbeschwertes Lächeln und einen angenehmen Besuch beim Zahnarzt – ohne neue Löcher!

Timothy Gallagher D.D.S.
Vorsitzender der Holistic Dental Association
Sunnyvale, Kalifornien

Vorwort zur deutschen Ausgabe

Meine persönliche Karriere als Zahnarztpatientin begann früh. Mein Zahnarzt war kein freundlicher Gesell und damals in der DDR hielt man eine örtliche Betäubung bei Kindern wohl nicht für notwendig. Eine Zeitlang weigerte ich mich schlichtweg, den Mund zu öffnen. Meine aufbewahrten Milchzähne bestehen teilweise mehr aus Loch als aus Zahn. Der Beginn eines lebenslangen Schicksals? Dachte ich, denn Löcher bekam ich immer wieder, auch in den bleibenden Zähnen. Putzen, fleißig putzen, Zahnseide, Fluor und noch mehr Fluor… alles, was Abhilfe schaffen sollte, änderte nichts an der Tatsache, dass ich jedes Jahr mindestens ein neues Loch hatte, das mein Zahnarzt geflissentlich reparierte. Ich dachte auch schon weiter und fand mich mit dem Gedanken ab, eines Tages ein künstliches Gebiss tragen zu müssen – so wie ich es bei meinem Großvater beobachtet hatte.

Eins war klar: Bei meinen Kindern sollte das anders laufen. Sie sollten weder ihr Leben lang traumatische Zahnarzterlebnisse mit sich herumtragen müssen noch Zähne haben, die ständig Löcher bekamen. Wenn ich nur ab dem ersten Zahn sorgfältig auf die Zahnhygiene achtete, mit dem Zucker streng war und auch sonst auf gesunde Ernährung setzte, dann, so war ich überzeugt, würden meine Kinder gesunde Zähne behalten. Trotzdem geschah das Undenkbare: Meine dreijährige Tochter bekam eine dunkle Stelle am Schneidezahn! Und noch eine am Backenzahn! Ich wurde noch strenger mit dem Zucker und die Karies heilte aus. Ich war erleichtert. Aber nur bis zum nächsten Winter, als trotz begrenztem Zuckerkonsum zwei neue Löcher in den vorderen unteren Backenzähnen auftauchten, die schnell an Größe gewannen. Das konnte doch nicht sein! War doch mein fester Vorsatz, meinem Kind in so jungen Jahren traumatische Zahnarztbesuche zu ersparen! Ich begab mich also auf die Suche nach dem Wissen, das mir scheinbar noch fehlte… und stieß im Netz auf die englische Webseite und das dazugehörige Buch *Cure Tooth Decay* von Ramiel Nagel. Ich verschlang alles, was es zu lesen gab, und war perplex. Warum wusste hierzulande niemand von all den umfassenden Untersuchungen und Erkenntnissen, die bereits in den 30er Jahren gemacht worden waren?

Ich wusste, dass ich etwas tun musste und nun wusste ich auch, was. Die Umsetzung des neu erworbenen Wissens gelang nicht von einem Tag auf den anderen. Liebgewonnene Gewohnheiten mussten erst einmal durch neue ersetzt werden. Was soll man bloß zum Frühstück essen, wenn man Haferflocken und

Brötchen streicht? Wie in diesem Buch im Kapitel über Karies an Milchzähnen beschrieben, schritt die Karies bei meiner Tochter noch eine Weile weiter fort, die beiden Löcher wurden noch ein Stück größer. Gleichzeitig aber schützten die Zähne sich selbst. Es bleiben keine Essenreste mehr hängen und sie kann wieder ohne Schmerzen kauen.

Das heißt nicht, dass ich angesichts dieser beiden Löcher bei meiner Tochter immer unbesorgt bin. Wenn es nach mir ginge, wäre ich wahrscheinlich schon längst zum Zahnarzt geeilt. Aber ich respektiere ihre Wahl, nicht zum Zahnarzt gehen zu wollen – besorgt, wie ich zwischendurch war, habe ich natürlich mein Bestes gegeben, sie zu überreden. Solange sie schmerzfrei kauen kann und auch sonst keine Beschwerden hat, gibt es zum Glück keinen zwingenden Grund für einen Zahnarztbesuch.

Wie es weitergeht bleibt spannend. Sicher ist, dass ich meine Angst vor Karies und vor dem Zahnarzt verloren habe. Ich weiß jetzt, dass die für Karies verantwortlich gemachten Bakterien nicht einfach so über meine Zähne herfallen, nur weil ich nicht richtig putze. Das, was ich esse, ist der Schlüssel für gesunde Zähne und das kann ich beeinflussen. Somit ist Karies kein Schicksal mehr, dem ich ausgeliefert bin und der nächste Zahnarztbesuch keine weitere enttäuschende Sitzung, die mir mein Unvermögen, mir die Zähne richtig zu putzen, vor Augen hält. Wenn mein Zahnarzt mir droht, dass das Loch in meinem Zahn irgendwann zur Zahnentzündung führt und eine Wurzelbehandlung notwendig macht, wenn ich es nicht behandeln lasse, dann kann ich ganz gelassen bleiben. Ich beobachte mein Loch regelmäßig, freue mich, dass es nicht größer wird und nicht schmerzt und weiß, dass mein Körper gute Arbeit bei der Remineralisation leistet – solange ich ihm alle Nährstoffe gebe, die er dafür braucht. Und sollte mich das Loch irgendwann doch sehr stören, dann kann mir mein Zahnarzt auch gern eine Füllung anfertigen. Aber das lasse ich dann nicht machen, weil ich Angst habe, meinen Zahn zu verlieren, sondern weil ich es für sinnvoll halte, die fehlende Zahnstruktur zu ersetzen.

Das vorliegende Buch ist wirklich ein Segen für mich geworden und mit der Hoffnung, dass es das für noch viel mehr Menschen wird, habe ich es ins Deutsche übersetzt.

Sarah Schmid
Übersetzerin und approbierte Ärztin

Einleitung

Bist du bereit, zur Veränderung der Zahnmedizin beizutragen? Durch das Wissen über den Einfluss der Ernährung auf die Zahngesundheit gehörst du bald zur wachsenden Zahl derer, die ihre Zähne auf natürliche Weise remineralisieren und damit bestehende Löcher reparieren sowie zukünftigen Kariesschäden vorbeugen. Die Veränderung, der Schritt hin zu gesunden Zähnen, beginnt mit dem nächsten Bissen, den du zu dir nimmst.

Dieses Buch wurde geschrieben, um dich mit dem Wissen auszustatten, das du brauchst, um Herr über deine Zahngesundheit zu werden und um dir die Angst vor Karies zu nehmen.

Karies heilen ist aus einer fünfjährigen Suche nach Informationen, aus vielen Versuchen und Irrtümern entstanden. Seither haben mich viele Erfolgsgeschichten erreicht, die die Wirksamkeit der in diesem Buch präsentierten Richtlinien zur Zahnremineralisierung unterstreichen. Auch für dich gibt es Hoffnung, folgende Dinge erreichen zu können:

- Vermeidung von Wurzelbehandlungen durch natürliche Zahnheilung

- (häufig sofortiger) Stillstand von Karies

- Bildung neuen Sekundärdentins

- Bildung neuen Zahnschmelzes

- Vermeidung oder Minimierung von Zahnfleischschwund

- Heilung von Zahnentzündungen

- Reduzierung von Zahnbehandlungen auf medizinisch wirklich Notwendiges

- Einsparung größerer Geldbeträge durch nicht benötigte Zahnbehandlungen

- Zunahme der allgemeinen Gesundheit und Vitalität

Erfahrungsberichte

Leroy aus Utah, USA

> *Ich war drauf und dran, mir einen Zahn ziehen zu lassen und mein Zahnarzt sagte mir, dass ich eine Wurzelbehandlung bräuchte. Allerdings hatte ich für beides kein Geld. Ich litt unter*

Zahnschmerzen und meine Backe wurde schon dick. Jetzt, nach nur einem Monat mit Ramiels Ernährungsprogramm, kann ich kaum noch sagen, welcher Zahn es war, der mir Probleme gemacht hat. Tausend Dank an Ramiel für dieses Buch. Einfach unglaublich!

Frau Steuernol aus Alberta, Kanada

Nach der Geburt unserer Zwillinge hatten meine Zähne mehrere schmerzhafte Löcher, die mich nachts vor Schmerzen nicht schlafen ließen und mir das Kauen fast unmöglich machten. Auch an anderen Zähnen konnte ich das Fortschreiten von Karies beobachten. Als ich den Richtlinien dieses Buches zu folgen begann, verschwanden meine Zahnschmerzen innerhalb von 24 Stunden. Ich habe überhaupt keine Schmerzen mehr, meine Zähne sehen besser aus und das Zahnfleisch blutet nicht mehr, sondern sieht schön rosig aus. Ich ließ mich beim Zahnarzt untersuchen und das Röntgenbild zeigte die Bildung von Sekundärdentin. Der Zahnarzt war sichtlich beeindruckt.

Mike aus Oregon, USA

Die praktischen Ratschläge in diesem Buch scheinen wirklich den erhofften Effekt auf meine Löcher zu haben! Halleluja, Bruder! Der Zahnarzt wollte bei mir akut zwei umfangreiche Wurzelbehandlungen machen und zwei weitere Zähne sollten Füllungen bekommen. Als ich ihn fragte, ob ich nicht irgendetwas mit Ernährung oder Nahrungsergänzungsmitteln erreichen könne, um meine Zähne zu heilen, war seine einzige Antwort: „Man könnte den Kariesfortschritt ein bisschen verzögern", was mit anderen Worten ganz einfach „Nein" bedeutete.

Dieser Zahnarztbesuch ist jetzt drei Monate her. Meine Zähne haben vollständig aufgehört wehzutun, sind viel weniger temperaturempfindlich und fühlen sich stärker an.

Das, was uns über unsere Zahngesundheit beigebracht wird, lässt uns in den meisten Fällen mit einem Gefühl der Machtlosigkeit zurück. Dieses Buch hat das für mich geändert. Ich habe es für 28 Dollar gekauft. Die Behandlung, die mein Zahnarzt durchführen wollte, sollte 4000 Dollar kosten. Das nenne ich ein gutes Geschäft!

Man kann sich vorstellen, wie begeistert ich bin! Und das wird jeder sein, der mit diesen Informationen hier die Gesundheit seiner Zähne selbst in die Hand nimmt.

Diese scheinbar erstaunlichen Ergebnisse sind keine Wunder, auch wenn es dem Einzelnen so vorkommen mag. Wenn wir die biochemischen und physiologischen Gesetze für die Bildung starker Zähne und Knochen kennen und ihnen folgen, dann stellen sich Erfolge ein.

Diese Gesetze sind nicht meine Idee. Es sind Naturgesetze. Diese Naturgesetze habe ich durch eigene Erfahrungen und Irrtümer, sowie durch das Studium der umfangreichen Forschungsergebnisse einflussreicher, aber in Vergessenheit geratener Experten gefunden. Zu ihnen gehören die Zahnärzte Dr. Weston Price und Dr. Melvin Page sowie das Professorenehepaar Dr. Edward Mellanby und Dr. May Mellanby. Was ich an diesen Forschern so bewundere, ist, dass sie nicht einfach nur Theorien aufstellten, sondern auch jahrzehntelang Karies erfolgreich mit einer veränderten Ernährung heilend und vorbeugend behandelten. In *Karies heilen* präsentiere ich nicht nur ihre Forschungsergebnisse, sondern auch die vieler weiterer kompetenter Personen, die einst ihre Erkenntnisse publiziert haben, aber dann in Vergessenheit geraten sind. Ich tue dies, um jedem die größtmögliche Wissensgrundlage zur Überwindung von Karies zu geben.

Pionierarbeit Kariesremineralisation

Als ich jünger war, dachte ich viel über meine Zähne nach. Vor nicht langer Zeit noch glaubte ich, dass meine gute Ernährung mich mein Leben lang vor Karies bewahren würde. Die Seifenblase meiner begrenzten Vorstellung platzte, als meine Partnerin und ich bei unserer einjährigen Tochter einen kleinen, hellbraunen Punkt auf einem ihrer Schneidezähne entdeckten. Zuerst war ich mir nicht sicher, ob das Karies war oder nicht.

Tage, Wochen und Monate vergingen. Zu meinem Erschrecken wurde der kleine Punkt immer größer und weitere Zähne begannen sich zu verfärben. Als Vater legte ich großen Wert auf eine natürliche Gesundheitsvorsorge und versuchte, so gut ich konnte, meine Tochter vor der Belastung durch Chemikalien aus industriell gefertigtem Essen sowie Medikamenten zu schützen. Der Gedanke, meine kleine Tochter zum Zahnarzt bringen, um ihre Zähne bohren und füllen zu lassen, behagte mir gar nicht. Kannst du dir vorstellen, was so ein Zahnarztbesuch für ein Kleinkind bedeutet? Eine Eineinhalbjährige kann im Zahnarztstuhl nicht stillsitzen oder verstehen, warum man ihr so unangenehme Dinge antut. Die übliche Behandlung sehr kleiner Kinder mit vielen Löchern sieht einen Eingriff unter Vollnarkose vor.

Da ich sie dem Trauma einer Vollnarkose und Behandlung genauso wenig aussetzen wollte, wie der Gefahr, dass Zähne gezogen werden müssen, befand ich mich in einer Zwickmühle. Sollte ich sie vom Zahnarzt behandeln lassen – was mir unangemessen für ein Kind erschien, das keine Schmerzen hatte – oder konnte ich vielleicht herausfinden, was die Ursache ihrer Karies war und den Fortschritt stoppen? Als die Karies am aktivsten war, verfaulten ihre Zähne so schnell, dass der erste Zahn innerhalb von wenigen Wochen auseinanderbröckelte. Das hilflos mit anzusehen, war für uns als Eltern natürlich sehr belastend.

Ich weiß, wie es sich anfühlt, Karies zu haben. Während die Zähne meiner Tochter verfaulten, wurden auch bei mir vier neue Löcher gefunden. Dabei wollte ich meinem sowieso schon belasteten Körper eigentlich nicht noch mehr künstliches Material zumuten. Gleichzeitig waren meine Backenzähne an der Seite nahe dem Zahnfleischrand sehr empfindlich geworden. Das Füllen meiner vier Löcher hätte dieses Problem nicht behoben.

Fünf Jahre später fühlen sich meine einst so sensiblen Zähne stark und fest an und reagieren überhaupt nicht mehr empfindlich. Fünf Jahre später hat meine Tochter bereits vier bleibende Zähne, die allesamt gesund und frei von Karies sind. Die Milchzähne sind kein Problem mehr. Ihre kariösen Zähne haben sich selbst geschützt. Solche Erfolge erlebe nicht nur ich, sondern jeder, der den Prinzipien folgt, die in diesem Buch vorgestellt werden. Es bereitet mir jedes Mal große Freude, wenn mir Eltern schreiben, dass ihrem Kind trotz Karies eine teure, schmerzhafte Behandlung beim Zahnarzt erspart werden konnte oder wenn ein Erwachsener seine Zähne vor dem Bohrer bewahrt hat.

Diese Erfolge sind weder Zufall noch das Ergebnis eines bestimmten Produkts, einer Chemikalie oder Behandlung beim Zahnarzt, sondern allein ernährungsbedingt. Hier wirst du alles Notwendige erfahren, um die gleichen Erfolge zu erzielen.

Ein wichtiger Hinweis

Jeder kann die Löcher in seinen Zähnen remineralisieren. Allerdings sind für einige Personen mit ernsten Gesundheitsproblemen, ich schätze ein bis drei Prozent aller Leser, zusätzliche Schritte notwendig, die über das Wissen und die Möglichkeiten dieses Buches hinausgehen. In solchen Fällen reicht eine veränderte Ernährung nicht aus, um optimale Gesundheit zu erreichen. Wer unter einer ernsten oder chronischen Krankheit leidet, dem helfen die Ratschläge in diesem Buch möglicherweise nicht weiter. Ich empfehle auch nicht, den Zahnarzt zu meiden, sondern jeder soll die Entscheidungen für sich selbst treffen, die ihm am besten erscheinen.

Eine Bemerkung zu den Produktempfehlungen

Im vorliegenden Buch empfehle ich ein paar Produkte, von denen ich entdeckt habe, dass sie für die Zahngesundheit von Vorteil sind. Über meinen Shop auf www.kariesheilen.de/shop will ich es dem Leser, der diese Produkte probieren möchte, leicht machen, sie zu erwerben. Auch wenn ich beim Verkauf etwas Geld verdiene, geht es mir nicht so sehr ums Geld, sondern darum, Produkte anzubieten, die mir selbst und anderen geholfen haben. Niemand muss hier etwas kaufen. Ich erwähne immer mehrere Alternativen, damit jeder selbst wählen kann, was er tun und probieren möchte. Ich bekomme auch keine finanzielle oder andersartige Zuwendung für die Empfehlung von Produkten oder die Erwähnung von Webseiten in diesem Buch.

1. Kapitel

Karies – eine unheilbare Krankheit?

Deine Zähne sind nicht für den Verfall geschaffen. Sie wurden dir gegeben, um dein ganzes Leben lang stark, widerstandsfähig und kariesfrei zu bleiben. Warum sollte die Natur Funktionsverlust, Schmerzen und Verfall für deine Zähne vorgesehen haben? Ohne gesunde Zähne und gesundes Zahnfleisch können wir unsere Nahrung nicht richtig kauen und verdauen und verlieren schließlich unsere Vitalität. In diesem Buch wirst du erfahren, dass Karies kein Versagen der Natur oder eine unvermeidliche Alterserscheinung ist, sondern daraus resultiert, dass wir keine guten Entscheidungen bei der Wahl unserer Lebensmittel treffen.

Löcher in den Zähnen zu bekommen kann ein angsteinflößendes, schmerzhaftes Erlebnis sein. Sind wir einmal in Angst und Panik versetzt, tendieren wir dazu, die vernünftigste Entscheidung, die wir machen könnten, außer Acht zu lassen, nämlich nach der wahren Ursache zu suchen. Stattdessen gehen wir den passiven, scheinbar leichten Weg und lassen unser Problem von einem Zahnarzt beheben. Und wenn wir uns tatsächlich auf die Suche nach der Ursache begeben, verirren wir uns leicht im Dschungel vieler irreführender Informationen. In diesem Buch wird deine Suche ein Ende haben und du wirst natürliche, echte Lösungen für dein Kariesproblem bekommen.

In den meisten Fällen wurde uns beigebracht, dass Karies genauso unvermeidbar ist wie der Tod oder das Zahlen von Steuern, dass wir also keine Wahl haben. In diesem Kapitel wirst du erfahren, dass die Möglichkeit, deine Zähne zu heilen, in deinen Händen liegt. Wir werden die Geschichte der Zahnmedizin untersuchen, und uns anschauen, wie falsche und irreführende Vorstellungen über Karies uns zum Opfer der Zahnmedizin gemacht haben.

Nimm die Sache selbst in die Hand

Jede Veränderung beginnt mit einer Entscheidung. Indem du dieses Buch aufschlägst, hast du dich entweder schon entschieden oder denkst darüber nach, einen wichtigen Entschluss in deinem Leben zu fassen: auf eine neue Art und Weise für deine Zähne verantwortlich zu sein. Hast du diesen Entschluss bereits gefasst, dann ist dies eine lebensbejahende Entscheidung. Wenn du diese

Entscheidung noch vor dir hast, möchte ich, dass du einen Moment in dich hineinhörst, um herauszufinden, ob du bereit bist, alles zu tun, was nötig ist, um das Schicksal deiner Zähne zum Besseren zu wenden.

Die entscheidenden Schlüssel um Zähne zu remineralisieren finden sich nicht nur in diesem Buch. Alle Antworten begründen sich in deiner Biologie, doch das Wissen darüber ist vielfach verloren gegangen beziehungsweise wurden bestimmte Tatsachen verdreht. Dieses Buch soll dir als Leitfaden dienen und dabei helfen, deine eigene Diät zur Heilung deiner Zähne und deines Zahnfleisches zusammenzustellen. Gleichzeitig wird eine bewusstere Ernährungsweise aber auch zu einem besseren Körpergefühl insgesamt beitragen.

Du bist kein hilfloses Opfer von „Karius und Baktus". Ohne dir dessen bewusst zu sein, hast du aber mit großer Wahrscheinlichkeit zum Verfall deiner Zähne mit beigetragen.

Eigenverantwortung gibt uns Selbstachtung, Integrität und die Hoffnung, dass wir das, was außerhalb unseres Einflussvermögens zu sein scheint, in Wirklichkeit verändern können. Ich habe herausgefunden, dass es beim Heilen von Karies nicht nur um den körperlichen Prozess geht oder darum, nährstoffarme gegen nährstoffreiche Nahrungsmittel auszutauschen. Es geht auch um ein Sich-Öffnen für das Leben. Es bedeutet ein Sich-Ausstrecken und Wachsen. Es bedeutet das Absterben mancher, alter Lebensgewohnheiten. Die, die Zahnkaries erfolgreich überwunden haben, machten sich die Prinzipien dieses Buches zu Eigen und übernahmen selbst die Verantwortung für die Heilung ihrer Zähne. Sie hörten in sich hinein, vertrauten sich selbst und handelten nicht selten aus diesem Bauchgefühl heraus, das uns helfen und den Weg zeigen kann. Viele Leute müssen schwierige Entscheidungen bezüglich ihrer Zähne treffen, auf die es keine einfachen Standardantworten gibt. Die Antwort auf komplizierte Fragen kommt, wie ich herausgefunden habe, aus unserem Inneren, egal ob es um Zahnangelegenheiten oder andere Dinge geht. Ich will dich ermutigen, alles, was ich in diesem Buch geschrieben habe, als Wegweiser zu deinem inneren Wissen zu nutzen, statt als einen Ersatz dafür. Du bist die höchste Instanz, wenn es um dich und deine Zahngesundheit geht.

• •

Der wahre Grund für Karies
Die Hauptursachen für Zahnkaries sind der modernen Welt seit ungefähr 80 Jahren bekannt. Harvard-Professor Earnest Hooton fasste das Problem mit den Worten zusammen: „Es ist das Ladenessen, das uns Ladenzähne beschert hat."

• •

Denk an deine Beziehungen

Karies zu heilen hat auch mit unserer Beziehung zum Leben insgesamt zu tun. Unsere moderne Gesellschaft existiert generell in einem Zustand des

Nichtverbundenseins und der Beziehungslosigkeit. Wenn wir keine Beziehung mehr zum Leben oder zu uns selbst haben, geht auch die Verbindung zwischen der Ursache und den Auswirkungen einer Krankheit für uns verloren. Wir fühlen uns wie hilflose Opfer der Krankheit, ohne einen echten Ausweg zu haben. Die moderne Gesellschaft gründet sich nicht auf Beziehungen und einer Verbundenheit des Einzelnen mit sich selbst und anderen. Deshalb kann diese Gesellschaft eine echte Heilung von Karies nicht unterstützen. Beim Heilen von Zahnkaries geht es darum, mithilfe der richtigen Nahrungsmittelwahl die Beziehung zwischen uns und der Natur, in diesem Fall der Biologie unseres Körpers, wiederherzustellen.

Angst vor dem Zahnarzt

Viele Leute haben Angst vor dem Zahnarzt und dafür gibt es gute Gründe. Der Körper gibt uns durch Angstgefühle und den starken Wunsch, die Situation zu vermeiden, die deutliche Botschaft: „Bohr nicht noch ein Loch in meine Zähne!"

Wie konventionelle Zahnmedizin funktioniert

Wenn man zur Kontrolle zum Zahnarzt geht, wird dieser mithilfe einer eingehenden Untersuchung, verschiedener Zahnuntersuchungsinstrumente und Röntgenaufnahmen feststellen, ob Karies vorhanden ist. Wenn der Zahnarzt Karies findet, teilt er uns die schlechte Nachricht mit. Wie Zahnärzte im Studium gelernt haben und von ihnen offiziell erwartet wird, bieten sie ihren Patienten eine chirurgische Behandlung der Zahnkaries an, bei der die kariöse Stelle mit einem Bohrer entfernt und durch synthetisches Material ersetzt wird.

Bohren

Für das Bohren wird der konventionelle Zahnarzt aus Gründen der Zeitersparnis einen Hochgeschwindigkeitsbohrer verwenden, der mit einer Geschwindigkeit von 350.000 Umdrehungen pro Minute rotiert. Solche Bohrer erzeugen eine hohe Reibung und erhöhen die Temperatur des Zahnnervs, was in 60 Prozent der Fälle zu bleibenden Schäden am Nerv führt. Zusätzlich zerstört der Sog, der infolge der hohen Geschwindigkeit entsteht, einen Teil der empfindlichen, mikroskopisch kleinen Versorgungskanälchen in jedem Zahn.[1]

Im 19. Jahrhundert benutzten die Zahnärzte ursprünglich Gold, um schmerzhafte, löchrige Zähne zu füllen. Für die meisten Leute war Gold allerdings unerschwinglich. Man stelle sich vor, wir müssten für eine einzige Füllung einen Betrag bezahlen, der heute ungefähr 7.000₡ entspricht. Da sich die meisten Menschen um 1830 herum Zahnfüllungen nicht leisten konnten, verbreitete sich von Frankreich aus schnell eine billige Alternative, erfunden von den Crawcour-Brüdern: das sogenannte Bells Putty. Bells Putty bestand aus geschmolzenen Silbermünzen, die mit Quecksilber vermischt wurden. Damit ließen sich Zahnfüllungen in zwei Minuten anfertigen, ohne dass Bohren erforderlich war.[2] Obwohl auf kurze Sicht effektiv, war das Quecksilber sehr giftig, und viele Zähne verfärbten sich oder starben ab[3], ganz zu schweigen von den anderen Nebeneffekten, die das Quecksilber im Körper hatte. Zahnärzte, die Quecksilberfüllungen anfertigten, wurden „Quacks" genannt, nach dem niederländischen Wort *Quacksalber,* die Bezeichnung für einen fahrenden Händler, der quecksilberhaltige „Heil"-Elixiere und -Salben verkaufte.

• •

Zahn-Fakten
1845 sprach die Amerikanische Gesellschaft für Zahnchirurgie (American Society of Dental Surgeons) aufgrund gesundheitlicher Bedenken ein Verbot für quecksilberhaltiges Füllmaterial aus.[4]
• •

Die Wirtschaftlichkeit der Quecksilberfüllungen siegte über das teure Gold. 1856 zerfiel die Amerikanische Gesellschaft für Zahnchirurgie. Im Jahre 1899 wurde die Amerikanische Zahnmedizinische Gesellschaft (American Dental Association) gegründet, die den Gebrauch quecksilberhaltiger Füllungen förderte.[5] Die Arbeit von G.V. Black 1896 sollte das Schicksal unserer Zähne nachhaltig beeinflussen. Er veränderte die Zusammensetzung der Quecksilberfüllungen, so dass sie weniger giftig und länger haltbar wurden. Er entwickelte außerdem neue Bohrtechniken, die unter dem Prinzip „Ausdehnung zur Vorbeugung" zusammengefasst werden können. Anders gesagt, man bohre ein größeres Loch (Ausdehnung), um die Zeitspanne zu verlängern, bis der Zahn wieder behandelt werden muss. Diese Technik, die in späterer Zeit etwas abgewandelt wurde, ist die Grundlage moderner Zahnmedizin. G.V. Blacks „Neuerung" beinhaltete das Wegbohren aller verfärbter Zahnstruktur, um dann eine Keilform im Zahn zu schaffen, in die die Quecksilberfüllung bleibend sicher platziert werden konnte. Anders ausgedrückt, den Zahnärzten wird seither beigebracht, große Löcher zu bohren, weil das für den Halt von Amalgamfüllungen am besten ist. Dieses Vorgehen wurde wichtiger Bestandteil im Lehrplan der zahnmedizinischen Fakultäten, und in den letzten hundert Jahren haben Zahnärzte eifrig Zahnsubstanz weggebohrt, die nicht kariös war oder hätte remineralisiert werden können. Das Problem mit „Ausdehnung zur Vorbeugung" ist, dass gesunde Zahnstruktur verloren geht. Ein Zahnmedizinstudent schrieb mir und erklärte das Dilemma so:

> *Als Zahnmedizinstudent bohre ich jede Woche in Zähne hinein.*
> *Ich sollte hinzufügen, dass ich das tun muss, um meine Prüfungen*
> *zu bestehen. Wenn ich meine Patienten auf dem Zahnarztstuhl vor*
> *mir sitzen sehe, ihre Augen geschlossen, tut es mir leid für sie, dass*
> *sie Teile ihrer Zahnsubstanz für immer verlieren.*

Zahnfüllungen

Wenn einmal ein großes Loch im Zahn entstanden ist, muss man irgendetwas an seine Stelle setzen. Alzheimer[6], Amyotrophe Lateralsklerose (ALS), Multiple Sklerose (MS), Parkinson, Lupus erythematodes und manche Formen von Arthritis haben alle eins gemeinsam – Quecksilber.[7] Quecksilber wird als giftiger Sondermüll betrachtet, wenn es in Glühbirnen mit einem Gehalt von 22 Milligramm vorkommt. Eine normale Amalgamfüllung enthält ungefähr 1000 Milligramm Quecksilber. In einem Video, in dem gezeigt wurde, wie eine Amalgamfüllung angefertigt wird, habe ich selbst gesehen, was für ein unsauberer Vorgang das ist und wie hunderte von giftigen, quecksilberhaltigen Fetzen überall in Mund verteilt wurden. Wenn eine Fremdsubstanz, insbesondere Metall, in den Körper implantiert wird, reagiert nicht selten das Immunsystem darauf. Die giftige Substanz kann also die Krankheiten, die oben genannt wurden, verursachen oder dazu beitragen. Das Buch *Whole Body Dentistry* (Ganzkörperzahnheilkunde) des Zahnarztes Mark Breiner beschreibt Immunreaktionen von Kindern auf Zahnbehandlungen. Zum Beispiel wurde ein Kind durch seine Amalgamfüllungen und (nickelhaltigen) Metallkronen so krank, dass es eine Lähmung beider Beine erlitt. Ein anderes Kind bekam infolge der Behandlung mit eben diesen Materialien Leukämie.[8]

Nicht nur das Quecksilber in Amalgamfüllungen ist giftig. Obwohl weniger gefährlich, rufen auch Kunststofffüllungen, bestehend aus winzigen Glaskügelchen und Plastik, Immunreaktionen bei cirka 50 Prozent aller Patienten hervor. Eine der beliebtesten Kunststofffüllungen erzeugte Immunreaktionen bei 90 Prozent der Personen, die damit behandelt wurden.[9] Die konventionelle Zahnmedizin überprüft nicht, ob eine Füllung für den Körper verträglich ist. Kunststofffüllungen mit ihrem Anteil an Plastik und Kleber können giftige Chemikalien wie Bisphenol A enthalten. Die Lebensdauer moderner Füllungen beträgt, abhängig vom Material, im Schnitt 5 bis 12 Jahre. Selbst mit all dem großzügigen Bohren halten nur 25 Prozent der Amalgamfüllungen acht Jahre oder länger.[10] Obwohl es inzwischen recht gute Kunststofffüllungen auf dem Markt gibt, sind sie mit ihrer kurzen Lebensdauer immer noch keine nachhaltige Lösung für das Kariesproblem.

Nach allem Bohren und Füllen kommt der Teil, den wir am wenigsten mögen: die Rechnung. **Bohren**, **füllen** und **zahlen** ist das Modell konventioneller Zahnmedizin, das auch gleichzeitig ein Geschäftsmodell ist. Der Zahnarzt mit hohen Studienschulden, einer Familie, die zu ernähren ist, Personal, das bezahlt werden muss und so weiter, muss viel Geld verdienen, um im Geschäft bleiben und seinen Lebensstil aufrechterhalten zu können. Je mehr Zähne er füllt, desto mehr Geld verdient er. In diesem System gibt es nicht viel Anreiz für Prävention und Heilung, denn ohne das Bohren-und-Füllen-Geschäftsmodell wäre es schwer, die Zahnmedizin zu einer lohnenden Karriere zu machen. Da viele alternative Zahnärzte Angst haben, verklagt zu werden oder ihre Approbation zu verlieren, wollen auch sie keine Zahnmedizin praktizieren, die über das Bohren-und-Füllen-Modell hinausgeht. Die lockende Aussicht auf Profit blendet viele Zahnärzte. Es ist kein Geheimnis, dass die meisten Zahnärzte um des Geldes Willen arbeiten, man sieht und spürt es. Für einen Zahnarzt ist es leicht, gierig zu werden und die am wenigsten konservative (weil profitabelste) Behandlung zu empfehlen. Als Folge davon haben viele ihr Vertrauen in die Zahnmedizin verloren. Egal welchen Zahnarzt man ausprobiert, der profitorientierte Zahnarzt versagt immer wieder darin, die Bedürfnisse des Patienten an die erste Stelle zu setzen. Selbst viele Zahnärzte haben den Glauben an ihren Beruf verloren. Der Zahnarzt Marvin Schissel schrieb dazu *Dentistry and It's Victims* (Die Zahnmedizin und ihre Opfer), ein Buch, das einem Gänsehaut beschert. Robert Nara, ein anderer Zahnarzt, schrieb *Money by the Mouthful* (etwa: Geld verdienen durch Maulstopfen), wo er zeigt, wie schnell und häufig Zahnärzte um des Geldes willen zu unnötigen Zahnbehandlungen drängen.

Mit den vielen giftigen Materialien, die im Mund implantiert Immunreaktionen hervorrufen, mit der kurzen Lebensdauer von Füllungen, dem Schaden, der von den Hochgeschwindigkeitsbohrern angerichtet wird, und den vielen unnötigen Zahnbehandlungen bietet die konventionelle Zahnmedizin ihren Patienten keine echte Gesundheitsvorsorge an, geschweige denn eine dauerhafte Lösung für das Kariesproblem.

Mikroorganismen

Wenn Menschen in früheren Zeiten von verschiedenen Krankheiten und Gebrechen betroffen waren, gab man für gewöhnlich bösen Geistern die Schuld daran. Man glaubte, dass der böse Geist in den Körper eines Menschen eindrang und so die Krankheit verursachte. Konnte jemand diese Geister besänftigen oder sie dazu bringen, den Körper des Menschen zu verlassen, war die Krankheit geheilt.

Viele Menschen auf der Welt glauben auch heute noch daran, mit dem Unterschied, dass die bösen Geister jetzt identifiziert sind. Zahnärzte, Wissenschaftler, Ärzte und Regierungsbeamte sind sich einig, dass die krankheitsverursachenden „bösen Geister" jetzt real sind, nämlich in Form von Mikroorganismen (Viren, Bakterien etc.). Die allgemein anerkannte Theorie besagt dass diese Viren und Bakterien die Hauptursache für Krankheiten sind, Zahnkaries eingeschlossen. Diese Theorie über die Entstehung von Krankheiten, auch als Keimtheorie bezeichnet, stammt von Louis Pasteur, einem Mann des 19. Jahrhunderts, der auch dem Pasteurisieren seinen Namen gab. Herr Pasteur stellte eine Theorie über die Entstehung von Krankheiten auf, die heute Grundlage der meisten Formen moderner Medizin ist. Diese Theorie baut auf die Idee, dass außerhalb unseres Körpers krankmachende Bakterien existieren, die in unseren

Körper eindringen und ihn krank machen, wenn unsere Abwehrkräfte schwach sind. Pasteurs „Wissenschaft" entspricht, trotz einer großen Menge an Beweisen dafür, dass Bakterien nicht in Menschen eindringen, sondern sich vielmehr abhängig von ihrer Umgebung entwickeln und verändern, bis heute dem aktuellen Stand der Wissenschaft. Pasteurs Beitrag zur Medizin ist maßgeblich an der Entstehung unseres modernen Zahnvorsorgesystems beteiligt, wo wir versuchen, Karies dadurch zu heilen, indem wir die eindringenden bösen Mächte töten: die Bakterien.

Die Niederlage der konventionellen Zahnmedizin im Kampf gegen die Bakterien

Wenn eine Krankheit wie Karies der Feind ist, dann muss dieser Feind bekämpft werden. Also ziehen wir in den Krieg. Konflikte im Inneren wie Äußeren sind die Folge. Unermüdlich kämpft die konventionelle Zahnmedizin diese Schlacht. Bakterien sind der Feind, der Mund ist das Schlachtfeld. Trotzdem, egal wie viel Geld man in Zahnbehandlungen investiert, der Kampf gegen die Bakterien scheint nie gewonnen zu werden.

Das moderne System der Zahnmedizin hat sich aus einer Kombination zweier Annahmen entwickelt: Aus dem Glauben, dass Karies durch Bakterien (als Streptococcus mutans identifiziert) verursacht wird, und dass Bakterien die Essensreste in unserem Mund verdauen und dabei Säuren produzieren, die zu Karies führen. Die Zahnmedizin will also, mit dem Ziel der Vorsorge und Behandlung, das Bakterienwachstum in unserem Mund eindämmen. Die Kriegsstrategie der Zahnmedizin gegen die Bakterien lässt sich so zusammenfassen:

1. Putze deine Zähne so oft wie möglich, um die krankmachenden Bakterien zu entfernen!

2. Spüle deinen Mund mit Chemikalien, um noch mehr gefährliche Bakterien zu entfernen!

3. Benutze Zahnseide und Zwischenraumzahnbürsten, um die verbleibenden Bakterien und Essensreste zu entfernen!

4. Wenn diese drei Maßnahmen nicht den gewünschten Effekt zeigen, geh zu deinem Zahnarzt, um dir den Bakterienbefall mit dem Bohrer entfernen zu lassen!

5. Wenn der Bohrer den Bakterien und dem Bakterienwachstum nicht Herr wird, kann sich die Zahnwurzel entzünden. In diesem Fall lässt man eine Wurzelbehandlung durchführen, um die Bakterien aus dem Zahn zu entfernen.

6. Schließlich, wenn all diese Maßnahmen es nicht schaffen, den Zahn gegen den Angriff der bakteriellen Eindringlinge am Leben zu erhalten, lässt man den Zahn ziehen. Jetzt gibt es eine Lücke, aber dort kann man sich gern eine Brücke oder einen Kunstzahn einsetzen lassen.

Bei Punkt 6 angekommen ist der Kampf verloren, auch wenn man vorher Tausende von Euro für Zahnbehandlungen ausgegeben hat. Egal, wie viel Geld du ausgibst, oder wie viel der Zahnarzt in deinen Zähnen bohrt, die Heilung für Karies bleibt schwer zu erreichen. Moderne Behandlung kann den Schmerz und das Leiden etwas lindern, aber wenn sich nicht mit der Hauptursache für Karies (der Ernährung) befasst wird, verfaulen die Zähne unablässig weiter.

Karius und Baktus sind nicht die Hauptschuldigen

Die Grundlage der modernen Zahnmedizin wurde 1883 vom Zahnarzt Dr. Willoughby D. Miller entwickelt. Er fand heraus, dass gezogene Zähne, die man in gärenden Flüssigkeiten aus Brot und Speichel eintauchte, etwas entwickelten, was wie Karies aussah. Er nahm also an, dass Säuren im Mund, gebildet von Mikroorganismen, Zähne auflösten. Aber Dr. Miller glaubte nie, dass Zahnkaries durch Säuren verursacht wurde. Eher glaubte er, dass Bakterien und ihre Säuren ein Teil des Karies-Prozesses waren. Vor allem aber war er überzeugt davon, dass starke Zähne nicht kariös werden können. Dr. Miller schrieb:

> Das Ausmaß, in dem ein Zahn unter dem Einfluss von Säure leidet, hängt von seiner Struktur und Dichte ab, und im Besonderen von der Beschaffenheit des Schmelzes und dem Schutz der Zahnhälse durch gesundes Zahnfleisch. Das, was wir den perfekten Zahn nennen würden, könnte auf unbegrenzte Zeit der gleichen Säure standhalten, der ein Zahn von gegenteiliger Struktur in wenigen Wochen erliegen würde.[11]

Einfach ausgedrückt glaubte Dr. Miller, dass ein starker Zahn mit hoher Dichte „auf unbegrenzte Zeit" dem Angriff von Säuren standhalten konnte, egal ob die Säuren nun von Bakterien oder der Nahrung kamen. Währenddessen würde ein Zahn mit geringer Dichte schnell jeder Art von Säure erliegen. Dr. Miller schrieb auch: „Der Einwanderung von Mikroorganismen geht immer ein Verlust von Kalziumsalzen voraus."[12] Der Zahn verliert also zuerst seine Mineraldichte (Kalziumsalze), und dann treiben die Mikroorganismen ihr Unwesen.

Auch mehr als hundertzwanzig Jahre später hält die Zahnmedizin und die Amerikanische Zahnmedizinische Gesellschaft an Dr. Millers Theorie fest, lässt dabei aber wichtige Informationen aus. Das klingt dann so:

[Zahnkaries] entsteht, wenn kohlenhydratreiche Nahrungsmittel (Zucker und Stärke) wie Milch, Limonade, Rosinen, Kuchen oder Süßigkeiten regelmäßig auf den Zähnen verbleiben. Bakterien der Mundflora leben von den Resten dieser Nahrungsmittel, wobei sie Säuren produzieren. Über einen längeren Zeitraum zerstören diese Säuren den Zahnschmelz, was zu Zahnkaries führt.[13]

Der Unterschied zwischen Dr. Millers Theorie von 1883 und den Vorstellungen der heutigen Zahnmedizin ist, dass Dr. Miller wusste, dass es die Dichte und Struktur sind, die den Zahn vor Karies schützen, während Zahnärzten heute beigebracht wird, dass die Bakterien selbst Karies verursachen. Abgesehen davon, dass Essensreste am Zahn kleben bleiben, glauben Zahnärzte heute kaum, dass die Ernährung mit den Löchern im Zahn etwas zu tun hat.

Die heutige Theorie über die Entstehung von Karies fällt in sich zusammen, wenn man weiß, dass Zucker durch seine wasserbindenden Eigenschaften sogar die Fähigkeit hat, Bakterien unschädlich zu machen.[14] In einer zwanzigprozentigen Zuckerlösung gehen Bakterien zugrunde.[15] Ja, Bakterien sind als Folge der Zahnkaries da, aber eine große Menge Zucker auf einmal würde sie abtöten. Wenn die Zahnmedizin mit den Bakterien Recht hätte, müsste eine Ernährung mit hohem Zuckeranteil diese Bakterien ganz einfach entfernen können.

Bakterien gibt es überall und es ist beinahe unmöglich, sie vollständig loszuwerden. Mehr als 400 Bakterienarten werden inzwischen mit Zahnerkrankungen in Verbindung gebracht, und viele mehr warten noch darauf, entdeckt zu werden.[16] Da Bakterien ein Teil des Lebens sind, mit ein paar guten, ein paar gefährlichen und Trillionen von ihnen überall, scheint die Herangehensweise der Zahnmedizin aussichtslos.

Im Jahre 1922 präsentierte Zahnarzt Percy Howe vor der American Dental Association (der Amerikanischen Zahnmedizinischen Gesellschaft) das Ergebnis seiner wissenschaftlichen Arbeiten. Ihm und seinem Team war es trotz aller Bemühungen nicht gelungen, Karies und Paradontitis in Meerschweinchen zu erzeugen, indem man ihnen verschiedene, mit Zahnerkrankungen in Verbindung gebrachte Bakterien spritzte oder fütterte. Er sagte: „*In keinem Fall gelang es uns, irgendeine Zahnerkrankung hervorzurufen.*"[17] Allerdings hatte Dr. Howe keine Schwierigkeiten, Karies bei Meerschweinchen durch die Wegnahme von Vitamin C im Futter zu erzeugen.

Die Annahme, Bakterien würden Karies verursachen, wurde aus Dr. Millers Forschung übernommen, allerdings ohne jemals bewiesen worden zu sein. Bei einem Treffen der Internationalen Gesellschaft für Zahnforschung (International Association of Dental Research) in den vierziger Jahren des vorigen Jahrhunderts setzte man der Debatte über die Kariesursache schließlich offiziell ein Ende. Dr. Millers sogenannte chemoparasitäre Theorie gewann durch Abstimmung und wurde trotz gegenteiliger Beweise und Theorien als ein Faktum anerkannt.[18]

Die konkurrierende Theorie dieser Zeit war die Proteolyse/Chelatbildungs-Hypothese von Dr. Albert Schatz. Diese Theorie besagt, dass Enzyme (nicht Bakterien) und chelatkomplexbildende Substanzen (nicht Säuren) die Ursache für Karies sind. In der Theorie von Dr. Schatz sind Ernährung, Spurenelemente und Hormonbalance die Schlüsselfaktoren, die Enzyme und Zahnmineral-Chelatbildung so triggern können, dass Zahnkaries entsteht.[19]

Seit 1954 bis heute liefert auch das Lebenswerk des Zahnarztes Ralph Steinman und seines Kollegen Dr. John Leonora den Beweis, dass die Physiologie des Körpers durch das, was wir essen, so verändert werden kann, dass sich Zahnkaries entwickelt. Der Hypothalamus als Teil des Gehirns reguliert über die Hirnanhangdrüse (auch Hypophyse genannt) das Zusammenspiel zwischen Nervensystem und den verschiedenen Hormondrüsen des Körpers. Leonora und Steinman fanden heraus, dass der Hypothalamus über Speicheldrüsen-freisetzungshormone mit der Speicheldrüse hinten in unserem Unterkiefer, auch Ohrspeicheldrüse oder Parotis genannt, kommuniziert. Wenn die Ohrspeicheldrüse vom Hypothalamus stimuliert wird, setzt sie Parotishormon frei, das für den Fluss von mineralstoffreicher Zahnlymphe durch die mikroskopisch kleinen Kanäle in den Zähnen verantwortlich ist.[20] Diese mineralstoffreiche Flüssigkeit reinigt und remineralisiert die Zähne. Bei einer kariesfördernden Ernährung hört der Hypothalamus auf, die Ohrspeicheldrüse zur Produktion des Hormons anzuregen, das die mineralstoffreiche Zahnlymphe zirkulieren lässt. Ist der Fluss der mineralstoffhaltigen Flüssigkeit gestört, führt das mit der Zeit zu dem Verfall der Zähne, der als Karies bekannt ist. Dass die Ohrspeicheldrüse für die Remineralisierung der Zähne verantwortlich ist, könnte erklären, warum ein geringer Teil der Bevölkerung trotz einer mangelhaften Ernährung immun gegenüber Karies ist. Diese Personen sind einfach mit einer robusten, gut funktionierenden Ohrspeicheldrüse ausgestattet. Dr. Steinmans Studien an Ratten konnten zeigen, dass Bakterien zwar Säuren produzieren, sich aber kein Zusammenhang zwischen der von Bakterien abgegebenen Säure und dem Vorhandensein von Karies feststellen ließ.[21]

Selbst in Dr. Millers oft zitierter, chemoparasitärer Theorie von 1883 ist es immer noch die Stärke des Zahns, die ihn widerstandsfähig gegen Karies macht. Dr. Howe konnte 1922 nachweisen, dass Bakterien keine Löcher in den Zähnen entstehen lassen. In den 1940ern wurde über die „richtige" Theorie der Karies-Entstehung abgestimmt, diese konnte aber nie von Forschern oder Zahnärzten bewiesen werden. Diese Abstimmung verwarf die konkurrierende alternative Proteolyse/Chelatbildungs-Hypothese von Dr. Schatz, die die Entstehung von Karies über Enzyme und Chelatbildung erklärte. Vor nicht langer Zeit konnte Dr. Steinman zeigen, dass Karies über Hormone vom Drüsensystem gesteuert wird und von unserer Ernährung abhängig ist. Von 1883 bis heute gibt es eine dichte Beweiskette, die nahelegt, dass die Nahrung, nicht Bakterien, uns die Löcher in den Zähnen beschert. Wenn es tatsächlich Keime sind, die Karies verursachen, dann wird die Menschheit weiter Opfer der gefürchteten Geißel Karies sein. Wenn aber die Ernährung als die Ursache verstanden wird, dann haben wir es in der Hand, Karies zu heilen und vorzubeugen.

Das Versagen moderner Zahnmedizin

Wenn wir älter werden, wird Karies häufiger, wie sich aus dem Diagramm *Karies im Verlauf des Lebens* ablesen lässt. Je älter wir werden, desto mehr Zähne verlieren wir. Die Weisheitszähne ausgeschlossen, fehlt dem durchschnittlichen 20- bis 39-Jährigen ein Zahn. Dem durchschnittlichen 40- bis 59-Jährigen fehlen 3,5 Zähne und Menschen über 60 haben bereits 8 Zähne verloren.

Zahngesundheitliche Statistiken von über 40-Jährigen sind allgemein düster. In dieser Altergruppe sind im Schnitt 45,89 Prozent aller Zähne von Karies befallen. Das bedeutet, dass im Durchschnitt fast die Hälfte aller Zähne jedes Menschen dieser Alterklasse von Karies betroffen ist. Die Sache wird nicht besser. Wenn wir 60 werden, sind schon 62,36 Prozent aller Zähne von Karies in Mitleidenschaft gezogen.[22]

Man kann zwar argumentieren, dass die Zunahme von Karies im Alter mit dem natürlichen Niedergang des Körpers einhergeht, aber das erklärt nicht, warum Karies momentan auch bei Kleinkindern auf dem Vormarsch ist. Milchzahnkaries bei Kindern von zwei bis fünf Jahren ist von 24 Prozent (im

Karies im Verlauf des Lebens

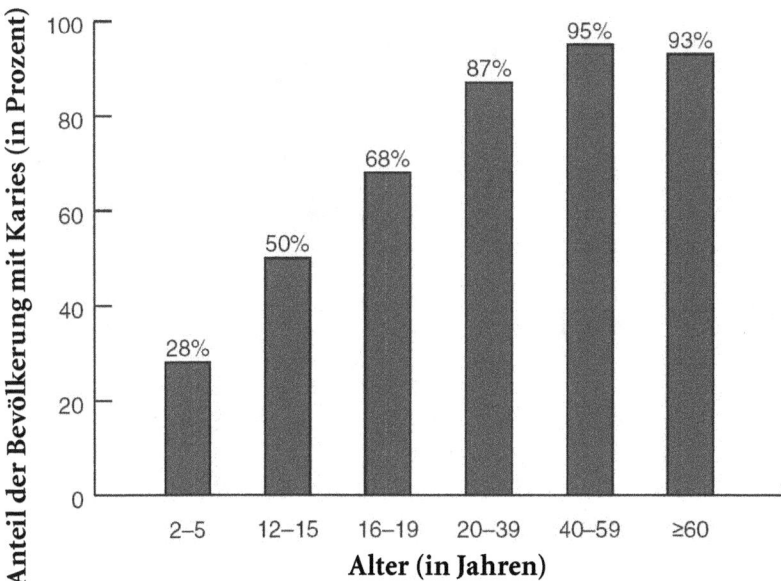

National Center for Health Statistics [23]
(Nationales Zentrum für Gesundheitsstatistik, USA)

Zeitraum 1988 bis 1994) auf 28 Prozent (im Zeitraum 1999 bis 2004) gestiegen.[24] Die angegebenen Zahlen stammen zwar aus den USA, allerdings lässt sich der gleiche Trend, eine Zunahme der Milchzahnkaries bei Kleinkindern, derzeit auch in Deutschland beobachten. Mit der Zunahme von Karies steigt die Anzahl der Zahnbehandlungen, auch der bei Kindern. Wenn Karies Teil des Alterungsprozesses ist, warum leiden dann immer mehr Kinder darunter? Und warum kann die vermehrte zahnärztliche Behandlung dieser Kinder die Karies nicht erfolgreich aufhalten?

• •

Wenn Bohren, Wurzelbehandlungen, Zahnextraktionen, großzügige Fluoranwendungen, Zähneputzen und Zahnpasta wirksame Mittel gegen Karies wären, würden wir keine Zunahme von Karies über die Lebenszeit sehen.

• •

Oder sollen wir annehmen, dass über 90 Prozent der Bevölkerung den zahnärztlichen Empfehlungen einfach nicht Folge leisten? Ich denke nicht. Eher ist etwas mit unserem „modernen" Ansatz grundlegend falsch, der im Namen der Kariesvorsorge und -behandlung den Bakterien den Krieg erklärt.

2. Kapitel:

Zahnarzt Weston Price macht eine erstaunliche Entdeckung

Im Jahre 1915 wurde der bekannte Zahnarzt Dr. Weston A. Price zum ersten Forschungsdirektor der National Dental Association (Nationale Zahnmedizinische Gesellschaft) ernannt. Ein paar Jahre später änderte diese Gesellschaft ihren Namen in American Dental Association (Amerikanische Zahnmedizinische Gesellschaft).

Im Jahre 1936 beschrieb Dr. Price in einem Artikel im Fachblatt der American Dental Association (einer Zeitschrift, die auch heute noch herausgegeben wird) die Zahnkrankheit Karies anders, als wir es heute gewohnt sind. Er schrieb über Menschen, die nie Zahnbürsten benutzten und trotzdem immun gegen Karies waren.

> *Alle Bevölkerungsgruppen, die ein großzügiges Angebot an Mineralien, besonders Phosphat, und fettlöslichen Aktivatoren hatten, waren zu 100 Prozent immun gegen Karies.[25]*

Schauen wir uns einmal die faszinierenden Feldstudien von Dr. Price über die Menschen an, die immun gegen Karies waren!

Nährstoffmangel als Ursache körperlicher Degeneration

Weston Price war zu der Erkenntnis gekommen, dass mit unserer Art zu leben etwas grundlegend verkehrt ist. Um herauszufinden, was unserer modernen Gesellschaft fehlt, begab er sich auf mehrere Forschungsreisen, die ihn zu den unterschiedlichsten Kulturen rund um den Globus führten. In den 30er Jahren des vorigen Jahrhunderts gelang es ihm, den rasanten, gesundheitlichen Verfall vormals gesunder Menschen zu dokumentieren, die mit der modernen Zivilisation in Kontakt kamen. Die enthüllenden Erkenntnisse von Dr. Price, veröffentlicht in seinem Buch *Nutrition and Physical Degeneration* (Ernährung

Kinder aus abgelegenen Alpenregionen waren erstaunlich gesund

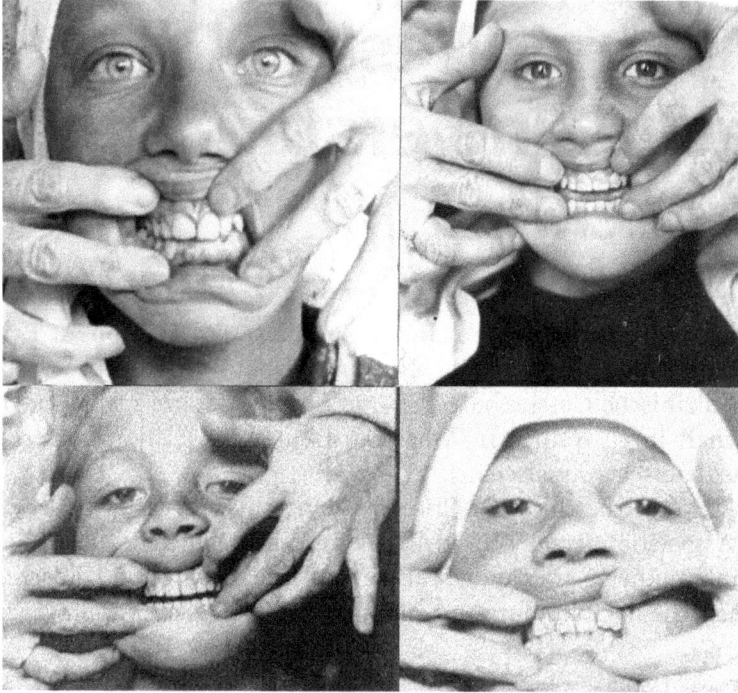

© Price-PottengerNutrition Foundation, www.ppnf.org
Normale Proportionen von Gesicht und Zahnbögen bei adäquater Ernährung der Eltern und Kinder. Man beachte die gut entwickelten Nasenlöcher.[29] (Originalaufnahme)

und körperlicher Verfall), zeigen, zusammen mit vielen aufschlussreichen Fotografien, deutlich, dass die eigentlichen Ursachen von Karies unsere moderne Ernährung und unser Lebensstil sind.

Die gesunden Bewohner des Schweizer Lötschentals

In den Jahren 1931 und 1932 bereiste Dr. Weston Price das abgelegene Lötschental in den Schweizer Alpen. Die Leute des Tales lebten im Einklang mit der Natur und genossen ein augenscheinlich friedliches Leben. Price schrieb vom hervorragenden Charakter dieser Menschen und den fruchtbaren Böden dieses isolierten Tals in den abgelegenen Schweizer Alpen:

> *Sie haben weder Arzt noch Zahnarzt, weil sie beides kaum brauchen. Sie haben weder Polizei noch Gefängnis, weil es dafür keinen Bedarf gibt.[26]*

Moderne Schweizer Kinder haben ihre Gesundheit verloren

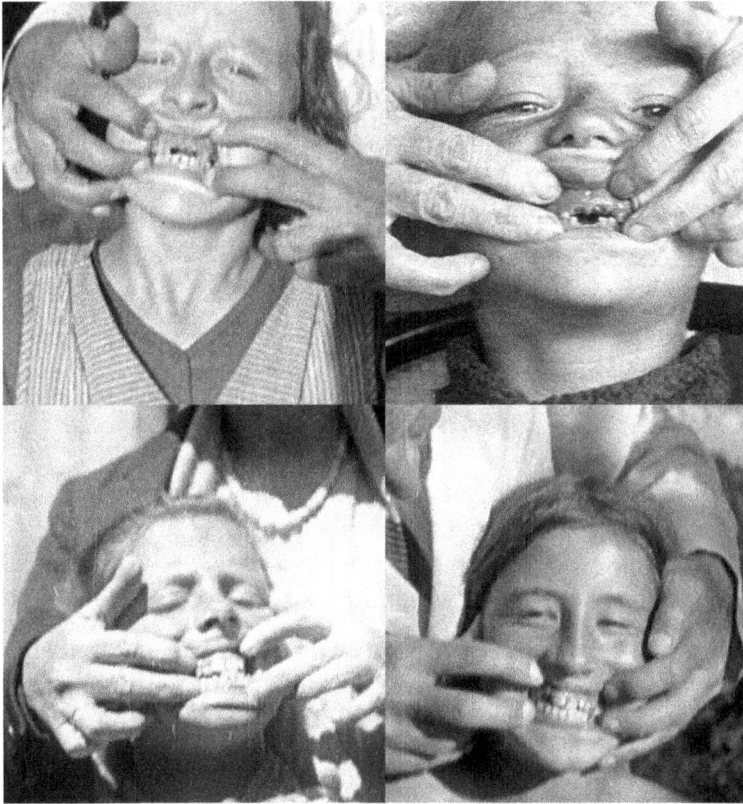

© Price-PottengerNutrition Foundation, www.ppnf.org

In den modernisierten Gegenden der Schweiz ist Karies weit verbreitet. Das Mädchen oben rechts ist sechzehn, das daneben etwas jünger. Beide ernähren sich zu einem großen Teil von Weißbrot und Süßigkeiten. Die beiden Kinder darunter haben mangelhaft geformte Zahnbögen mit engstehenden Zähnen. Diese Fehlbildungen entstehen nicht durch genetische Einflüsse.[30] (Originalaufnahme)

Diese Harmonie zeigt sich auch in der Herstellung der Nahrungsmittel:

> *Die warmen Sommer verbringen die Kühe auf den grünen Hügeln und bewaldeten Hängen nahe der Gletscher und ganzjährigen Schnee- und Eisfelder, und geben so viel und reichhaltige Milch … Der Käse enthält das Butterfett und die Mineralstoffe dieser fantastischen Milch und ist ein echter Lebensspeicher für den kommenden Winter.[27]*

John Siegen, der Pastor der einzigen Kirche im Tal, erzählte Dr. Price von den besonderen Eigenschaften der Butter und des Käses, die aus der Milch der weidenden Kühe hergestellt wurden:

Er erzählte mir, sie hätten die Gegenwart Gottes in den lebensspendenden Eigenschaften der Butter erkannt, die im Juni hergestellt wird, wenn die Kühe auf ihren Weiden nahe der Gletscher angekommen sind. Er versammelt die Menschen, um dem gütigen Vater im Himmel für den Beweis seiner Existenz durch die lebengebende Qualität von Butter und Käse zu danken, die entsteht, wenn die Kühe das Gras an der Schneegrenze fressen . . . Die Bewohner des Tales sind in der Lage, die hervorragende Qualität der Junibutter zu erkennen, und ihr, ohne die Zusammenhänge genau zu verstehen, die gebührende Achtung entgegenzubringen.[28]

Weder gute Gene noch Glück waren es, die diese isolierten Schweizer bei hervorragender Gesundheit erhielten. Dr. Price fährt fort:

Man fragt sich sofort, ob es nicht etwas in diesen lebensspendenden Vitaminen und Mineralstoffen der Nahrung gibt, das nicht nur zur vollendeten körperlichen Form als dem Wohnort der Seele beiträgt, sondern auch Verstand und Herz so formt, dass es zu einem edleren menschlichen Dasein befähigt, in dem materielle Werte für den Einzelnen nachrangig werden.[31]

Versuche einmal, dich in diese einst so gesunde Volksgruppe hineinzuversetzen. Sie sind Vorbilder für uns darin, gesund und im Frieden zu leben. Diese Art des Seins ist in der modernen Welt der Bequemlichkeit und des Fast-Foods verloren gegangen. Wir haben den Bezug zu dem verloren, was wirklich zählt. Wir ignorieren die Regeln für eine gesunde Ernährung und ein gesundes Leben und folglich leidet unsere Gesundheit. Indem die Lötschentaler die besonderen Eigenschaften ihrer Nahrung erkannten und wertschätzten, erfreuten sie sich ausgezeichneter Gesundheit. Für ihre Wertschätzung der lebensspendenden Kraft, besonders der der Sommermilch, bekamen die isolierten Schweizer Gesundheit, Lebendigkeit, Lebenskraft und Frieden. Die einst so wertgeschätzte Kuhmilch, unbehandelt und von weidenden Tieren, die Jahrtausende lang für Menschen überall auf der Welt Gesundheit bedeutet hat, wird nun von unserem Staat und den Bundesregierungen bekämpft. (In den USA ist der Verkauf unpasteurisierter Milch in gewissen Bundesstaaten verboten oder wird stark eingeschränkt, Anm. des Übersetzers). Solche heilenden Nahrungsmittel werden heute als Ganzes bekämpft. Unsere Kultur hat keine Beziehung mehr zu den grundlegenden Kräften des Lebens, und so verliert wirklich gesunde Kost ihre Bedeutung und ihren Wert. Schließlich wird sie sogar zum Feind, der bekämpft werden muss. Wenn ihr, deine Freunde, deine Familie und du, wirklich gutes Essen genießt, erfreut ihr euch am Leben selbst.

Die Ernährung der Lötschentalbewohner

Die Nahrung dieser Schweizer Bevölkerung bestand vorwiegend aus gesäuertem Roggenbrot und Sommerkäse (in einer Portion, so groß wie eine Scheibe Brot, nur dünner), das zusammen mit frischer Kuh- oder Ziegenmilch auf den Tisch kam. Fleisch wurde einmal die Woche gegessen. Außerdem standen regelmäßig kleinere Portionen Butter, Gemüse und Gerste auf dem Speiseplan.

Die traditionelle Kost der Lötschentalbewohner[32]

Kalorien	Nahrungsmittel	Fettlösliche Vitamine	Kalzium (in Gramm)	Phosphat (in Gramm)
800	Roggenbrot	Niedrig	0,07	0,46
400	Milch	Hoch	0,68	0,53
400	Käse	Sehr hoch	0,84	0,62
100	Butter	Sehr hoch	0,00	0,00
100	Gerste	Niedrig	0,00	0,03
100	Gemüse	Niedrig	0,06	0,08
100	Fleisch	Mittel	0,00	0,12
2000		**Sehr hoch**	**1,76**	**1,84**[33]

Immunität gegenüber Karies

In einer Studie, die Weston Price in verschiedenen entlegenen Tälern durchführte, untersuchte er 4280 Kinderzähne. 3,4 Prozent davon wiesen Zahnkaries auf. Im Lötschental waren gerade einmal 0,3 Prozent aller Zähne von Zahnfäule betroffen.[34]

Moderne Schweizer verloren ihre Zähne

In den 30er Jahren war Karies ein großes Problem unter Schulkindern in den modernen Teilen der Schweiz – mit einem Vorkommen von 85 bis 100 Prozent in der Bevölkerung. Der örtliche Gesundheitsdirektor empfahl allen Kindern regelmäßige Sonnenbäder, weil man glaubte, dass die Vitamine, die durch das Sonnenlicht produziert werden, Karies vorbeugten. Leider versagte diese Strategie. Der moderne Schweizer ernährte sich nicht länger von der traditionellen Kost aus gesäuertem Roggenbrot, Sommerkäse, Sommerbutter und frischer Kuh- oder Ziegenmilch.

Die Ernährung moderner Schweizer

Zu den kariesfördernden Lebensmitteln auf dem modernen Speiseplan gehörten Weißmehlprodukte, Marmeladen und Konfitüren, Dosengemüse, Konfekt und Früchte. Jedes dieser nährstoffarmen Nahrungsmittel war von außerhalb importiert worden. Nur Gemüse wurde in begrenztem Umfang vor Ort angebaut.

Obwohl es einige Unterschiede zwischen der modernen und der traditionellen Kost gibt, sind doch zwei Dinge von besonderem Interesse. Wenn man die beiden Tabellen vergleicht, liegt der Hauptunterschied nicht im Austausch von Roggenbrot durch Weißbrot, sondern darin, dass bei der modernen Kost fast 500 Kalorien täglich durch Süßigkeiten und Schokolade gedeckt werden, die einen geringen Gehalt an fettlöslichen Vitaminen sowie Mineralstoffen aufweisen. Diese Produkte ersetzen Milch und Käse, beides reichhaltige Quellen für eben diese fettlöslichen Vitamine und Mineralstoffe.

Nährstoffarme, kariesauslösende Kost moderner Schweizer[35]

Kalorien	Nahrungsmittel	Fettlösliche Vitamine	Kalzium (in Gramm)	Phosphat (in Gramm)
1000	Weißbrot	Niedrig	0,11	0,35
400	Marmelade, Honig, Zucker, Sirup	Niedrig	0,05	0,08
100	Schokolade und Kaffee	Niedrig	0,02	0,07
100	Milch	Hoch	0,17	0,13
100	Dosengemüse	Niedrig	0,08	0,08
100	Fleisch	Mittel	0,01	0,11
100	Pflanzenöl	Niedrig	0,00	0,00
100	Butter	Hoch	0,00	0,00
2000		**Niedrig**	**0,44**	**0,82**

Hier eine interessante Beobachtung, die Dr. Price bei manchen modernen Schweizern machte:

> *Wir untersuchten ein paar Kinder, deren Eltern bei der Wahl ihrer Lebensmittel weiterhin den traditionellen Gepflogenheiten folgten. Ohne Ausnahme ernährten sich die, die immun gegenüber Karies waren, von einer deutlich anderen Kost, als die, die häufig Karies bekamen.[36]*

Immunität gegenüber Karies

Von den 2065 Zähnen, die Dr. Price für eine Studie an modernen Schweizern untersuchte, waren 25,5 Prozent von Zahnkaries befallen und viele davon hatten Abszesse entwickelt.[37] Der Unterschied zwischen modernen Schweizern auf der einen und isoliert lebenden Schweizern, die sehr widerstandsfähig gegenüber

Karies waren, auf der anderen Seite, ist kein Rätsel. Dr. Price machte die gleichen Beobachtungen überall auf der Welt. Schauen wir uns noch zwei Beispiele an.

Die Bewohner der Äußeren Hebriden

Viel ist berichtet worden über die hervorragende Gesundheit der Menschen, die auf den Inseln der Äußeren Hebriden leben.[39]

Die Äußeren Hebriden sind Inseln vor der Küste Schottlands.

Die Grundnahrungsmittel dieser Inselbewohner sind Fisch und Hafererzeugnisse, dazu etwas Gerste. Hafer ist das Getreide, das recht leicht wächst. Es bildet die Grundlage für Breie und Haferfladen, die in vielen Haushalten auf die eine oder andere Weise regelmäßig auf den Tisch kommen. Der Fischfang in den Gewässern der Äußeren Hebriden ist sehr ergiebig. Meeresfrüchte wie Hummer, Krabben, Austern und Muscheln kommen in großen Mengen vor. Ein häufig und gern gegessenes Gericht ist gebackener Dorschkopf, gefüllt mit gehackter Dorschleber und Haferflocken.[40]

Die gesunden Menschen der Äußeren Hebriden

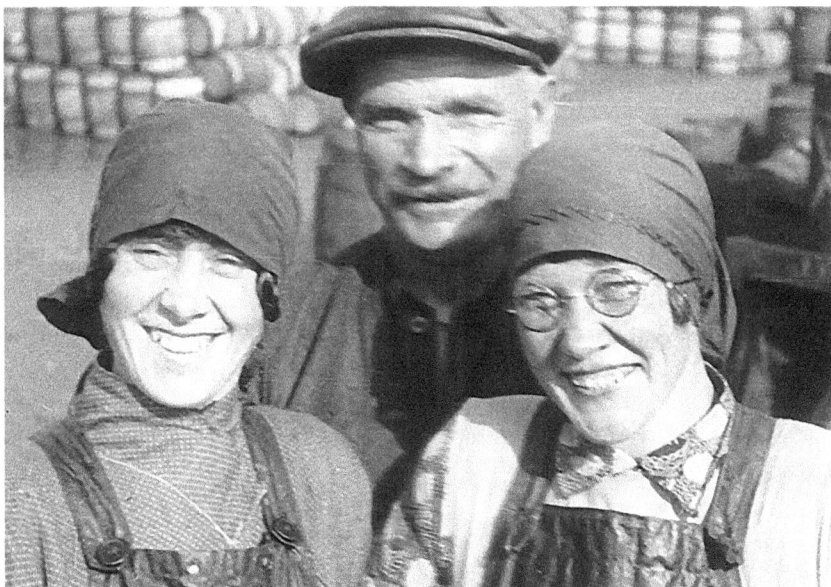

© Price-PottengerNutrition Foundation, www.ppnf.org
Die vorzügliche körperliche Entwicklung der eingeborenen gälischen Fischer zeigt sich an den schönen, gesunden Zähnen und den gut entwickelten Gesichtsformen.[38] *(Originalaufnahme)*

Auf der Insel Lewis waren nur 1,3 von hundert Zähnen mit Karies befallen, also 1,3 Prozent. Auf der Insel Harris waren nur 1 Prozent betroffen und auf der Insel Skye fand sich bei denen, die sich traditionell ernährten, nur bei 0,7 Prozent der Zähne Karies.

Moderne Kost führt zum Zahnverlust

Eine der traurigen Geschichten der Insel Lewis ist **die in letzter Zeit rasante Ausbreitung der Schwindsucht.** *Die jüngere Generation des modernen Teils der Insel Lewis besitzt nicht länger die Widerstandskraft gegen Tuberkulose, die ihre Vorfahren noch hatten.*[41] *(Hervorhebung durch den Autor)*

Die Bilder der beiden Brüder auf den nächsten Seiten unterstreichen sehr schön, dass nicht die Gene den körperlichen Verfall verursachen, sondern dieser davon abhängig ist, in welchem Umfang nährstoffarme, industriell verarbeitete Lebensmittel auf dem Speiseplan stehen.

Die Ernährung der modernen Inselbewohner

In Stornoway konnte man Biskuitkuchen, Weißbrot (so schneeweiß wie wohl überall auf der Welt) und viele andere Weißmehlerzeugnisse kaufen. Marmelade und Gemüse in Dosen, gesüßte Fruchtsäfte, Konfitüren und Konfekte aller Art füllten die Schaufenster und Ladentheken.[45]

Immunität gegenüber Karies

Bei einer Untersuchung von hundert Einwohnern im Alter zwischen 20 und 40 Jahren auf der Insel Lewis hatten fünfundzwanzig der Untersuchten bereits künstliche Zähne. Auf der Insel Harris waren 32,4 Prozent der Zähne von Karies betroffen, auf der Insel Skye 16,3 Prozent. Das heißt, es waren 23-mal so viele Zähne befallen wie bei den isoliert lebenden Inselbewohnern.

Gene und Karies

Ein kleines Mädchen und ihr Großvater auf der Insel Skye verdeutlichen die Veränderungen gut, die innerhalb zweier Generationen stattgefunden haben. Er war ein Kind der alten Ordnung und um die achtzig Jahre alt. Er trug gerade die Ernte vom Feld auf seinem Rücken nach Hause, als ich ihn anhielt, um ein Foto von ihm zu machen. Er war der charakteristisch robuste

Typ, aufgewachsen mit der traditionellen Kost. Die Enkeltochter hingegen zeigte die typischen Merkmale, die aus der modernen Lebensweise resultieren, weil ihre Eltern die moderne Handelskost übernommen und Haferfladen, Haferbrei und Meeresfrüchte aufgegeben hatten.[46]

[Die Enkeltochter] hat eine geringe Widerstandskraft gegenüber Karies. Außerdem sind ihre Nasenlöcher verengt und sie atmet durch den Mund. Ihr 82-jähriger Großvater hingegen hat ausgezeichnete Zähne.[47]

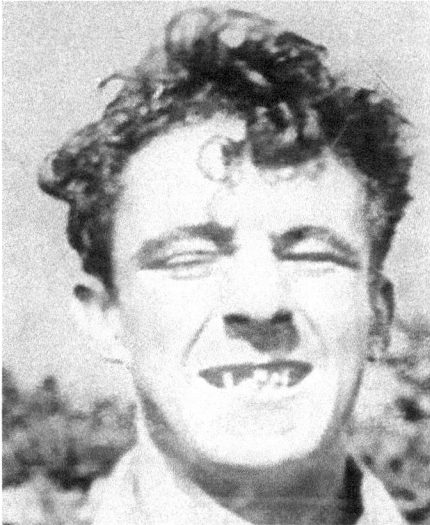

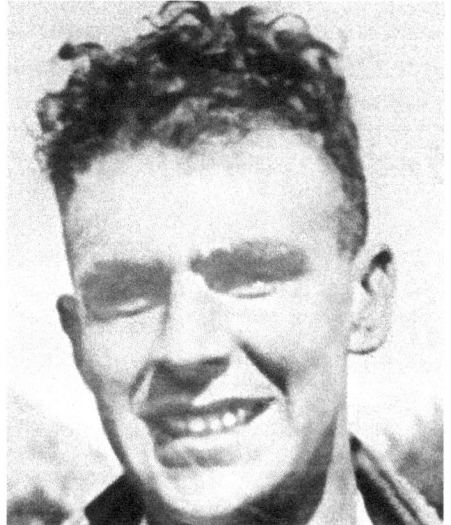

© Price-PottengerNutrition Foundation, www.ppnf.org

Der jüngere Bruder auf der linken Seite hatte ausgedehnte Karies. Viele Zähne fehlten, zwei Schneidezähne eingeschlossen. Er bestand darauf, Weißbrot, Marmelade, stark gesüßten Kaffee und Schokolade zu essen. Sein Vater erzählte mir sehr besorgt, wie schwierig es für den Jungen war, früh aufzustehen und zur Arbeit zu gehen.[42]

[Dieser Bruder auf der rechten Seite] hat exzellente Zähne, der andere [auf der linken Seite] ausgedehnte Karies. Der ältere Bruder [hier abgebildet] mit seinen hervorragenden Zähnen genoss noch die ursprüngliche Kost aus Haferflocken, Haferfladen und Meeresfrüchten zusammen mit einem begrenzten Angebot an Milchprodukten.[43] Beachte das schmale Gesicht und die schmalen Zahnbögen des jüngeren Bruders [links].[44]

Gerade habe ich zwei erstaunliche Beispiele für die Auswirkungen der Ernährung auf die Zahngesundheit vorgestellt. Zuerst das Beispiel der zwei Brüder, einer ist immun gegen Karies, der andere nicht. Bei dem alten Mann im zweiten Beispiel würde man erwarten, dass in seinem Alter die Mehrheit seiner Zähne fehlen oder Füllungen haben. Stattdessen besitzt er ein gesundes, kariesfreies Gebiss. Seine Enkeltochter hingegen hat keine gesunden, kariesfreien Zähne. Der Grund: sie ernährt sich nicht mehr nach den traditionellen Gewohnheiten.

In beiden Fällen, bei den Brüdern, sowie bei Großvater und Enkelin, liegt der Unterschied der gesundheitlichen Verfassung nicht in den Genen, sondern in der Ernährung. Solche Untersuchungen zeigen offenkundig Ursache und Wirkung, aber sie widersprechen dem Glauben des heutigen, medizinischen Mainstreams. In unserer modernen Kultur wird uns beigebracht zu glauben, dass Karies, so wie viele andere Krankheiten, hauptsächlich eine Sache der Vererbung ist. Hier habe ich gezeigt, dass dies oft nicht der Fall ist. Zehntausende Menschen gehen zum Zahnarzt, ohne dass ihnen jemals einer sagt, dass Karies auf einem Mangel an Vitaminen und Mineralstoffen in ihrer Ernährung beruht.

Die Ureinwohner Australiens

Im Jahre 1936 besuchte Dr. Price Australien. Seine Untersuchungen zeigten, dass das durchschnittliche Vorkommen von Karies bei den australischen Ureinwohnern bei null Prozent lag. Das bedeutet vollständige Immunität gegenüber Karies. Im Kontrast dazu betrug die durchschnittliche Kariesrate bei den modern lebenden Aborigines auf den Reservaten 70,9 Prozent.[48]

Seine poetischen Worte zeichnen ein eindrückliches Bild:

> *Es ist zu bezweifeln, dass viele Orte auf der Welt einen ebenso großen Kontrast in der körperlichen Entwicklung und Vollkommenheit des Körpers demonstrieren können, wie er zwischen den primitiv lebenden Ureinwohnern, die selbst Herren über ihr Schicksal sind, und den Aborigines besteht, die unter dem Einfluss des weißen Mannes leben. Der weiße Mann hat sie ihrer traditionellen Gebräuche beraubt, versorgt sie jetzt auf Reservaten und benutzt sie als billige Arbeiter des modernen, industriellen Strebens.*

> ***Ich habe selten, wenn überhaupt, Weiße so tragisch unter körperlichem Verfall leiden sehen*** *(der seinen Ausdruck in Karies und Veränderungen der Gesichtsform findet) wie die Weißen in Ost-Australien – und das auf den besten Teilen des Landes, das die Ureinwohner einst besaßen. So wird dies ein Denkmal für die Weisheit der primitiven Ureinwohner und **ein Warnschild für die moderne Zivilisation, die diese Ureinwohner verdrängt hat.***[49]*
> (Hervorhebung durch den Autor)*

Dr. Price stellt heraus, wie wichtig eine nährstoffreiche Kost für Gesundheit und Wohlbefinden des gesamten Menschen ist. Er beobachtete, wie die Aborigines, die über Jahrtausende ihre beinahe vollkommene körperliche Form erhalten hatten, durch das Essen der modernen Gesellschaft ihre Schönheit und ihre Gesundheit verloren.

> *Die Eingeborenen aber, die das Essen des weißen Mannes übernahmen, litten genauso stark an Karies wie die Weißen. Wo sie nicht die Möglichkeit hatten, Eingeborenenkost mit dem Essen des weißen Mannes zu kombinieren, war ihr Zustand verzweifelt und extrem.*

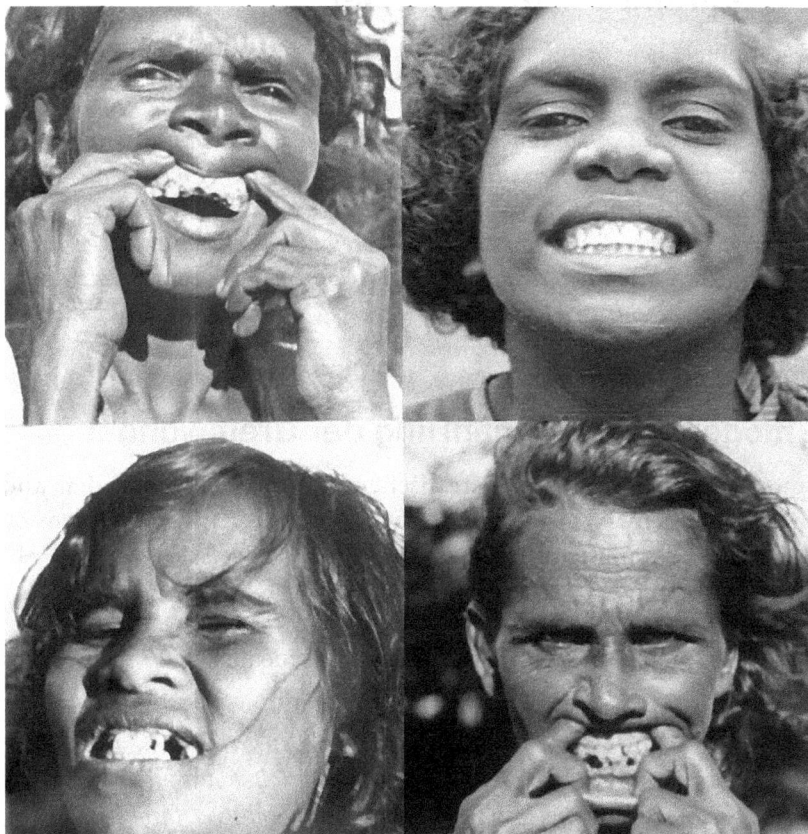

© Price-PottengerNutrition Foundation, www.ppnf.org
Überall, wo die primitiv lebenden Ureinwohner in Reservate verbracht und mit den kommerziellen Nahrungsmitteln des weißen Mannes versorgt werden, breitet sich Zahnkaries rasant aus. Es zerstört die Schönheit, behindert das Kauen und führt zu Infektionen, die den ganzen Körper ernsthaft in Mitleidenschaft ziehen. Beachte die junge Frau rechts oben im Kontrast zu den drei modern lebenden Frauen.[50] (Originalaufnahme)

Man beachte den Kontrast zu der Frau oben rechts. Es ist kaum möglich, sich das Leiden dieser Leute aufgrund von Zahnabszessen vorzustellen, eine Folge ihres gravierenden Kariesbefalls. Wie wir vorher bereits auf einigen modernisierten Pazifikinseln erlebt hatten, so sahen wir auch hier, dass **Hoffnungslosigkeit und Todessehnsucht bei vielen an die Stelle von Lebensfreude getreten waren.** *Wenige Seelen auf der Welt haben Hoffnungslosigkeit und Todessehnsucht in einem größeren Ausmaß erlebt.*[51] *(Hervorhebung durch den Autor)*

Die Ernährung der Ureinwohner

Die traditionelle Ernährung der Aborigines war die von Jägern und Sammlern.

Ihre pflanzliche Nahrung besteht aus Wurzeln, Stängeln, Blättern, Beeren, Grassamen und einer einheimischen Erbse, die zusammen mit Fleisch und Organen großer und kleiner Tiere verzehrt wird. Auf dem Speiseplan stehen größere Wildtiere wie Känguru und Wallaby, sowie viele kleine Tiere: eine Vielzahl an Nagern, Insekten, Käfern und Larven, und wenn möglich, verschiedenes Getier aus Flüssen und dem Meer. Auch Vögel und deren Eier werden gegessen, wenn verfügbar.[52]

Die modernisierte Ernährung der Ureinwohner

Die modernisierte Kost der australischen Ureinwohner glich den anderen modernen Ernährungsweisen, die in diesem Buch beschrieben werden. Zu den importierten Lebensmitteln gehörten Zucker, Mehl, abgepackte Milch, Teeblätter und Dosenfleisch.[53]

Dr. Price sprach in diesem Zusammenhang eine düstere Warnung aus:

Es sollte nicht nur Gegenstand einer gewissen Besorgnis, sondern tiefster Beunruhigung sein, wenn Menschen durch eine bestimmte Art der Ernährung so schnell körperlich verfallen, besonders wenn es sich um Nahrungsmittel handelt, die so selbstverständlich von unserer modernen Zivilisation verwendet werden.[54]

Nährwertvergleich verschiedener Ernährungsformen

Weston Price führte im Rahmen seiner Studien Nährstoffanalysen der Lebensmittel verschiedener isolierter und moderner Bevölkerungsgruppen durch. Im Falle der Schweizer fand er heraus, dass die traditionelle Kost zehnmal mehr fettlösliche Vitamine und Aktivatoren enthielt, viermal mehr Kalzium und 3,5-mal mehr Phosphat als die moderne Ernährung. Die isoliert lebenden Einwohner der Äußeren Hebriden aßen zehnmal mehr fettlösliche Vitamine, 2,1-mal mehr Kalzium und 2,3-mal mehr Phosphat als ihre modernen Landsleute, die manchmal nur ein paar Meilen entfernt wohnten. Die Ureinwohner Australiens lebten entlang der Ostküste, wo sie reichlichen Zugang zu Fisch und Meeresfrüchten hatten. Verglichen mit der modernen Kost enthielt ihre Nahrung 4,6-mal so viel Kalzium, 6,2-mal so viel Phosphat und das Zehnfache an fettlöslichen Vitaminen.[55]

**Der dramatische, von Price
entdeckte Nährstoffunterschied**

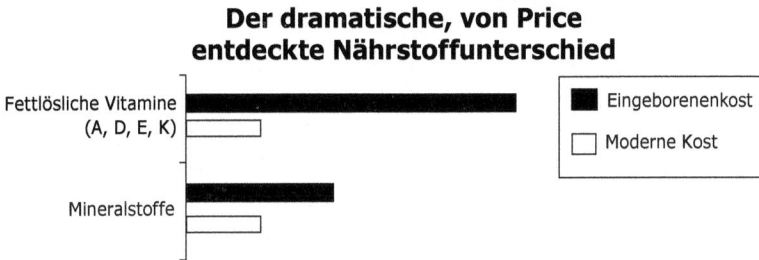

Fettlösliche Vitamine (A, D, E, K)

Mineralstoffe

■ Eingeborenenkost
□ Moderne Kost

Dr. Price fand heraus, dass Zahnkaries in der modernen Gesellschaft auf einem Mangel an Nährstoffen in der Nahrung beruht. Er schlussfolgerte, dass Löcher in den Zähnen nicht genetisch bedingt sind, sondern dass:

Karies nicht nur unnötig ist, sondern ein Indiz für das fundamentale Abweichen von den natürlichen Gesetzen des Lebens und der Gesundheit.[56]

Fettlösliche Vitamine und Aktivatoren

Die Bestandteile, die unserer Nahrung am meisten fehlen, sind fettlösliche Vitamine, besonders solche, die in tierischen Fetten vorkommen. Indem wir die fettlöslichen Vitamine unserer Nahrung wieder hinzufügen, bekommen wir unsere Gesundheit und unsere Widerstandskraft gegen Karies zurück. Die fettlöslichen Vitamine sind die Vitamine D, A, E und K und man findet sie in Fett. Fettlösliche Vitamine sind essentiell für unsere körperliche Gesundheit, nicht einfach, weil sie Nährstoffe für den Körper sind, sondern genau genommen, weil sie als aktivierende Substanzen fungieren, die unserem Körper helfen, die Mineralstoffe aus der Nahrung zu verwerten.

Dr. Price fand heraus, dass die Bevölkerungsgruppen, die die höchste Widerstandskraft gegen Karies besaßen, täglich von mindestens zwei der folgenden drei Hauptquellen für fettlösliche Vitamine aßen:

- Milchprodukte von weidenden Tieren
- Innereien und Fleisch vom Kopf von Fisch und Schalentieren
- Innereien von Landtieren

In einem selten besprochenen Artikel von 1936, abgedruckt im Fachblatt der Amerikanischen Zahnmedizinischen Gesellschaft, enthüllt Dr. Price dieses wenig bekannte Geheimnis für hundertprozentige Immunität gegen Karies:

> *Anhand des Gehalts fettlöslicher Aktivatoren oder Vitamine in der verwendeten Nahrung fand ich heraus, dass die Bevölkerungsgruppen, die mindestens zwei der drei Hauptvitaminquellen für sich nutzten, die höchste Widerstandskraft gegen Karies besaßen. Die mit dem geringsten Anteil fettlöslicher Vitamine in der Nahrung wiesen dagegen am häufigsten Zahnkaries auf. Auf dieser Grundlage, also dem Gehalt an fettlöslichen Aktivatoren in der Ernährung, waren bei den Gruppen, die diese Aktivatoren reichlich benutzten, nicht mehr als 0,5 Prozent der Zähne von Karies betroffen. Dagegen wiesen die, bei denen fettlösliche Vitamine in geringerem Umfang in der Nahrung vorhanden waren, bei bis zu 12 Prozent der Zähne Karies auf. Alle Gruppen, die reichlich Mineralstoffe, insbesondere Phosphat, und fettlösliche Aktivatoren zu sich nahmen, waren zu 100 Prozent immun gegen Karies.[57]*

Ich zitiere absichtlich das Fachblatt der American Dental Association (ADA), weil ich glaube, dass die Öffentlichkeit endlich erfahren muss, dass die chemoparasitäre Theorie und andere Dinge, die von der ADA propagiert werden, sowie der Lehrstoff an den zahnmedizinischen Fakultäten dem widersprechen, was in ADA-eigenem Material veröffentlicht wurde. Ich möchte an der ADA Kritik üben dafür, dass sie Forschungsergebnisse ignoriert, die von ihrem früheren Forschungsdirektor Dr. Price in ihrem eigenen Fachblatt veröffentlicht worden sind. Millionen von Menschen haben Löcher in den Zähnen entwickelt, die vollständig hätten vermieden werden können, nur weil die ADA wichtige Informationen darüber verschweigt, wie man Widerstandskraft gegen Karies durch die Ernährung erreichen kann.

Auch Eier gelten als eine besondere Quelle fettlöslicher Vitamine. Die meisten Eier, die man im Laden kaufen kann, kommen jedoch von Hühnern, die ausschließlich Getreidefütterung erhalten haben, auch die Eier aus ökologischer Haltung. Eier von auf diese Art gefütterten Hühnern enthalten nicht genug Vitamine und Nährstoffe, um als kariesvorbeugendes Lebensmittel in Betracht zu kommen. Dieser Mangel an fettlöslichen Vitaminen und Aktivatoren ist es auch, der es Veganern schwer macht, ihre Widerstandskraft gegen Karies und körperliche Degeneration aufrechtzuerhalten.

Insekten könnten als vierte Kategorie hinzugefügt werden, aber diese Nährstoffquelle wird in unserer Kultur kaum genutzt. Der Ekelfaktor ist wohl unser größtes Hindernis, wenn es darum geht, die Vorteile solcher Kost für uns zu nutzen. Auf der anderen Seite essen meine Kinder gern Grashüpfer. Also koste mal mit Verstand, Insekten können lecker sein!

Warum Karies in der modernen Gesellschaft?

In unserer modernen Ernährung bedienen wir uns eher selten der speziellen Nahrungsmittel, die die Ureinwohner aßen und die sie widerstandsfähig gegen Karies machten. Wie oft essen wir schon Fisch mit dem Kopf dran? Oder Leber, Knochenmark, Herz und Erzeugnisse aus Blut? Zwar verwenden wir bei uns viele Milchprodukte, aber die sind meist von minderwertiger Qualität und können durch die Folgen der Massentierhaltung unserer Gesundheit sogar schaden.

Ein durchschnittlicher Erwachsener sollte täglich ungefähr folgende Menge der angegebenen Vitamine und Mineralstoffe zu sich nehmen, um gesund zu bleiben:

Kalzium	Phosphat	Vitamin A	Vitamin D	Anteil Kalorien aus Fett
1,5 Gramm	2 Gramm	4,000–20,000 IE	1,000–4,000 IE	30-70%

Anmerkung: Künstliche Vitaminpräparate sind nicht gleichwertig. Sie sollten wenn möglich vermieden werden.

Die Zahlen für Kalzium und Phosphat stammen von Dr. Price selbst. Die Angaben für Vitamin A und D, sowie die Kalorien aus Fett basieren auf meiner Analyse verschiedener Ernährungsempfehlungen sowie den Empfehlungen der Weston A. Price Stiftung. Diese Zahlen sind Richtlinien und möglicherweise nicht für alle geeignet. Sie sind als Richtschnur zu verstehen, bei der Einzelheiten mit Rücksicht auf Gesundheitszustand, Gewicht und Nährstoffbedarf individuell angepasst werden können.

Durch unsere Ernährung mit industriell verarbeiteten Lebensmitteln fällt es uns in der Regel sehr schwer, die erforderliche Mindestmenge an Nährstoffen aufzunehmen. Zum Beispiel fand das Amt für landwirtschaftliche Erhebungen in den USA heraus, dass 65 Prozent aller Frauen und 55,4 Prozent aller Männer unter der offiziellen Empfehlung von mindestens einem Gramm Kalzium am Tag blieben.[58] Bei einem derartigen Mangel dieses wichtigen Mineralstoffs wundert es nicht, dass Zahnkaries so stark verbreitet ist und bei 90 Prozent der Bevölkerung vorkommt.

Weston Prices Kariesheilungsprogramm

Letztendlich liegt es in deiner Hand, die beste Ernährung zu wählen. Ich werde im Laufe dieses Buches verschiedene Programme für die Remineralisierung kariöser Zähne vorstellen. Das Erste, das wir uns anschauen wollen, ist Dr. Prices hochwirksames Ernährungsprotokoll.

In einem Langzeitexperiment mit siebzehn schwer kariesbetroffenen Probanden konnte die Anzahl der Zähne mit aktiver Karies durch Prices Programm um das 250-fache reduziert werden. In dieser Gruppe war zu Beginn des Experiments ungefähr die Hälfte aller Zähne kariös. Nach diesem Ernährungsprogramm bildeten sich in einem Zeitraum von drei Jahren nur zwei neue Löcher in der gesamten Gruppe, was einer Rückfallquote von 0,4 Prozent entspricht.[59] Dr. Price schrieb:

> *Diese Form der Ernährungsumstellung zur Behandlung und Vorbeugung von Karies ist so zufriedenstellend, dass ich sie mit gutem Gewissen als geeignet empfehlen kann, weit über 95 Prozent aller Zahnkaries in den Griff zu bekommen.[60]*

In 27 Fällen schweren Kariesbefalls bei Kindern war die folgende Diät in der Lage, in jedem einzelnen Fall den Kariesfortschritt zu stoppen und weiche Löcher hart und glasartig zu machen. Eine interessante Feststellung in diesem Zusammenhang ist, dass die Kost, die diese Kinder zu Hause bekamen, unverändert blieb. Sie aßen weiterhin Weißbrot, pflanzliche Fette, Pfannkuchen aus Weißmehl mit Sirup, und in Pflanzenfett frittierte Doughnuts.[61] Nur eine gesunde Mahlzeit am Tag, wie im Folgenden für Schulkinder beschrieben, reichte aus, um der Neubildung von Karies entgegenzuwirken.

> *Zu Beginn der Mahlzeit bekamen die Kinder ungefähr 120 ml Tomaten- oder Orangensaft, dazu einen Teelöffel folgender Mixtur: naturbelassener, vitaminreicher Dorschlebertran zu gleichen Anteilen vermischt mit besonders vitaminhaltiger Butter. Dann erhielten sie einen Teller voll mit ungefähr einem halben Liter gehaltvollem Fleisch-Gemüse-Eintopf, der Knochenmark und fein geschnittenes Fleisch enthielt. Das Fleisch wurde gewöhnlich separat gekocht, um seine Saftigkeit zu erhalten, dann kleingeschnitten und zu der Knochenmarksuppe hinzugefügt, die immer auch reichlich kleingeschnittenes Gemüse und viele, schön gelbe Karotten enthielt. Der nächste Gang bestand aus gekochten, leicht gesüßten Früchten und Vollkornbötchen aus frisch gemahlenem Weizen, die mit extra vitaminreicher Butter bestrichen worden waren. Der Weizen für die Brötchen wurde jeden Tag frisch in einer motorbetriebenen*

Kaffeemühle gemahlen. Jedes Kind bekam außerdem zwei Gläser frischer Vollmilch. Das Menü variierte von Tag zu Tag. Fischsuppe und Innereien wurde mit dem Fleischeintopf abgewechselt.[62]

Noch ein Zitat aus Prices Protokoll:

Die Menge des erforderlichen Gemisches aus Butterschmalz und Dorschlebertran ist gar nicht so groß. Ein halber Teelöffel, dreimal am Tag zum Essen, reicht, um fortgeschrittenes Zahnkaries in den Griff zu bekommen, vorausgesetzt die übrige Ernährung enthält wenig Zucker und Stärke sowie ausreichend Nahrungsmittel mit einem hohen Mineralstoffgehalt (speziell Phosphat). Ein Teelöffel am Tag, aufgeteilt auf zwei-drei Mahlzeiten, ist für gewöhnlich ausreichend, um Zahnkaries vorzubeugen und eine hohe Widerstandskraft gegen die Zahnerkrankung aufrechtzuerhalten. Gleichzeitig lassen sich so Erkältungen fernhalten und allgemein ein hohes Maß an Gesundheit erreichen. Die Bereicherung einer zucker- und stärkearmen Ernährung mit fettlöslichen Vitaminen, zusammen mit Brot und Getreideprodukten aus frisch gemahlenem Vollkorn, dazu Milch für im Wachstum befindliche Kinder, sowie auch Erwachsene und ein großzügiges Angebot an Meeresfrüchten und Innereien führen zu den beschriebenen Erfolgen.[63]

Richtlinie zur Heilung eines Kindes mit schwerem Karies, Rheumatischem Fieber und Gelenkentzündungen:

Die wichtigsten Veränderungen, die ich in der Ernährung dieses Jungen machte, war die Entfernung der Weißmehlprodukte. Stattdessen wurde frisch gemahlenes Vollkornmehl aus Weizen und Hafer verwendet, dazu Vollmilch. Letzterer wurde eine kleine Menge sehr vitaminhaltiger Butter zugesetzt (hergestellt aus der Milch von auf jungem Weizen weidenden Kühen). Ergänzt wurde die Diät durch kleine Mengen vitaminhaltigen Dorschlebertrans.[64]

Zucker, Süßigkeiten und Weißmehlprodukte wurden so gut es ging ausgeschlossen. Frischgemahlenes Getreide wurde für Brot und Breie verwendet. Knochenmark wurde Eintöpfen und Suppen hinzugefügt. Leber, reichliche Mengen Vollmilch, frisches Gemüse und Obst standen zur Verfügung. Dazu bekam er Butter, die einen hohen Vitamingehalt aufgrund der Herstellung aus Weidemilch aufwies. Die beste Quelle dafür sind Kühe, die auf jungem Weizen oder Roggen weiden.[65]

Dr. Prices Protokoll zusammengefasst

2 bis 3-mal täglich insgesamt 1 oder 1½ Teelöffel folgender Mixtur:

¼ Teelöffel fermentierter Dorschlebertran

- zusammen eingenommen mit -

¼ Teelöffel stark vitaminhaltigen Butterschmalzes

Verwende folgende Nahrungsmittel:

- zwei oder mehr Tassen unpasteurisierte, unhomogenisierte Vollmilch (Weidemilch)
- regelmäßig Knochenmark
- Rind- und Fischeintöpfe
- reichlich Meeresfrüchte, die Innereien eingeschlossen
- reichlich Innereien von Landtieren, besonders Leber
- viel frisches Gemüse und ein paar gekochte Früchte
- täglich 120ml Tomaten- oder Orangensaft (Vitamin-C-haltig)
- kleingeschnittenes, rotes Fleisch
- täglich frisch gemahlenes Weizen- und/oder Hafervollkornmehl * (Dieser Teil des Programms lässt sich nach neueren Erkenntnissen nicht mehr uneingeschränkt empfehlen. Siehe Anmerkung zu Getreide)

Vermeide folgende Nahrungsmittel:

- Weißmehlprodukte
- fettreduzierte Milch
- Zucker und andere Süßungsmittel

Wir werden in den folgenden Kapiteln die bahnbrechenden Erkenntnisse von Dr. Price mit vielen anderen, ähnlichen Studien und Befunden ergänzen und aus der Gesamtheit der Erkenntnisse wirksame Strategien zur Heilung von Karies aufstellen. Bis dahin verbleibe ich mit den Worten von Dr. Price:

Es gibt eine ernährungsbedingte Grundlage für den modernen körperlichen, geistigen und moralischen Verfall.[66]

* **Anmerkung zu Getreide:** Wie man Getreide richtig verwendet, behandle ich später in einem gesonderten Kapitel. Frisch gemahlenes Vollkorngetreide, wie Price in seinen Zitaten beschreibt, trägt typischerweise aufgrund der Antinährstoffe in Getreide und/oder einer versteckten Darmentzündung wie Zöliakie (Glutenunverträglichkeit) zu Karies bei. Getreide an sich ist keine schlechte Nahrungswahl, aber wir sollten gut aufpassen, wie wir es zubereiten und verwenden. Getreide einfach zu mahlen reicht nicht aus, um Pflanzengifte wie Phytinsäure nennenswert zu reduzieren. Hätte Dr. Price dieses Wissen zu seiner Zeit gehabt, wäre sein Programm wohl noch effektiver gewesen.

3. Kapitel:

Starke Zähne durch fettlösliche Vitamine

Zahnarzt Melvin Page folgte den Spuren von Weston Price und ergänzte seine Erkenntnisse durch die Analyse von Blutproben. Dr. Page war der Meinung, dass die Körperchemie zu 25 Prozent aus dem Gleichgewicht geraten muss, damit Zahnkaries entstehen kann.[67] 30 Jahre und 40 000 Blutanalysen später entdeckte Page die biochemische Ursache für Karies und Zahnfleischerkrankungen: eine Störung des Kalzium-Phosphat-Verhältnisses im Blut. Ein Anteil von 8,75 mg/dl Kalzium und 3,5 mg/dl Phosphat im Blut führte bei normalen Blutzuckerwerten zu guter Widerstandskraft gegen Karies.[68] Der normale Blutzuckerwert eines gesunden Menschen liegt bei 85 mg/dl.[69] Bei Blutzuckerspitzen werden Mineralstoffe wie Kalzium aus dem Knochen mobilisiert. Wenn der Anteil an Kalzium oder Phosphat von den oben angegebenen Zahlen abweicht, oder wenn Phosphat nicht im genauen Verhältnis von 1 : 2,5 zu Kalzium vorliegt, entwickeln sich Zahnkrankheiten wie Karies und/oder Zahnfleischerkrankungen, weil dann Mineralstoffe aus den Zähnen oder anderen Geweben mobilisiert werden.[70]

• •

Phosphat-Spiegel
Dr. Page kam zu der Erkenntnis, dass ein konstant niedriger Phosphat-Spiegel über einen Zeitraum von sieben Monaten ausreicht, um die Mineralstruktur des Zahnbeins kräftig auszudünnen.[71]

• •

Interessanterweise war auch Weston Price der Meinung, dass Phosphat ein unentbehrlicher, lebenswichtiger Mineralstoff für perfekte Zähne ist. Die Tests, die Dr. Page durchführte, zeigen die biochemische Natur dessen, was wir in den Bildern und Beobachtungen von Dr. Price gesehen haben. Der schnelle gesundheitliche Verfall der Ureinwohner, die sich von den modernen Nahrungsmitteln ernährten, ist hauptsächlich das Ergebnis eines zu niedrigen Anteils an verfügbarem Kalzium und Phosphat im Blut. Im Laufe dieses Buches werde ich zeigen, wie wir mithilfe der Ernährung die Kalzium-Phosphat-Balance wiederherstellen können, um Karies in den Griff zu bekommen.

Wie Zähne sich selbst reparieren

Schauen wir einmal, wie ein Zahn aufgebaut ist, damit wir die Prozesse der Karies-Entstehung (Demineralisierung) und der Kariesheilung (Remineralisierung) besser verstehen können. Zahnbein ist die harte, knochenartige Mittelschicht des Zahns. Zahnschmelz ist der harte, weiße Überzug, der den Zahn bedeckt. Die Wurzel des Zahns ist im Kiefer verankert. Die Zahnpulpa (auch Zahnmark oder umgangssprachlich fälschlicherweise als Zahnwurzel bezeichnet) befindet sich in der Mitte des Zahns. Sie enthält Blutgefäße, Nerven und Zellbestandteile, inklusive zahnbildender Zellen. Jeder Zahn hat eine eigene Blutversorgung und einen Nerv, der Impulse durch die Zahnwurzeln in den Kieferknochen hinein an den Ober- oder Unterkiefernerv (Nervus maxillaris und Nervus mandibularis) weiterleitet. Beide Nerven sind Äste des Trigeminus, des größten Hirnnervs unseres Körpers. Diese Nervenverbindungen sind es, die Zahnschmerzen für uns so unangenehm und anstrengend machen. Das Bindegewebe des Zahnhalteapparates, auch Wurzelhaut genannt, umgibt die Zahnwurzel. Sie verbindet den Zahn mit dem Kiefer durch

Anatomie eines Zahns

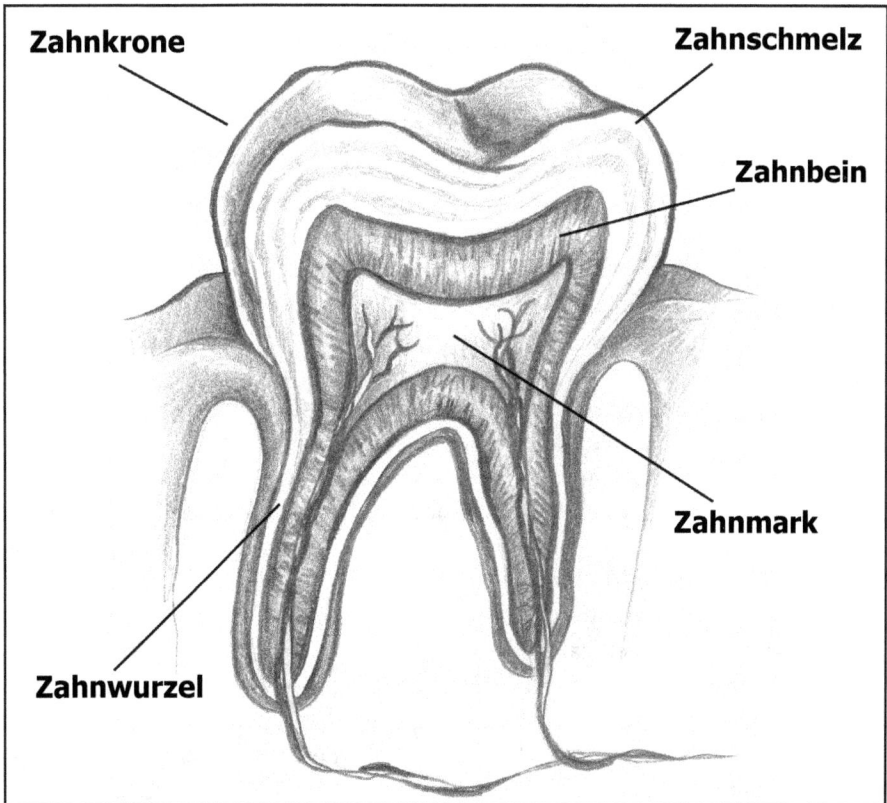

Zahnkrone

Zahnschmelz

Zahnbein

Zahnmark

Zahnwurzel

unzählige, in verschiedene Richtungen gespannte Bindegewebsfasern. Diese Fasern fangen die Kräfte auf, die beim Kauen wirken, und halten den Zahn fest an seinem Platz. Die Zellen der Wurzelhaut können degenerieren und sich auch wieder regenerieren. Eine verschlissene Wurzelhaut ist der Hauptgrund für Zahnausfall.

Jeder Zahn besitzt etwa drei Millionen mikroskopisch kleine Kanäle, die man Zahnkanälchen nennt. Diese haben eine Größe von 1,3 bis 4,5 Mikrometer.[72] Das entspricht ungefähr dem Tausendstel der Größe eines Stecknadelkopfes. Zahnkanälchen sind mit einer Flüssigkeit gefüllt, von der man annimmt, dass sie der Gehirn-Rückenmarks-Flüssigkeit ähnlich ist. Im Zahnschmelz befinden sich ungefähr zwei Prozent dieser Flüssigkeit. Außer der Zahnflüssigkeit können die Zahnkanälchen auch zahnbildende Zellen, Nerven und Bindegewebe enthalten.[74]

Zahnbein und Zahnschmelz werden von zahnbildenden Zellen ernährt, den sogenannten Osteoblasten. Diese transportieren und verteilen durch die Zahnlymphe bestimmte Nährstoffe. Osteoblasten besitzen auch mikroskopisch kleine Strukturen, die als Pumpen fungieren. Ein gesunder Zahn reinigt sich nämlich selbst. Mikroskopisch kleine Tröpfchen einer nährstoffreichen Lösung aus dem Blut werden dabei durch die kleinen Kanäle gepumpt. In einem gesunden Zahn bewegt sich der Flüssigkeitsstrom in der Pulpa durch eine Art Drucksystem nach außen, wodurch die Zähne vor den angreifenden Substanzen im Mund geschützt werden.[75]

Der Zahnarzt Dr. Ralph Steinman entdeckte, dass die Fähigkeit der Zähne zur Remineralisierung von der Regulation der größten Speicheldrüse des Körpers, der Ohrspeicheldrüse, abhängt. Von ihrem Platz im Unterkiefer aus reguliert sie die Aktivität der nährstoffreichen Zahnflüssigkeit. Das Signal für die Ohrspeicheldrüse kommt aus dem Steuerzentrum des Gehirns, dem Hypothalamus. Wenn der Fluss der Zahnflüssigkeit durch ein Signal der Ohrspeicheldrüse umgekehrt wird (als Folge einer schlechten Ernährung oder aus anderen Gründen), lagern sich Essensreste ab, Speichel und andere Substanzen werden durch die Zahnkanälchen in den Zahn gezogen. Wenn das eine Zeitlang geschieht, breitet sich Karies im Zahnschmelz aus und die Pulpa entzündet sich. Dr. Steinman stellte bei diesem Vorgang den Verlust mehrerer Mineralstoffe fest: Magnesium, Kupfer, Eisen und Mangan. Diese sind alle am zellulären Metabolismus beteiligt und notwendig für die Energieproduktion, die den reinigenden Fluss durch die Zahnkanälchen möglich macht.[76] Eine interessante Feststellung ist, dass Phytinsäure, ein Antinährstoff, der in Getreide, Nüssen, Samen und Bohnen vorkommt, das Potential hat, die Aufnahme jedes einzelnen der notwendigen zahnbildenden Mineralstoffe zu blockieren.

Damit korrekt beschrieben werden kann, worum es sich bei Zahnkaries eigentlich handelt, müsste die Erkrankung eigentlich neu klassifiziert werden. Die traditionelle Definition von Karies als bakterielle Infektionskrankheit ist falsch. Karies ist in Wirklichkeit:

Odontoporose – eine Abnahme der Zahndichte, die zu einem schwachen Zahn führt

und

Odontoklasie – Abbau und Zerstörung von Zahnschmelz, Zahnbein und Bindegewebsfasern des Zahnhalteapparats

Karies und die Hormone

Ein weiteres Markenzeichen der Arbeiten des Zahnarztes Dr. Melvin Page sind seine Erkenntnisse über den Zusammenhang zwischen hormonellen Drüsen und Zahnkaries. Dr. Page fand heraus, dass Leute dann Karies oder Zahnfleischerkrankungen entwickelten, wenn die endokrinen Drüsen (also die Drüsen, die Hormone ausschütten) aus der Balance geraten waren. Auch die Arbeit von Dr. Steinman hat uns ja gezeigt, dass Karies durch Vorgänge in den Hormondrüsen ausgelöst wird. Logisch geschlussfolgert lässt sich Karies stoppen, wenn wir es schaffen, die Hormondrüsen wieder ins Gleichgewicht zu bringen.

Die Hirnanhangdrüse

Dr. Page erkannte die Bedeutung der Hirnanhangdrüse (auch Hypophyse genannt) mit ihren zwei voneinander getrennten Lappen, in denen jeweils bestimmte Hormone gebildet werden. Diese beiden Lappen werden als Hypophysenvorderlappen und Hypophysenhinterlappen bezeichnet. Eine Aufgabe des Hinterlappens ist es, über die Bauchspeicheldrüse den Blutzuckerspiegel zu regulieren. Wenn der Hypophysenhinterlappen den Blutzuckerspiegel nicht richtig regulieren kann, entsteht ein biochemisches Ungleichgewicht, das dazu führt, dass Phosphat aus dem Knochen mobilisiert wird. Die Hauptursache dafür, dass die Regulation durch den Hypophysenhinterlappen versagt, ist raffinierter Zucker. Wenn der Blutzuckerspiegel dauerhaft aus dem Gleichgewicht gerät, entstehen oft Karies oder Zahnfleischerkrankungen.

Der Hypophysenhinterlappen kann durch eine Ernährung, die auf Zucker (auch natürliche Zuckerquellen) verzichtet, langsam wieder in einen gesunden Zustand zurückgebracht werden.

Zahnfleischerkrankungen können auch durch einen überaktiven Hypophysenvorderlappen entstehen. Eine der Aufgaben des Vorderlappens ist es, Wachstumshormone zu bilden. Dieser Vorgang wird durch die Hormone Testosteron und Östrogen beeinflusst.

Die Schilddrüse

Die Schilddrüse wird vom Hypophysenvorderlappen gesteuert. Oft bleibt die Beziehung der Schilddrüse zur Hypophyse unbeachtet, was Schilddrüsenbehandlungen nicht selten wirkungslos bleiben lässt. Da die Schilddrüse bei der Regulation des Kalziumspiegels eine wichtige Rolle spielt, kann auch eine schlecht funktionierende Schilddrüse zu Karies und Zahnfleischerkrankungen beitragen. Um die Funktion der Schilddrüse wiederherzustellen, muss man sich oft zuerst mit dem Hypophysenvorderlappen befassen. Menschen, die schilddrüsenwirksame Medikamente einnehmen, können erhebliche Probleme mit Karies haben.

Sexualhormone

Ein Überschuss an Testosteron kann zu entzündetem Zahnfleisch und zu einem hohen Phosphat-Spiegel führen.[77] Auch ein Überschuss an Östrogenen kann Zahnfleischentzündungen hervorrufen.

Die Hormone ins Gleichgewicht bringen

Ich gehe hier auf die Rolle der hormonellen Drüsen ein, weil verschiedene Medikamente, Antibabypillen und andere Gifte oder Stressfaktoren einen bedeutenden Einfluss auf eine oder mehrere unserer Drüsen haben können. Auch aus diesem Grund ist eine erhöhte Karies-Anfälligkeit möglich. Umgekehrt lässt sich die Heilung von Karies beschleunigen, indem wir die Gesundheit unserer Hormondrüsen unterstützen. Wenn sich die wichtigen Hormondrüsen wieder im Gleichgewicht befinden, fördert das gleichzeitig die gesunde Funktion der Ohrspeicheldrüse und somit die Remineralisierung der Zähne. Wenn du merkst, dass deine Hormone nicht im Gleichgewicht sind, oder wenn du Medikamente einnimmst, die die Hormone beeinflussen, musst du vielleicht außer einer Ernährungsumstellung noch andere Therapien in Anspruch nehmen. Speziell Kräutertherapien, Drüsenergänzungstherapien und traditionelle chinesische Heilkunden wie Ayurveda, Tibetische oder Chinesische Medizin inklusive Akupunktur können dabei helfen, die hormonellen Drüsen zu stärken und die Hormone ins Gleichgewicht zu bringen – vorausgesetzt, du findest einen wirklich guten Fachmann vor Ort.

Cholesterin

Cholesterin ist ein grundlegender Baustein für die Hormonproduktion. Um eine gute Hormonfunktion sicherzustellen, brauchen wir Cholesterin. Cholesterin ist kein tödliches Gift, sondern eine lebenswichtige Substanz aller Säugetierzellen.[78] Es gibt keine Beweise dafür, dass zu viel tierisches Fett und Cholesterin in der Nahrung zu Gefäßverkalkung und Herzinfarkt führen.[79] Viele von uns haben unnötig Angst davor, leckeres Essen zu essen, nur weil es diese notwendige Substanz enthält. Glaube nicht dem Fernsehen, der Zeitung oder dem Arzt, der behauptet, dass Cholesterin ungesund ist! Wenn es das wäre, warum verlangen wir dann so sehr danach? Die Behauptung, der Verzehr größerer Mengen tierischer Fette ließe den Cholesterin-Spiegel im Blut steigen und somit unser Risiko für Herz-Kreislauf-Erkrankungen, ist ein Teil dieser Gruselgeschichte. Wusstest du, dass dein Körper drei bis viermal so viel Cholesterin selbst herstellt, wie du mit der Nahrung aufnimmst? Wenn man genauer nachforscht, stellt man fest, dass Cholesterin aus gesunden Fetten nicht gefährlich ist und dass der Cholesterin-Spiegel in keinem direkten Zusammenhang mit dem Auftreten von Herz-Kreislauf-Erkrankungen steht. Wer zu diesem Thema mehr wissen will, findet eine Fülle an Informationen im Buch des schwedischen Mediziners Uffe Ravnskov *Mythos Cholesterin – Die zehn größten Irrtümer.*

Vitamin D – das Supervitamin

Phosphat, Kalzium und die Hormone haben eine Gemeinsamkeit. Sie brauchen das fettlösliche Vitamin D. Vitamin D wird eigentlich eher für ein Hormon als für ein Vitamin gehalten. Es mag seltsam klingen, aber unser Körper hat eine biologische Abhängigkeit von der Zufuhr gewisser Hormone entwickelt.[80] Ohne Vitamin D ist der Körper nicht in der Lage, das Kalzium-Phophor-Verhältnis im Blut im Gleichgewicht zu halten, was für die Widerstandskraft gegen Karies so wichtig ist.

Der englische Arzt und Professor Edward Mellanby war der berühmte Forscher, der das Vitamin D entdeckte. Er und seine Frau May Mellanby führten umfangreiche Studien zum Thema Zahnkaries durch, wozu auch Dutzende Ernährungsversuche an Tieren und Menschen gehören. Er schrieb:

> *Der mit Abstand wichtigste Faktor, der zu gut verkalkten Knochen und Zähnen führt, ist Vitamin D.*[81]

Unsere Zellen brauchen die fettlöslichen Vitamine A und D, um Osteocalcin bilden zu können. Dieses Hormon ist dafür zuständig, Kalzium und Phosphat in unsere Knochen einzulagern.[82] Dr. Price entdeckte, dass es der gravierende Mangel an fettlöslichen Vitaminen in der modernen Ernährung war, der die Menschen an Zahnkaries erkranken ließ. Um Karies heilen zu können, müssen die meisten von uns diese Vitamine einfach wieder ihrer Nahrung hinzufügen. Jetzt könnte man sich fragen, ob nicht die Vitamin-D-Produktion, die durch die Sonnenbestrahlung der Haut entsteht, ausreicht. Die im letzten Kapitel erwähnten Kinder aus den modernen Gegenden der Schweiz wurden jeden Tag zum Sonnenbaden geschickt, um eine ausreichende Vitamin-D-Zufuhr zu gewährleisten. Trotzdem litten sie weiter unter schlimmer Zahnkaries. Sicherlich sind die Strahlen der Sonne gut für unsere Gesundheit. Aber aus diesem Beispiel lässt sich schlussfolgern, dass man sich für eine ausreichende Vitamin-D-Versorgung nicht ausschließlich auf die Sonne verlassen kann – erst recht nicht in unseren relativ nördlichen Breiten und mit unserem Lebensstil, der Bekleidung und den Aufenthalt in Innenräumen für große Teile des Tages vorsieht. Die beste Zahngesundheit erreicht man wohl vielmehr durch eine Kombination aus einem gesunden Anteil Vitamin D in der Ernährung sowie einem gesunden Maß an Sonnenbestrahlung.

Nahrungsmittel mit natürlich hohem Vitamin-D-Gehalt

Nahrungsmittel[83],[84]	Vitamin-D-Gehalt in I.E.
1 Teelöffel fermentierter Dorschlebertran (enthält Vollspektrum-Vitamin D) z.B. Blue Ice[85]	3500-10000
1 Teelöffel stark vitaminhaltiges Butterschmalz (enthält nur Vit. D_3) z.B. X-Factor Gold[86]	1000-3000
1 Tasse Schweine- oder Rinderblut	4000
100 g Speerfisch	1400
100 g Ketalachs	1300
100 g Hering	1100
100 g Rotlachs	763
100 g Austernfleisch	642
100 g Heilbutt	600
100 g Regenbogenforelle oder Süßlippe	600
1 Entenei	540
100g Sardinen	480
100g Makrele	345-440
1 Esslöffel Schweineschmalz	140-400
100 g Lachs	360
100 g Dosensardinen	270
100 g Kaviar	232
100 g Garnelen	172
2 Hühnereier	120
100 g Butter	56
100 g Schweineleber	50
4 Tassen Milch	40
100 g Rinderleber	30

Diese Auflistung der Vitamin-D-haltigsten Lebensmittel zeigt ein paar wichtige Dinge. Fisch und Meeresfrüchte sind eine hervorragende Vitamin-D-Quelle. Für die, die aus verschiedenen Gründen nicht viel Fisch essen können, scheint, nach Schweine- oder Rinderblut, Schweinschmalz das Lebensmittel mit dem größten Vitamin-D-Gehalt zu sein. Allerdings konnte Speck in Fütterungsversuchen nicht den gleichen vor Karies kariesschützenden Effekt wie Talg (Rinderfett) zeigen.[87] Die potenteste Vitamin-D-Quelle mit Vollspektrum-Vitamin-D ist wohl fermentierter Dorschlebertran. Vegetarier mit einem durchschnittlichen Verzehr von Butter und Eiern werden kaum auf eine ausreichende Vitamin-D-Menge kommen. Allerdings sollte hochvitaminhaltiges Butterschmalz (zum Beispiel von Green Pasture) zusammen mit Enteneiern aus Freilandhaltung genügend Vitamin D sicherstellen.

• •

Vitaminpräparate versus natürliche Nahrungsmittel
Es gibt viele Studien, die vor Gesundheitsschäden durch eine zu hohe Dosierung von Vitamin A und D warnen. In den meisten dieser Studien wurden allerdings Vitamin A und D getrennt voneinander und in der Verwendung als Vitaminpräparat betrachtet, also nicht von natürlichen Lebensmitteln stammend. Um sicherzugehen, dass der Körper die Vitamine richtig aufnehmen und verdauen kann, ist es zu empfehlen, den Vitaminbedarf ausschließlich aus natürlichen Vitaminquellen zu decken.

• •

Lebensnotwendiges Vitamin A

Wasserlösliche Nährstoffe, die sogenannten Karotine, sind kein echtes Vitamin A. Karotine findet man in Karotten, Kürbis und grünem Gemüse. Das fettlösliche Vitamin A heißt auch Retinol und kommt nur in tierischem Fett vor. Wenn wir gesund sind, kann unser Körper die komplizierte Umwandlung von Karotinen in Retinol bewerkstelligen. Abhängig vom Vitamin-A-Status des Körpers müsste man aber 10- bis 20-mal so viel Karotin zu sich nehmen, um die entsprechende Menge echten Vitamin-As zu erzeugen.[88]

Vitamin A ist eine Gruppe fettlöslicher Verbindungen, die bei folgenden Vorgängen im Körper eine wichtige Rolle spielen: beim Sehen, beim Knochenwachstum, bei der Fortpflanzung, bei der Zellteilung, bei der pränatalen Entwicklung und der Zelldifferenzierung. Vitamin A ist wichtig für gesunde Knochen. Es reguliert und stimuliert zusammen mit Vitamin D das Knochenwachstum. Vitamin A senkt den Blutkalzium-Spiegel.[89] Das spricht dafür, dass Vitamin A dem Körper bei der Verwendung von Kalzium hilft. Vitamin A sorgt außerdem für die Ausschüttung von Wachstumshormonen, die Knochen und Zähne zu Wachstums- und Reparaturvorgängen stimulieren.

Große Dosen Vitamin A können giftig sein. Allerdings scheinen alle negativen Effekte von Vitamin A blockiert zu werden, wenn ausreichend Vitamin D in der Nahrung vorhanden ist.[90] Wenn du also viel Leber von Landtieren isst, achte darauf, genug Sonnenlicht oder Vitamin D durch die Nahrung zu bekommen, um eine Vitamin-A-Vergiftung zu vermeiden.

Beim Betrachten der Liste wirst du feststellen, dass Leber die reichhaltigste Quelle für fettlösliches Vitamin A ist. Die Wirksamkeit der Leber bei der Heilung von Karies beruht unter anderem auf ihrem hohen Vitamin-A-Gehalt.

Nahrungsmittel mit natürlich hohem Vitamin-A-Gehalt

Nahrungsmittel[91]	Vitamin-A-Gehalt in I.E.
1 Teelöffel fermentierter Dorschlebertran	7500-25000
100g Putenleber	75000
100g Entenleber	40000
100g Rinderleber	35000
100g Hühnerleber	13328
Fischkopf/Fischaugen/Tieraugen	Hoch (keine genauen Angaben möglich)
100g Aal	3477
100g Hartkäse aus Ziegenmilch	1745
100g Weichkäse aus Ziegenmilch	1464
1 Entenei	472
100g Königslachs	453
1 Teelöffel Ghee (indisches Butterschmalz)	391
1 Teelöffel Butter	350
1 Teelöffel stark vitaminhaltiges Butterschmalz	200-450
1½ Eigelb	333
1 Tasse Vollmich	249

Vitamin A und D aus Nahrungsmitteln

Wenn du Karies hast, ist anzunehmen, dass ein Mangel an Vitamin A und D vorliegt. Um den Mangel auszugleichen, wirst du am Anfang deiner Ernährungsumstellung deutlich mehr von diesen Vitaminen brauchen. Ohne gründliche Tests und wissenschaftliche Kenntnisse ist es schwer zu wissen, welche genaue Menge an Vitamin A und D dein Körper braucht. Deshalb wirst du dich auf dein Gefühl verlassen müssen, wenn es darum geht, den Anteil an vitamin-A-und-D-haltigen Nahrungsmitteln in deiner Ernährung festzulegen. Wenn wir Dr. Prices Protokoll als Richtlinie nehmen, wollen wir mindestens 2500 I.E. Vitamin D und 6000 I.E. Vitamin A am Tag zu uns nehmen. Diese fettlöslichen Vitamine kann man entweder über die Nahrung bekommen, über Dorschlebertran, oder über beides. Zuerst schauen wir uns einmal die Möglichkeiten der Vitaminaufnahme über die Nahrung an.

Ich habe die Erfahrung gemacht, dass die meisten Menschen (nicht alle) ihren Bedarf an diesen Vitaminen deutlich unterschätzen. Deshalb kann auch eine höhere Dosierung als hier empfohlen richtig sein, solange es sich für dich richtig anfühlt.[94]

Drei Beispiele zur Deckung des täglichen Vitamin-A-und-D-Bedarfs

1. Beispiel	2. Beispiel	3. Beispiel
2 Esslöffel Rinderschmalz ca. 500 IE Vitamin D	350g Rotlachs, Königslachs oder Ketalachs 2616 IE Vitamin D	4 Enteneier 2100 IE Vitamin D 1888 IE Vitamin A
100g Rotlachs 763 IE Vitamin D	230g Ziegenkäse 3600 IE Vitamin A	30g Hühnerleber 3808 IE Vitamin A
6 Hühnereier 800 IE Vitamin D	2 Esslöffel Butter 750 IE Vitamin A	
30g Rinderleber 10000 IE Vitamin A		

Zu beachten ist, dass diese Beispiele zur Deckung des täglichen Vitaminbedarfs den äußerst wichtigen Faktor X nicht berücksichtigen, den wir ein paar Seiten später behandeln werden.

Dorschlebertran heilt Karies

Wenn Vitamin A und D gemeinsam eingenommen werden, wirken sie nicht toxisch.95 Die einfachste Möglichkeit, diese beiden Vitamine zusammen einzunehmen, ist Dorschlebertran. Ein Teelöffel guter Dorschlebertran enthält die gleiche Menge Vitamin A wie 5½ Liter Milch oder 500 Gramm Butter oder 9 Eier.

Im neuseeländischen zahnmedizinischen Fachblatt *The New Zealand Dental Journal* beschrieb Dr. Price ein Experiment, das die Kraft des Dorschlebertrans, Zähne zu remineralisieren, gut veranschaulicht: Von 66 Ureinwohnermädchen wurden die 33 Mädchen mit den besten Zähnen als Kontrollgruppe ausgewählt. Die anderen 33 bekamen jeden Tag fettlösliche Vitamine in Form von zwei Teelöffeln Dorschlebertran. Ansonsten war die Ernährung in Kontrollgruppe und Testgruppe gleich. In einem Zeitraum von sechs Monaten wurde die Gruppe, die Dorschlebertran bekam, zu 41,75 Prozent widerstandsfähiger gegen Karies als die bis dahin widerstandsfähigere Kontrollgruppe.[96]

Der beste Dorschlebertran

Neulich schrieb mir jemand über seine erstaunliche Heilung von Karies. Sechs Monate lang litt er unter Zahnschmerzen. Er war zweimal beim Zahnarzt, wo er zwei neue Füllungen bekam, aber die Zahnschmerzen hielten unvermindert an. Um die Schmerzen in den Griff zu bekommen, empfahl der Zahnarzt eine Wurzelbehandlung und eine Krone. Bereits nach der ersten Dosis Dorschlebertran allerdings verschwanden die Schmerzen vollständig und kehrten nicht wieder.

Nicht alle Dorschlebertrane sind gleich. Im Dorschlebertran, den man zum Beispiel in der Apotheke kaufen kann, ist das natürliche Vitamin D nicht mehr unversehrt enthalten. Die Herstellung eines solchen industriellen Dorschlebertrans beinhaltet zumeist chemische Raffination, Bleichung, Entfernung gesättigter Fettsäuren und Geruchsneutralisierung, wobei Pestizide, aber auch Vitamin A und D entfernt werden.[97] In diesem Prozess geht Vitamin D zu einem großen und Vitamin A zu einem gewissen Teil verloren. Deshalb ist der Lebertran aus der Apotheke zwar eine Alternative zum fermentierten Dorschlebertran, aber keine besonders gute. Der Gehalt an natürlichem Vitamin D ist, wie erwähnt, deutlich niedriger bei gleichzeitig relativ hohem Vitamin-A-Gehalt. Dies kann sich bei Langzeitkonsum höherer Dosen als nachteilig für die Gesundheit erweisen.

Manche Dorschlebertran-Marken geben in der Nährwertinformation einen hohen Vitamin-D-Gehalt an, der durch Zusatz von synthetischem Vitamin D3 entsteht.[98] Auf der Verpackung wird oft nicht vermerkt, dass das Vitamin D nicht aus dem Dorschlebertran stammt. Manche Dorschlebertrane enthalten auch noch eine fraktionierte Form von Vitamin E, das als Konservierungsmittel zugesetzt wird. Ich habe von Leuten gehört, die nach hohen Dosen durch d-Alpha-Tocopherol (Vitamin E) Warzen und Kopfschmerzen bekamen.

Der Lebertran aus der Apotheke (zum Beispiel Caleo Lebertran oder Lamotte Lebertran) enthält diese Zusätze allerdings nicht.

Durch die Raffination schmeckt der industriell hergestellte Dorschlebertran kaum noch nach Fisch und ist deshalb sehr leicht einzunehmen. Aber der ausschlaggebende Inhaltsstoff des Dorschlebertrans zur Kariesbekämpfung ist fettlösliches Vitamin D und das enthalten die handelsüblichen Dorschlebertrane wie gesagt nur in relativ geringen Dosen.

Eine Ausnahme bildet der Dorschlebertran von Green Pasture. Diese Firma stellt den Dorschlebertran mit der höchsten Qualität und der größten Nährstoffdichte auf dem Markt her. Hier handelt es sich nämlich um fermentierten Dorschlebertran, der unter dem Namen *Blue Ice cod liver oil* verkauft wird. Durch den Prozess der Gärung und den Verzicht auf Raffination ist das Vitamin D aus der Dorschleber in diesem Lebertran intakt. Der Dorschlebertran wird also nicht erhitzt, sondern nur schonend gefiltert, um alle natürlichen Vitamine zu erhalten. Aufgrund des Gärungsprozesses kann ein gewisser beißender Nachgeschmack entstehen, der für die meisten Leute erfahrungsgemäß aber kein Problem ist. Green Pasture erhitzt sein Produkt nicht. Die Milchsäuregärung zusammen mit den Nährstoffen aus der Dorschleber machen den Tran auf natürliche Weise haltbar. Er enthält also keine synthetischen Zusätze. Durch die hohe Qualität an fettlöslichen Vitaminen im fermentierten Dorschlebertran bekommt der Körper die Vitamine in einer Form, die er leicht verwerten kann.

Ich und meine Familie, also auch unsere 2,5 Jahre alte Tochter, verwenden jedenfalls den Dorschlebertran von Green Pasture. Meiner Erfahrung nach sind für Kinder dabei die gleichnamigen Lebertrankapseln günstiger, da Kinder den starken Geschmack des fermentierten Trans oft nicht gut tolerieren. Wer vorhat, regelmäßig Dorschlebertran einzunehmen, für die sind die Produkte von Green Pasture auf jeden Fall eine sichere Wahl.

• •

Dorschlebertran-Dosierung
für Teenager und Erwachsene: ¼-½ Teelöffel 2 bis 3-mal täglich
(für eine Gesamtdosis von ½-1½ Teelöffeln am Tag)
• •

Die erforderliche Menge Dorschlebertran ist vom individuellen Mangel an Vitamin A und D, dem Körpergewicht, der Dauer und Intensität der regelmäßigen Sonnenbestrahlung und der Gesamtgesundheit abhängig. Ich empfehle, mit der beschriebenen Dosis zu beginnen, um dann die Menge zu erhöhen oder zu reduzieren, je nachdem, was sich am besten anfühlt. Es ist kein Problem, die Einnahme ein paar Tage auszusetzen oder an anderen Tagen mehr zu nehmen. 2½ Lebertrankapseln von Green Pasture (engl.: cod liver oil capsules) entsprechen übrigens ¼ Teelöffel.

Weston Prices Faktor X

Dr. Price beobachtete, dass die Bewohner des Lötschentals im Juni „dem gütigen Vater im Himmel für den Beweis seiner Existenz durch die lebengebende Qualität von Butter und Käse dankten, die entsteht, wenn die Kühe das Gras an der Schneegrenze fressen".[99] Price stellte fest, dass der „Beweis seiner Existenz" ein Hormon war, das dem Vitamin D ähnlich ist, und gab ihm den Namen Faktor X. Dr. Price überlegte: „Es muss einen Nährstoff geben, der nicht ausreichend in der modernen Ernährung vorkommt..."[100] Zu der Annahme kam er, weil die Skelette der Ureinwohner perfektes Knochenwachstum und kariesresistente Zähne zeigten. Was der modernen Ernährung fehlte, war Faktor X. Dieser Nährstoff befindet sich in Weidemilchprodukten, wenn die Tiere auf schnell wachsendem Gras weiden. Es kommt aber auch in Fischeiern vor und in den Organen und dem Fett von Landtieren, wenn sie auf schnell wachsendem Grün weiden.[101]

Faktor oder Aktivator X wird höchstwahrscheinlich aus Pflanzensteroiden gebildet, die in Pflanzen während der Wachstumsperiode vorkommen. Im Körper der Tiere werden diese Substanzen in Faktor X umgewandelt, der in der Lage ist, Zähne zu remineralisieren.[102] Meiner Erfahrung nach ist Weidebutter in der Ernährung eine wichtige Grundlage, um Karies zu heilen. Der Anteil an Faktor X in der Butter lässt sich an ihrer Farbe erkennen. Ungefähr zwischen Mai und September wächst das Gras besonders schnell, wobei örtlich Abweichungen aufgrund des Klimas vorkommen. Je gelber/oranger die Butter, umso höher ist der anzunehmende Vitamingehalt. Mehrere Faktoren sorgen für eine Butter, die reich an Aktivator X ist: der Boden, die Jahreszeit, die Tierrasse und die gefressenen Gras- und Kräuterarten. Weidebutter ist nicht immer reich an Aktivator X, sondern nur, wenn die Tiere auf schnell wachsenden Pflanzen weiden.

Dr. Price entdeckte, dass Aktivator-X-reiche Butter Rachitis heilen und die Kalzium-Phosphat-Balance im Blut wiederherstellen konnte.[103] In Versuchen an Labortieren als auch am Menschen fand Dr. Price heraus, dass Dorschlebertran und gelbe Sommerbutter sich gegenseitig in ihrer Wirkung verstärken.

Fettlöslicher Aktivator X

Nahrungsmittel

Spezielles Butteröl mit hohem Vitamin- und X-Faktor-Gehalt

Butter oder Ghee aus Rohmilch von Tieren, die auf schnell wachsendem Gras weiden

Sahne aus Rohmilch von Tieren, die auf schnell wachsendem Gras weiden

Fischeier

Nahrungsmittel, die mit hoher Wahrscheinlichkeit Aktivator X enthalten

Innereien von Krabben und Hummern

Tran aus Rochenleber

Leber von Tieren, die auf schnell wachsendem Gras weiden

Gänse- oder Entenleber

Knochenmark

Drüsen (zum Beispiel Schilddrüse), Organe und Blut von Tieren, die auf schnell wachsendem Gras weiden

Kleine Mengen in Hühnereiern aus Freilandhaltung

Da es keine spezifischen, wissenschaftlichen Studien oder Tests über den Aktivator X gibt, kann ich in diesen Tabellen keine genauen Zahlen angeben. Außer für Fischeier und Frühlings- und Sommerweidebutter gibt es keine genauen Angaben darüber, wie wirksam das jeweilige Nahrungsmittel im Hinblick auf seinen Aktivator-X-Gehalt ist. Alle Nahrungsmittel, bei denen die Wirksamkeit nicht ganz klar ist, habe ich unter der Kategorie „Nahrungsmittel, die mit hoher Wahrscheinlichkeit Aktivator X enthalten" aufgelistet.

Bei Landtieren hängt der Gehalt an Aktivator X von der Jahreszeit ab. Meerestiere haben wohl, abhängig von der Art, das ganze Jahr über einen moderaten Aktivator-X-Gehalt.

Ich habe die Erfahrung gemacht, dass Sommerweidebutter Zähne effektiv hart macht und lockere Zähne durch die Stärkung der Wurzelhaut wieder fest werden lässt.

Momentan ist Green Pasture die einzige Firma, die ein hochvitaminhaltiges Butterschmalz herstellt. Dieses Produkt wird unter dem Namen *X-Faktor Gold* verkauft. Es ist nicht dasselbe wie Ghee. Durch seine hohen Mengen an Aktivator X erreicht es eine sehr gute Wirksamkeit. Wie mit allem, was ich in diesem Buch empfehle, ist es aber natürlich die Entscheidung jedes Einzelnen, ob er dieses Produkt verwenden will. Es ist auf jeden Fall ein wirksamer, bequemer Weg, einen hohen Aktivator-X-Gehalt in der Nahrung sicherzustellen.

Aktivator-X-Dosierung

2 bis 3-mal täglich ¼ Teelöffel X-Faktor Gold
(insgesamt ½-¾ Teelöffel täglich)
-oder-
2 bis 3-mal täglich 1 Teelöffel Frühlings- oder Sommerweidebutter
(insgesamt 1-1½ Esslöffel täglich)
-oder-
1 Esslöffel Fischeier aus Wildfang täglich

Die beste Butter ist Weidebutter aus Rohmilch. Der Wasserbüffel, ein Nutztier aus Afrika und Indien, scheint eine besonders Aktivator-X- und Vitamin-D-haltige Butter zu liefern. Allerdings könnte der hohe Nährstoffgehalt auch mit der Art der Fütterung zusammenhängen, die die Tiere bekommen. Rohmilchbutter ist besser als pasteurisierte, weil ihr Heileffekt durch die unveränderten Inhaltsstoffe größer ist. Die kariesheilende Wirkung von Frühlings- bzw. Sommerweidebutter variiert allerdings, je nachdem, auf welcher Grasart die Kühe weiden. Auch Fischeier variieren je nach Fischart in ihrem Aktivator-X-Gehalt, je nachdem, was die jeweilige Fischart frisst. Wer die Kapseln von X Faktor Gold verwendet: 2 Kapseln entsprechen ungefähr ¼ Teelöffel.

Bezugsquellen für Aktivator-X-haltige Lebensmittel

Rohmilchbutter – Nachfragen bei lokalen Biobauern und Bioläden lohnt sich. Über das Internet ist Rohmilchbutter zum Beispiel aus Österreich erhältlich (einfach „Rohmilchbutter" in die Suchmaschine eingeben). Die gelbe Butter ist im Frühling und Sommer verfügbar, wenn die Kühe schnell wachsendes Gras fressen. Sie lässt sich durch Einfrieren für den Winter aufsparen.

Pasteurisierte, handelsübliche Butter – Der Pasteurisierungsprozess mindert die Qualität der Butter, zerstört aber nicht den Aktivator X. Die Marken, die mit ziemlicher Sicherheit den höchsten Gehalt an Aktivator X aufweisen, sind Kerrygold aus Irland und die Bergbauernbutter aus dem Berchtesgadener Land. Beide Marken bekommt man für gewöhnlich problemlos in deutschen Supermärkten. In den USA und Großbritannien erhält man außerdem Anchor Butter aus Neuseeland. Anchor Butter ist meine persönliche Lieblingsbutter, wenn ich auf handelsübliche Butter zurückgreifen muss. Über viele Reformhäuser in den USA kann man eine ganze Kiste Anchor Butter (10 Pfund) direkt beim Hersteller bestellen. Für welche Marke man sich auch entscheidet, sind die ungesalzenen Varianten zu bevorzugen. Neben den oben genannten Marken gibt es je nach Region weitere Sorten schön gelber Weidebutter. Auch das sind gute Optionen. Wer sich Sorgen darüber macht, dass die verwendete Milch pasteurisiert wurde, der kann die Butter zu Butterschmalz machen. Wenn du mit der Remineralisierung deiner Zähne nicht zufrieden bist, brauchst du aber wahrscheinlich eine potentere Quelle für Faktor X.

Vitaminhaltiges Butterschmalz X-Factor Gold von Green Pasture

Wer **Fischeier** probieren will, kann konservierungsmittelfreien Kaviar verwenden oder in Asialäden mit japanischen Lebensmitteln oder bei einem guten Fischhändler nachfragen. Das Angebot beim Fischhändler variiert je nach Jahreszeit. Als ich noch in Santa Cruz, Kalifornien, lebte, warf man bei der örtlichen Fischhalle die Schlachtkörper der gefangenen Fische auf den Müll, nachdem man das Fleisch entfernt hatte. Viele dieser entsorgten Tiere waren noch voller Eier.

Weitere Quellen fettlöslicher Vitamine: Knochenmark, Gehirn, Nieren und andere Innereien

Der folgende Abschnitt behandelt weitere, seltener verwendete Lebensmittel, die zur Kariesheilung beitragen können, und ist möglicherweise für Leser, die aus anderen Kulturkreisen stammen, besonders interessant. Wenn du eines dieser Lebensmittel auch nur gelegentlich deinem Speiseplan hinzufügst, wird es deine Widerstandskraft gegen Karies erhöhen. Wenn du Dorschlebertran allein, oder Dorschlebertran zusammen mit vitaminhaltigem Butterschmalz einnimmst, lässt sich Zahnkaries auch ohne die hier aufgeführten Lebensmittel oder die Innereien von Meerestieren im nächsten Abschnitt in den Griff bekommen. Wer nicht will, muss das hier also nicht essen. Ich möchte die Bedeutung dieser in traditionellen Kulturen als heilig angesehenen Lebensmittel aber nicht klein machen. Diese Dinge essen und lieben zu lernen, hat schon das Leben vieler Menschen verändert.

Dr. Price notierte, wie die kanadischen Indianer ihre hervorragende Gesundheit und ebenmäßigen Zähne bekamen:

> *Der Indianer weiß, wo diese besonderen, lebengebenden Substanzen vorkommen und er ist, wie die wilden, fleischfressenden Tiere, weise bei der Nahrungswahl. Entsprechend wählt er die Leber, das Gehirn, die Nieren und andere Innereien. Diese Dinge sind bei den Indianern Teil der täglichen Ernährung. Die Eltern geben ihren Kinder davon und lehren sie, den besonderen Wert dieser Lebensmittel zu schätzen.*[104]

Die kanadischen Indianer mit ihrem aktiven Lebensstil und einer Kalorienaufnahme von 3000 Kalorien pro Tag erlangten geschätzte 400 Kalorien aus dem Verzehr von Innereien.[105] Um auf 400 Kalorien aus Innereien zu kommen, müsste man zum Beispiel 115 Gramm Leber, 115 Gramm Niere und 115 Gramm Eingeweide essen. Die Leber ist aus Sicht des Nährstoffgehalts das wertvollste Organ und dazu am leichtesten zu bekommen. Leber kann Giftstoffe enthalten, deshalb ist es besonders wichtig, auf Leber von hoher Qualität zu achten, zum Beispiel von Weidetieren oder Wildtieren. Wer sich immer noch Gedanken über die Giftstoffe in der Leber macht, kann das Organ für ein paar Minuten oder auch Stunden in warmes Wasser oder Milch einlegen und die Flüssigkeit hinterher wegschütten.

Viele verschiedene Innereien zu essen ist ein zuverlässiger Weg zur Gesundheit. Feine Restaurants kennen den Wert der Innereien und haben regelmäßig Kalbsbries (Thymusdrüse) oder Foie gras (Gänse- oder Entenleber) auf der Speisekarte. Innereien in der Ernährung zu haben unterstützt auch die körpereigene Hormonbalance, weil der Körper die Hormone aus den Innereien zur Aufstockung des eigenen Hormonhaushalts nutzen kann. Wem das alles zu viel des Guten ist, der sollte vielleicht noch wissen, dass natürliche Hormone auch im Kolostrum, der Vormilch von Säugetieren, vorkommen. Am besten ist Kolostrum, wenn es frisch verwendet oder sofort nach dem Melken eingefroren wird, wenn man es später verwenden will.

Auch Knochenmark ist eine Geheimkraft gegen Karies. Knochenmark hilft Zahnbein zu remineralisieren und fügt einer gesunden Ernährung ein gutes Maß an Sicherheit hinzu. Knochenmark enthält viele wichtige, knochenbildende Zellen, die dem Körper helfen, sich zu regenerieren, und das Knochenwachstum fördern. Knochenmark lässt sich roh oder gekocht essen, pur, aufs Brot oder in Suppen.

Organe und Innereien liefern die in unserer modernen Ernährung fehlenden fettlöslichen Vitamine und Co-Faktoren. In vielen Ländern dieser Welt essen die Menschen immer noch Innereien in großem Umfang. Diese Gewohnheit ist in unserer modernen, westlichen Kultur verloren gegangen. Als Folge davon und aufgrund des daraus resultierenden, unvollständigen Knochenwachstums haben im Wachstum befindliche Jungen und Mädchen oft schlecht entwickelte Gesichtsformen.

• •

Innereien-Tipp
Das Gehirn nicht vergessen! In manchen Teilen Chinas streiten sich die Kinder um eine besondere Leckerei: Wer darf das Gehirn aus dem Hühnerkopf lutschen?

• •

Bezugsquellen für Innereien:

Biobauern – Ich unterstütze gern kleine Bauern. Bitte den örtlichen Bauern, dir die Innereien aufzubewahren, wenn er schlachtet.

Bioläden und Supermärkte – In der Tiefkühlabteilung gibt es Rindslebern und Rinder- und Schweineknochen. Viele Läden bieten Hühnerlebern zum Verkauf, weil sie gut schmecken.

Innereien aus dem Wasser

Die beste Widerstandskraft gegen Karies erreicht man, wenn man Nahrungsmittel von mindestens zwei der drei besonderen, weiter vorn im Buch beschriebenen Nahrungsmittelkategorien verwendet. Bisher haben wir Butter und Innereien von Landtieren betrachtet. Jetzt schauen wir einmal, was Flüsse, Seen und Meere zu bieten haben.

Austern und Muscheln sind hervorragende Lebensmittel, die reich an Spurenelementen sind. Für gewöhnlich werden sie im Ganzen, roh und lebendig verzehrt, alle Organe (die viele fettlösliche Vitamine enthalten) eingeschlossen. Wenn möglich, sollte man Innereien von Wildfischen wie die Leber nicht verschmähen. Die Bestandteile des Kopfes (Fleisch, Augen, Gehirn) haben einen hohen Vitamingehalt und fördern die Gesundheit im Allgemeinen.

In vielen Teilen der Welt werden auch alle Bestandteile der Schalentiere geschätzt. In den USA und Europa öffnen und putzen wir unsere Krabben und Hummer und werfen die wertvollsten Bestandteile weg – die Innereien und das Fett. Überall anders auf der Welt bewahrt und saugt man jeden einzelnen Tropfen aus, den Hummer und Krabben enthalten. Sogar aus den Schalen werden leckere Suppen gekocht. Die Innereien von Krabbe und Hummer sind sehr reich an knochenbildenden, fettlöslichen Vitaminen. Flusskrebse, die wie Miniaturhummer aussehen und in Flüssen und Seen vorkommen, enthalten ebenfalls fettlösliche Vitamine. In westlichen Ländern ist die Gefahr der Schadstoffbestlastung von Flusskrebsen und ihrer Innereien dank strenger Regeln gering.

Flusskrebse reagieren sehr empfindlich auf die Verunreinigung ihres Lebensraums durch Chemikalien. Leider sind bereits große Fanggebiete von Wassertieren durch Umweltverschmutzung verloren gegangen. Zum Beispiel wurde der Lebensraum der Hummer im Long-Island-Sund (bei New York, USA) durch Abwässer zerstört, die durch die massenhafte Verwendung der Chemikalie Malathion in der Landwirtschaft entstanden. Ich erwähne das, weil wir, wenn wir den Wert tierischer Nahrungsmittel für unsere Gesundheit wertzuschätzen beginnen, möglicherweise auch das Bedürfnis verspüren, aktiv zu werden, um Regierung und Unternehmen davon abzuhalten, die Lebensräume unserer Meerestiere zu zerstören. Außerdem können wir unseren Verstand einbringen, um zur Wiederherstellung beschädigter und verseuchter Ökosysteme beizutragen, damit auch zukünftige Generationen in den Genuss der gesundheitlichen Vorteile von Fischen und Krustentieren kommen können.

Viele Kulturen dieser Welt sind sich auch des Wertes von Meerestieren wie Seeigel, Meeresschnecken, Muscheln und weiteren Lebewesen des Meeres bewusst. Menschen, die diese Nahrungsmittel essen, haben meist eine ausgezeichnete Knochenentwicklung und ebenmäßige, gesunde Zähne.

Hochwirksamer Tran aus Rochenleber

Der Rochen ist ein Verwandter des Hais und der Seeratte und sieht aus wie ein kleiner Stachelrochen. In der Südsee riskierten die Einwohner bei der Jagd auf Haie regelmäßig ihr Leben, obwohl die Haijagd für die Nahrungsbeschaffung gar nicht nötig gewesen wäre. Wofür sie eigentlich ihr Leben riskierten, war das

Öl aus der Haileber. Um dieses Öl zu gewinnen, bewahrten sie die Haileber im Bauch des Hais hängend auf. Dort wurde sie, über Monate im warmen Klima, einem Gärprozess unterzogen.[106] Heutzutage sind Haie eine bedrohte Art und ich könnte Haiprodukte nicht mit gutem Gewissen verwenden. Zum Glück finden sich viele der einzigartigen Nährstoffe, die im Hailebertran enthalten sind, wie Chondroitin, Squalen und Alkoxyglycerole, auch beim Rochen. Rochenleber ist auch reich an den fettlöslichen Vitaminen A und D.

· ·

Rochenlebertran-Dosierung
⅛-¼ Teelöffel 2 bis 3-mal am Tag (¼-¾ Teelöffel täglich)
· ·

Rochenlebertran kann anstelle von Dorschlebertran eingenommen werden, oder mit letzterem kombiniert werden. Die Dosis ist dann entsprechend anzupassen. Rochenlebertran ist eine geheime Quelle für fettlösliche Vitamine. Sie liegen darin in hoher Konzentration vor und machen Knochen und Zähne besonders hart. Ich empfehle, Rochenlebertran (eng. skate liver oil) zusammen mit dem normalen Dorschlebertran einzunehmen.

Fettlösliche Vitamine in der Zusammenfassung

Das simple Wiederaufnehmen der fettlöslichen Vitamine in die Ernährung kann Karies heilen und die Heilung des Zahnfleischs unterstützen. Der Mangel an fettlöslichen Vitaminen ist der Hauptgrund für Karies in unserer modernen Gesellschaft. In der täglichen Ernährung brauchen wir Aktivator X und Vitamin A und D. Die Hauptquellen dafür sind: Milchprodukte aus Weidemilch, Innereien von Weidetieren, und Innereien und das Fett von wild gefangenen Meerestieren.

Durch die in diesem Kapitel besprochenen Empfehlungen zur Einnahme fettlöslicher Vitamine solltest du in der Lage sein, deinen eigenen Plan für eine gesunde Ernährung zusammenzustellen, der deine ernährungsbedingte, logistische und finanzielle Situation berücksichtigt.

Die einfachste und effektivste Möglichkeit, deine Ernährung mit fettlöslichen Vitaminen zu ergänzen, ist, das hochvitaminhaltige Butterschmalz zusammen mit dem fermentierten Dorschlebertran von Green Pasture täglich vor oder während jeder Mahlzeit einzunehmen. Green Pasture stellt auch eine praktische Mischung aus 1/3 Butterschmalz und 2/3 Dorschlebertran her, das *Blue Ice royal blend* heißt. Die Teenager- und Erwachsenendosierung für diese Mischung wäre ½ Teelöffel (oder auch etwas mehr) zwei bis dreimal täglich zu den Mahlzeiten (oder 7 bis 10 Kapseln täglich, über den Tag verteilt). Die Royal-Blend-Mischung hat einen milderen Nachgeschmack als der reine, fermentierte Dorschlebertran und wird deshalb von einigen bevorzugt.

Fermentierter Dorschlebertran sowie andere Produkte von Green Pasture können zum Beispiel über www.kariesheilen.de/shop erworben werden. In den USA ist die Bestellung über www.codliveroilshop.com möglich. Ich betreibe beide Webseiten und kann so sicherstellen, dass die Seiten, die ich hier angebe, nicht irgendwann verschwinden.

Dabei bekomme ich eine gewisse Provision für den Verkauf, erhalte aber keine finanziellen oder andersgearteten Zuwendungen dafür, dass ich die Produkte von Green Pasture in diesem Buch empfehle. Es gibt auch ein paar andere Webseiten innerhalb Europas, die die Produkte von Green Pasture anbieten. Mir geht es an dieser Stelle nicht darum, ein Produkt zu verkaufen, sondern eine Alternative zum Lebertran aus dem Laden anzubieten. Mit seinem deutlich höheren Vitamingehalt und seiner besseren Verdaulichkeit kann der fermentierte Lebertran bei Kariesproblemen helfen, die anders schwer in den Griff zu bekommen sind. Bei der Dosierung ist darauf zu achten, dass ½ Teelöffel 2,5 ml entspricht. Das Maß für einen Teelöffel ist 5 ml, allerdings sind viele Teelöffel in der Realität kleiner. Eine kleine Spritze oder Dosierhilfe kann hier gute Dienste leisten.

> **Eine einfache Möglichkeit, die Nahrung mit der optimalen Kombination an fettlöslichen Vitaminen zu ergänzen**
>
> ½ Teelöffel *Blue Ice royal blend* 2 bis 3-mal täglich
> (1-1 ½ Teelöffel täglich)
>
> - zusammen eingenommen mit-
>
> 1/8 Teelöffel *Blue Ice skate liver oi*l fermentierter Rochenlebertran 2 bis 3-mal täglich (¼-½ Teelöffel täglich)

Wer finanziell knapp ist, kann auch eine geringere Menge der Mischung aus Dorschlebertran und Butterschmalz verwenden (*Blue Ice royal blend*). Wer auf handelsübliche Lebensmittel angewiesen ist, kann auf Butter aus Weidemilch zusammen mit dem Dorschlebertran aus der Apotheke zurückgreifen. Fortgeschrittene Ernährungsenthusiasten nutzen die Produkte von Green Pasture als Ergänzung zu einer Ernährung, die reich an fettlöslichen Vitaminen und Aktivatoren ist und aus einer großen Bandbreite an Innereien, Meeresfrüchten und Weidebutter besteht.

4. Kapitel:

Zahnremineralisation durch weise Nahrungswahl

Wirklich gut zu essen bedeutet, das zu essen, was uns gut tut. Dieses Kapitel befasst sich mit der Verbesserung der Nährstoffaufnahme und Zahnmineralisierung durch eine optimierte Ernährung. Im vorigen Kapitel haben wir die Bedeutung der fettlöslichen Vitamine für die Remineralisierung kariöser Zähne behandelt. Jetzt geht es darum, wie sich der Mineralstoff- und Vitamingehalt der Nahrung erhöhen lässt. Ich werde aufzeigen, wie verarbeitete, minderwertige Nahrungsmittel durch vollwertige ersetzt werden können, um eine optimale Nährstoffaufnahme sicherzustellen.

Karies entsteht nicht ohne Grund, und wer kariöse Zähne hat, hat auch Ernährungsgewohnheiten, die zu Karies führen. Das Problem ist, dass die meisten nicht wissen, welche Nahrungsmittel an ihren Löchern schuld sind. Für sie hat es den Anschein, dass neue Löcher einfach aus dem Nichts entstehen. Selbst im Rahmen der vorherrschenden Theorie über die Entstehung von Karies durch Bakterien erkennt die zahnärztliche Elite an, dass die Hauptursache für Karies in der Ernährung liegt. Es gibt allerdings einen feinen Unterschied zwischen dem, worauf die konventionelle Zahnmedizin ihr Augenmerk richtet, und dem, was wir uns anschauen wollen. Die Zahnmedizin widmet ihre Aufmerksamkeit den Nahrungsmitteln, von denen sich unsere Bakterien ernähren könnten, anstatt der Frage nachzugehen, welche Nahrungsmittel wir unseren Bakterien füttern.

Karies entsteht durch eine Ernährung, die für unseren Körper nicht gut ist. Es handelt sich dabei um eine spezifische, biologische Reaktion auf bestimmte Umweltfaktoren, wovon die Ernährung der Hauptfaktor ist. Karies ist kein Zufall oder Irrtum der Natur. Dieses Kapitel behandelt die Nahrungsmittel, die gut für uns sind, und die, die uns schaden können. Die meisten Menschen essen typischerweise eine ganze Reihe von Lebensmitteln, die den Zähnen schaden, ohne sich dessen bewusst zu sein. Wenn man dem Problem auf den Grund gehen will, sollte man zuerst einmal darauf achten, was man regelmäßig isst. In manchen Fällen reicht es schon aus, bestimmte kariesfördernde Lebensmittel wegzulassen, damit weiche, kariöse Zähne wieder steinhart werden.

Die Stadt ohne Zahnschmerzen

Hereford in Texas, USA, wurde 1942 dank der Pionierarbeit des Zahnarztes George Heard als die „Stadt ohne Zahnschmerzen" bekannt. Dr. Heard, Autor des Buches *Man versus Toothache* (Mensch gegen Zahnweh), erklärte das Geheimnis dieser Stadt:

> *Wenn ein Neuankömmling ein paar Jahre in Hereford gelebt hat, entwickelt er Widerstandskraft gegen Zahnkaries – vorausgesetzt, er trinkt viel Rohmilch. Selbst die Löcher in den Zähnen, die er mitgebracht hat, als er nach Hereford kam, erhalten durch den Rohmilchverzehr nach einer Zeit einen glasartigen Überzug. Über viele Jahre habe ich meine Patienten über ihre Milchtrinkgewohnheiten befragt. Ich stellte fest, dass der Besitzer eines gesunden Gebisses fast ausnahmslos von früher Kindheit an regelmäßig Milch getrunken hatte. Eine erstaunlich große Anzahl dieser Patienten mochte entweder Buttermilch, Sauermilch oder beides. Die interessante Tatsache ist, dass die Milch, die diese Patienten tranken, von Kühen kam, die auf den Wiesen im Deaf-Smith-Bezirk grasten. Im Winter weideten die Tiere gewöhnlich auf grünem Weizen.*[107]

> *Meine zahnärztlichen Kollegen hörten mir höflich zu. Dann bemerkte ein Zahnarzt namens Young: „Wenn alle unsere Patienten Dr. Heards Ideen befolgen würden, würden wir viele Patienten verlieren."*[108]

Der überragende Wert von roher Weidemilch in all ihren Formen lässt sich kaum genug betonen. Rohmilch von hoher Qualität kann grundlegend zu Gesundheit und Wohlbefinden beitragen, bei uns wie auch bei unseren Kindern. Milch enthält sehr viel Kalzium und Phosphat, von dem wir wissen, dass es für starke Knochen und Zähne notwendig ist. Vier Tassen Milch liefern dem Körper ungefähr ein Gramm Kalzium und ein Gramm Phosphat. Das ist ein wesentlicher Anteil dessen, was unser Körper täglich an Mineralstoffen braucht, um Knochen und Zähne gesund zu erhalten. Der Fettanteil der Milch, die Sahne, enthält kleinere Mengen wertvoller fettlöslicher Vitamine wie A und D, und auch Vitamin C. Weiden die Kühe auf nach einer Regenperiode schnellwachsendem Grün, enthält ihre Milch zusätzlich moderate Mengen des knochenhärtenden Aktivators X. Dazu sollte vielleicht erwähnt werden, dass der Boden im Deaf-Smith-Bezirk in Texas große Mengen des Mineralstoffs Phosphat enthält.

Dr. Heards Jahre der Beobachtung zeigen, dass vier Tassen guter Weidemilch täglich immun gegen Karies machen. Er empfahl außerdem, die Milch in verschiedenen Formen zu verzehren, zum Beispiel als Buttermilch, Sauermilch,

Hüttenkäse, Kefir und Joghurt. Verschiedene, mehr als 2000 Jahre alte, ayurvedische Texte beschreiben Milch, nämlich rohe Weidemilch, als Heilmittel für buchstäblich hunderte von Beschwerden. Als die heilwirksamste Milch galt Buttermilch. Da damals alle Milch gesäuert wurde (der Kühlschrank war noch nicht erfunden), handelte es sich hier also wahrscheinlich um unpasteurisierte, gesäuerte Buttermilch. Die Heilkraft der Milch liegt in ihrer Nährstoffdichte und darin, dass sie für unseren Körper leicht verdaulich ist.

Bevor der Kühlschrank erfunden wurde, trank man Milch entweder frisch gemolken als sogenannte Süßmilch, oder die Milch begann natürlich zu säuern und wurde zu Käse oder Joghurt verarbeitet. Probiotika sind unerlässlich für unsere Gesundheit und Verdauung. Viele Formen gesäuerter Milch sind eine hervorragende Quelle für diese entgiftenden, Vitamin-produzierenden Bakterien. Gesunde Zähne sind nicht nur das Ergebnis gesunder Ernährung, sondern auch das einer gut funktionierenden Nährstoffaufnahme. Die Nährstoffaufnahme ist wesentlich mit einer Ernährung verknüpft, die reich an probiotischen, lebendigen Nahrungsmitteln ist. Neben einem weiten Spektrum an probiotischen Bakterien enthalten die verschiedenen Sauermilchprodukte inklusive Joghurt leichtverdauliche Formen von Kalzium. In gesäuerter Milch findet man außerdem nur noch wenig Milchzucker (Laktose). Dr. Heards Beobachtung, dass Menschen, die gegen Karies immun waren, große Mengen Sauermilchprodukte verzehrten, zeigt die kaum erkannte, aber wichtige Bedeutung dieser Lebensmittel für die Widerstandskraft gegen Karies.

Verschiedene Sauermilchprodukte, die sich aus Rohmilch herstellen lassen:

Sauermilch ist ein stark saures, joghurtartiges Milchprodukt, das entsteht, wenn man Milch bei Raumtemperatur stehenlässt, bis sie stockt.

Kefir entsteht, wenn man der Milch Kefirknollen zusetzt. Diese blumenkohlähnlichen Knollen sind eine Symbiose aus Bakterien und Hefen. Man kann sie online oder von Freunden erwerben. Die Kefirknollen vergären Milchzucker bei Zimmertemperatur und verwandeln die Rohmilch auf diese Weise in ein potentes, nährstoffreiches Sauermilchgetränk. Kefir lässt sich pur trinken oder zu Smoothies verarbeiten. Es liefert dem Darm Milchsäurebakterien und unterstützt so die Reinigung und Entgiftung des Körpers. Durch die Zufuhr von über 60 verschiedenen probiotischen Hefen und Bakterien und, nicht zu vergessen, von leicht verdaulichen Formen verschiedener Mineralstoffe verleiht der regelmäßige Verzehr von Kefir Vitalität und Langlebigkeit.

Molke ist die leicht gelbliche Flüssigkeit, die übrigbleibt, wenn die festen Bestandteile aus der gesäuerten Milch entfernt werden. Das ist die

Flüssigkeit, die sich zum Beispiel auch oben beim Joghurt absetzt. Wenn Milch sauer geworden ist, kann der flüssige Anteil (Molke) von den festen Bestandteilen (Käsebruch) getrennt werden. Molke ist aufgrund seiner leichten Verdaulichkeit und seines Gehalts an probiotischen Bakterien ein altbekanntes Heilmittel. Wer keinen Zugang zu Rohmilch hat, kann Molke aus Joghurt gewinnen.

Quark aus dem Laden ist im Normalfall pasteurisiert. Richtig guter Quark entsteht, wenn man unbehandelte Weidemilch statt pasteurisierter Milch verwendet. Als zweitbeste Möglichkeit, und wenn man nicht die Zeit hat, Quark selbst herzustellen, kommt Bio-Quark aus dem Laden in Frage.

Um Quark selbst zu machen, lässt man die Rohmilch 48 bis 60 Stunden zugedeckt bei Zimmertemperatur stehen. Wenn sich die Milch in feste und flüssige Bestandteile getrennt hat, gibt man das Ganze in ein Tuch und lässt die Molke abfließen. Zurück bleibt Quark. Dieser Quark wird wahrscheinlich nicht so fest sein wie der aus dem Laden. Will man festeren Quark haben, muss der Milch Lab zugesetzt werden. Enthält die gesäuerte Milch sehr viel Sahne, kann man die Sahneschicht abheben und als saure Sahne verwenden. Setzt man dem Quark frische Sahne hinzu, bekommt er eine kremigere Konsistenz.

Buttermilch ist die Flüssigkeit, die beim Buttermachen übrig bleibt. Sie hat einen erfrischenden, süß-sauren Geschmack und ist sehr gesund.

Empfehlung zum Milchverzehr
2-4 Tassen Rohmilch täglich, außerdem regelmäßig eins oder mehr der folgenden Sauermilchprodukte: Kefir, Joghurt, Sauermilch, Molke und Buttermilch

Der Zahnarzt George Heard schreibt:

Möchten Sie, lieber Leser, meine Formel für gesunde Zähne in einem Satz hören? Dann wäre das folgende: Trinken Sie jeden Tag viel frische Rohmilch.[109]

Die Bewohner des Deaf-Smith-Bezirkes verdankten ihre guten Zähne ihren Kühen, die im Sommer auf dem einheimischen Gras von Texas und im Winter auf jungem Weizen weideten, dazu dem mineralstoffreichen Boden, auf dem das Futter der Kühe wuchs.

Irreführende Kennzeichnungen

Die Gesetze, die die Produktion und den Verkauf von Milch regeln, sind je nach Land sehr unterschiedlich und oft rückschrittlich. In den USA werden solche Gesetze auf der Ebene der Bundesstaaten geregelt und können folglich in jedem Bundesstaat anders sein. Milchprodukte, die von den großen Supermarktketten als Kefir, Buttermilch, Hüttenkäse oder Frischkäse verkauft werden, sind in Wirklichkeit eine minderwertige Fälschung. Aufgrund der Gesetze findet man echten Kefir, echte Buttermilch und echten Hüttenkäse gar nicht im Supermarkt. Stattdessen wurde der Milch ein spezieller Bakterienstamm zugesetzt, um die angebotenen Produkte herzustellen. Der natürliche, altmodische Weg, diese Produkte herzustellen, ist die natürliche Milchsäuregärung ohne Zusatz von künstlichen Enzymen. Industriell gefertigte Sauermilchprodukte werden nicht dem natürlichen Prozess der Milchsäuregärung unterzogen und sind deshalb den natürlichen Produkten in ihrem gesundheitlichen Nutzen deutlich unterlegen. Gewöhnlich schmecken sie auch ganz anders als die ursprünglichen Produkte, die im Supermarkt gar nicht angeboten werden. Abgesehen von manchen wirklich guten Joghurterzeugnissen ist der gesundheitliche Nutzen der Supermarkt-Produkte auf keinen Fall derselbe.

Das Problem industriell gefertigter Milchprodukte liegt nicht nur im fehlenden Säuerungsprozess, sondern auch in der Qualität der verwendeten Milch. Die meiste Milch mit Bio-Zertifikat stammt von Kühen, die nicht natürlich gehalten werden. Milchkühe, selbst solche aus Bio-Haltung, haben oft wenig Auslauf und werden nicht mit dem für sie natürlichen Futter aus Weidegräsern gefüttert. Stattdessen bekommen sie Getreide und anderes, meist billiges Futter, wie Getreideabfälle aus Schnapsbrennereien – Dinge, die nicht Teil der natürlichen Ernährung einer Kuh sind. Aus dieser großangelegten, profitgesteuerten Milchproduktion auf Basis der Getreidefütterung resultiert Milch, der es an lebensnotwendigen Nährstoffen fehlt. Generell ist der Wert solcher Milch nicht hoch, sie ist zu süß und nährstoffarm. Wenn nicht anders gekennzeichnet, stammt die Milch aus dem Supermarkt gewöhnlich aus Getreide- und Silagefütterung. Zwar kommt die ideale Biomilch von weidenden Kühen, dennoch erfüllen sehr wenige Biohöfe diese Ansprüche.

Pasteurisieren tötet Milch ab

Viele Menschen machen die Erfahrung, dass sie von Milch krank werden, und vermeiden sie deshalb. Selten liegt das an der Laktose, die in den meisten Fällen dafür verantwortlich gemacht wird, sondern eher an einer Unverträglichkeit aufgrund des Pasteurisierens und der nicht artgerechten Fütterung. Die wahrscheinlich schlimmste Folge des Pasteurisierens ist, dass dieser Prozess den größten Teil des in der Rohmilch enthaltenen Kalziums für den Körper unverdaulich macht. Das Pasteurisieren kam auf, um verunreinigte Milch aus den „Schnapsbrennerei-Milchhöfen" (die Kühe wurden von den Abfällen aus den Schnapsbrennereien gefüttert) aus der Mitte des 19. Jahrhunderts „sauber" zu machen.[110] Der Gedanke war ursprünglich nie, die Milch von gesunden Weidetieren zu reinigen.

Um das Kalzium aus der Milch verdauen zu können, braucht der Körper das Enzym Phosphatase, das in Rohmilch natürlicherweise reichlich vorhanden ist. Heutzutage gibt es verschiedene Pasteurisierungsverfahren. Die Milch wird dabei für wenige Sekunden auf 72 bis 75°C (Pasteurisieren), 125 bis 135°C (Hochpasteurisieren) oder 130 bis 150°C (Ultrahocherhitzung) erhitzt. Schon bei 72 bis 75°C wird Phosphatase vollständig zerstört.[111] Deshalb erhöht auch der Konsum handelsüblicher, pasteurisierter Milch den Anteil unverdaulichen, also nicht im Darm absorbierbaren Kalziums in der Ernährung.[112] Viele bedeutende Anteile anderer Nährstoffe gehen ebenfalls im Pasteurisierungsprozess verloren, auch das wichtige Vitamin C. Offenbar ist nicht auszuschließen, dass die herkömmliche Ladenmilch Spuren von Fäkalien, Blut und Eiter enthält, weshalb sie pasteurisiert werden muss, um bedenkenlos trinkbar zu sein. Ist es ein Wunder, dass ein Großteil der Bevölkerung auf diese Art Getränk allergisch reagiert?

Pasteurisieren beschädigt die probiotischen Bakterien in der Milch. Verliert die Milch ihre probiotischen Bakterien, verliert sie auch ihren Schutzmechanismus gegen die Besiedlung anderer, krankmachender Bakterien, beziehungsweise solcher Bakterien, die krankmachende Gifte enthalten. Im Jahre 2007 starben in Massachusetts zum Beispiel drei Menschen durch den Verzehr pasteurisierter Milch. Wenn jemand durch den Verzehr von Milch erkrankt, wird oft angenommen, dass diese nicht pasteurisiert war. Wieder, wie auch bei Karies, sind immer die Bakterien Schuld. Gifte in Nahrungsmitteln, kranke Tiere, Antibiotikareste und Wachstumshormone werden nie als Ursache für eine Milchvergiftung bei pasteurisierter Milch in Betracht gezogen. Schlimmer noch, weil die Milch pasteurisiert wurde, wird sie von Ärzten meist automatisch als wahrscheinlicher Auslöser einer bestimmten Erkrankung ausgeschlossen. Als Folge wird nur eine geringe Zahl an Erkrankungen durch pasteurisierte Milch gemeldet und die Dunkelziffer ist hoch. Im Gegensatz dazu werden Krankheiten, die man der Rohmilch zuschreibt, sehr großzügig gemeldet, da Rohmilch sowieso unter Generalverdacht steht. Hohe Hygienestandards beim Melken würden aber Rohmilch von Weidetieren sicherer machen als jede pasteurisierte Milch.

Beim Homogenisieren wird die Milch unter hohem Druck durch extrem kleine Löcher gepresst, wobei die Zellen in der Milch zerreißen. Diese Zerstörung der zellulären Struktur lässt die Milch für den Körper nahezu unverwertbar werden. Homogenisierte Milch sollte man, wenn irgend möglich, vermeiden. Auch industriell gefertigtes Speiseeis wird meist aus homogenisierter Milch hergestellt, um ihm eine kremigere Struktur zu geben. Unhomogenisierte Milch erkennt man am einfachsten daran, dass sich die Sahne oben absetzt. Selbst Milch, die nicht ausdrücklich als homogenisiert gekennzeichnet wurde, wird oft durch den Verarbeitungsprozess ähnlich stark verändert, sodass sich auch dort kaum oder keine Sahne mehr absetzen kann.

In den USA wird einem Drittel der Milchkühe das Hormon rBST (rekombinantes Rinder-Somatotropin) injiziert. Dieses Vorgehen ist in der EU zum Glück verboten. Allerdings bekommen auch hier die Tiere genveränderten Mais gefüttert, der natürlicherweise nicht Bestandteil ihrer Nahrung ist. Es ist also besser, auf Milchprodukte, die nicht aus biologischer Haltung kommen, zu verzichten. Auch Trockenmilchpulver sollte man vermeiden. Es wurde erhitzt und dabei die Eiweißstruktur zerstört. Fettarme Milch schmeckt nicht wirklich gut, aber man kann ganz guten Käse daraus machen.

Rohmilch erwerben

In den USA kann es aufgrund der bestehenden Gesetzeslage sehr schwer sein, Rohmilch zu kaufen. In machen Staaten kommt man leichter an Schnaps, Zigaretten, Waffen und verschreibungspflichtige Medikamente, ja, sogar eher an Marihuana, als an Rohmilch.

In Deutschland ist der Erwerb von Rohmilch erlaubt, aber je nachdem, wo man wohnt, ist es leichter oder schwieriger, an sie heranzukommen. Mancherorts kann man Rohmilch einfach im Laden kaufen, woanders muss man sich auf die Suche begeben. Österreich, die Schweiz und Tirol sind stolz auf ihre Rohmilchprodukte, besonders auf die von den hochalpinen Weiden. Jedes Milchprodukt, bei dem die Kühe auf nährstoffreichem Boden oder schnellwachsendem, einheimischem Gras weiden, ist optimal für die Gesundheit und die Zähne.

Bei vielen Bauern ist es möglich, auf dem Hof die Milch direkt aus dem Milchtank zu zapfen. Eine Liste mit Hofläden findet sich auf www.bioland. de, unter Verbraucher Bioland-Adressen anklicken. Auch eine Nachfrage beim örtlichen Bioladen kann weiterhelfen. Wer seinem Bauern um die Ecke vertraut, bei dem er die Haltung und Fütterung der Kühe mit eigenen Augen überprüfen kann, wo keine Antiobiotika verfüttert und die Weiden nicht mit künstlichen Chemikalien gedüngt werden, findet hier eine gute Milchquelle. Häufig werden Kühe aber mit Silage und Getreide gefüttert und bekommen keinen Weidegang oder Heufütterung im Winter. Die Milch von solchen Kühen schmeckt oft nicht so gut und ist gegenüber Weidemilch von geringerem Nutzen für die Gesundheit, weil ihr Nährstoffe fehlen. Leider haben sich die meisten Leute mit pasteurisierter und minderwertiger Milch aus Massentierhaltung abgefunden.

Einige ausgewählte Höfe dürfen die sogenannte Vorzugsmilch verkaufen. Das sind Betriebe, die einer strengen Kontrolle unterliegen und die ihrer Milch nicht den Hinweis „Vor dem Verzehr erhitzen" mitliefern müssen. Solche Milch findet man zum Beispiel auch in Bioläden. Unter www.milch-und-mehr.de gibt es eine Liste aller Höfe, die Vorzugsmilch verkaufen. Leider sind die Auflagen so strikt, dass sich nur wenige Bauern diese Bürde aufladen wollen. Dadurch gibt es nicht viele solcher Höfe.

Wer keine Rohmilch kaufen kann, kann nach handgemachten Käsen aus unbehandelter Weidemilch Ausschau halten. Ob ein Käse aus Weidemilch ist, lässt sich daran erkennen, wie intensiv er schmeckt. Käse von Milch aus Getreidefütterung hat einen eher faden oder „normalen" Milchgeschmack. Weidemilchkäse schmeckt intensiv, oft etwas streng und manchmal leicht nach Gras. In Rohmilchkäse bleiben die wichtigen Nährstoffe aus der unbehandelten Weidemilch erhalten. Käsehändler und Bio-Läden haben meist ein Angebot aus verschiedenen Rohmilchkäsen.

Alternative Kalziumquellen

Viele Menschen bekommen gesagt, dass sie Milchprodukte nicht richtig verdauen können, oder sie erleben die bekannten, unangenehmen Nebenwirkungen pasteurisierter Milch. Diese unangenehmen Auswirkungen treten aber bei der Mehrheit dieser Leute nicht auf, wenn sie unbehandelte Weidemilch trinken. Das liegt daran, dass unbehandelte Weidemilch etwas ganz anderes ist als durch Pasteurisieren veränderte Milch. Wer unbehandelte Kuhmilch nicht verträgt, kann trotzdem Rohmilchkäse probieren oder unbehandelte Schaf-, Ziegen- oder Stutenmilch. Leute, die Rohmilch überhaupt nicht vertragen, vertragen wiederum Sauermilchprodukte wie Kefir meist problemlos. Der Konsum von echtem Kefir über einen Zeitraum von ein paar Monaten hinweg kann bei den meisten Menschen die Fähigkeit, Milch zu verdauen, wiederherstellen.

Die empfohlene Kalziumaufnahme für einen Erwachsenen liegt zwischen 1 und 1½ Gramm Kalzium am Tag. Um bei einer milchfreien Ernährung trotzdem ausreichend Kalzium über die Nahrung zu sich zu nehmen, empfahl der Zahnarzt Melvin Page folgende Nahrungsmittel: Lachs, Austern, Muscheln, Krabben und weitere Meeresfrüchte, Mangold, Nüsse, Bohnen, Blumenkohl, Feigen und Oliven.[114] Besonders kalziumhaltig sind die grünen Bestandteile der verschiedenen Kohlarten wie zum Beispiel Brokkoli, Grünkohl, Pok Choi (ein Mangold-ähnlicher Verwandter des Chinakohl), Weißkohl, Senf und die Blätter der Speiserübe. Weitere Kalziumquellen sind wohl auch Tarowurzeln und Kräuter.

Wer sich milchfrei ernährt, wird täglich sehr viel Gemüse, 1 bis 2 Tassen Knochenbrühe und eine moderate Menge Meerestiere zu sich nehmen müssen, um seinen Kalziumbedarf zu decken. Um zum Beispiel ein Gramm Kalzium aus Gemüse zu bekommen, kann man 7 Tassen gehackten, rohen Grünkohl (das entspricht ungefähr einem Bund Grünkohl) kochen, oder ein Bund Kohlblätter (knapp 600 Gramm). Dosenfisch mit Gräten enthält viel Kalzium. Frischer Fisch hat einen niedrigeren Gehalt, weil dabei die Gräten nicht mitverzehrt werden.

Kalziumgehalt verschiedener Lebensmittel

Nahrungsmittel	Kalziumgehalt in Milligramm[113]
Ungefähr 60g Hart- oder Weichkäse	404
1 Dose Ölsardinen mit Gräten (100g)	351
1 Tasse Vollmilchjoghurt	296
Dosenlachs mit Gräten (100g)	277
1 Tasse Vollmilch	276
1 Tasse gekochte Kohlblätter	266
1 Tasse gekochte tahitianische Tarowurzel	204
1 Tasse gekochter Grünkohl	171
1 Tasse gekochte Löwenzahnblätter	147
2 Tassen gekochter Brokkoli	120
Knapp 100g gekochte Jakobsmuschel	115
100g Hering	90
½ Tasse Hüttenkäse	69
Knapp 100g Heilbutt	50
1 mittelgroße Süßkartoffel	40
Knapp 100g Krabben	33
100g Lachs ohne Gräten	28

Anmerkung: 1 Tasse entspricht 240 ml

Kalziumtabletten

Viele, nicht alle Kalziumpräparate enthalten Kalzium in einer Form, die vom Körper nicht aufgenommen werden können. Nicht-absorbierbares Kalzium erhöht auf eine ungesunde Weise den Kalziumspiegel im Blut und kann zu ausgedehnten Kalkablagerungen im Körper führen. Was Kalziumpräparate betrifft, kann ich keine Empfehlung abgeben, auch wenn es einige gute Präparate auf dem Markt geben mag. Besser ist, Kalzium, wenn nicht aus Milch, aus viel Gemüse und Meerestieren zu sich zu nehmen.

Eine gute Suppe heilt Karies

Nichts ist so gut wie eine richtige Suppe, die einen von innen wärmt. Selbstgemachte Brühen gehören zu den wirksamsten Heilmitteln für Karies. Bei den Bewohnern der Schweizer Alpen, die zum größten Teil widerstandsfähig gegen Karies waren, wurden die ganze Woche über Suppen serviert.[115] Die Brühe einer guten Suppe wird durch das Kochen knorpelreicher Knochen von Huhn, Rind, Fisch oder anderen Tieren hergestellt. Eine gute Brühe ist reich an Gelatine. Wenn man sie in den Kühlschrank stellt, geliert sie. Aus Rinder- oder Schafbrühe lassen sich auch hervorragende Soßen machen.

Gelatine kann zur Heilung und zur Regeneration des Verdauungstraktes beitragen. Dadurch wird die Nährstoffaufnahme verbessert. Übrigens beruhigen auch Aloe Vera und Rotulme (ein traditionelles Heilmittel der Indianer Nordamerikas) den Darm. Ein Teil von Dr. Prices erfolgreichem Programm, Karies in den Griff zu bekommen, war das beinahe tägliche Angebot von Rindfleisch- oder Fischeintöpfen. Dabei wurden die Rindfleischeintöpfe mit viel Knochenmark zubereitet. Die beste Brühe, um kariesanfällige Zähne zu härten, ist Brühe aus wildgefangenen Fischen. Dabei sollte man ganze Fische verwenden, die idealerweise noch den Kopf daran haben. Wenn auch die inneren Organe dabei sind, umso besser. Eine solche Brühe ist reich an Mineralstoffen und sehr wirksam bei der Kariesbekämpfung. Eine Anleitung für die Herstellung von Brühen findet sich im Rezeptabschnitt im hinteren Teil des Buches. Kulturen überall auf der Welt kennen den Wert von Fischkopfsuppen. Fleisch, Augen und Gehirn – fast alles vom Fisch wird gegessen und ist reich an Mineralien und fettlöslichen Vitaminen.

• •

Vorschlag zum Verzehr von Brühe
1 bis 2 Tassen täglich, als Trinkbrühe, in Suppen, Eintöpfen und Soßen

• •

Die Bedeutung des Blutzuckers

Eine wichtige Erkenntnis des Zahnarztes Dr. Melvin Page ist die Erkenntnis darüber, wie die Schwankungen des Blutzuckerspiegels Karies beeinflussen. In Blutanalysen konnte Page feststellen, dass der Konsum verschiedener Zuckerarten den Blutzuckerspiegel unterschiedlich schwanken ließ. Wenn der Blutzuckerspiegel schwankt, schwanken mit ihm auch der Kalzium- und der Phosphatspiegel. Raffinierter Zucker verursacht die deutlichsten Blutzuckerschwankungen, die ungefähr fünf Stunden anhalten. Die Schwankungen durch Fruchtzucker sind weniger ausgeprägt, halten aber auch fünf Stunden an. Honig bringt den Blutzuckerspiegel am wenigsten aus der Balance. Drei Stunden nach dem Genuss von Honig ist er wieder im Gleichgewicht.[116] Blutzuckerschwankungen erhöhen den Kalziumspiegel. Dabei wird Kalzium aus den Zähnen und Knochen mobilisiert, abhängig davon, welche Hormondrüsen im Körper gerade nicht optimal funktionieren. Der Kalzium- und Phosphatspiegel im Blut wird von einem dauerhaft stark schwankenden Blutzuckerspiegel nachteilig beeinflusst. Dr. Page fand heraus, dass die Kombination aus stabilem Blutzucker und dem richtigen Kalzium-Phosphat-Verhältnis zur Immunität gegen Karies führt.[117]

Je länger der Blutzuckerspiegel außer Kontrolle ist, desto stärker verändert sich das Kalzium-Phosphat-Verhältnis und desto wahrscheinlicher tritt Karies auf. Egal ob raffinierter Zucker oder Fruchtzucker, beides beeinflusst den Blutzuckerspiegel. Wer mehrmals am Tag süße Nahrungsmittel zu sich nimmt, ob natürliche oder verarbeitete, führt eine anhaltende Veränderung seines Blutzuckerspiegels herbei. Das führt mit der Zeit zu einer dauerhaften Veränderung des Kalzium-Phosphat-Verhältnisses und somit zu Karies. Alle süßen Nahrungsmittel, egal wie natürlich, verursachen Blutzuckerschwankungen. Wie stark diese Schwankungen ausfallen, hängt von der Intensität der Süße ab. Deshalb treten durch den Konsum von Datteln und Trockenfrüchten viel stärkere Blutzuckerschwankungen auf als durch den Verzehr eines grünen Apfels. Wenn Zucker Teil der Ernährung ist, vor allem in größeren Mengen, dann hat der Blutzuckerspiegel nie viel Zeit, sich zu erholen und auf Normalniveau zu sinken.

Während die konventionelle Zahnmedizin glaubt, dass es die Kohlenhydrate sind, die an den Zähnen kleben bleiben und Karies verursachen, wird Karies in Wirklichkeit durch die zuckerbedingten Veränderungen im Blut verursacht. Die konventionelle Zahnmedizin rät ihren Patienten von häufigen Zwischenmahlzeiten ab. Die American Dental Association (Amerikanische Zahnmedizinische Gesellschaft, ADA) schreibt zum Beispiel: „Häufige Zwischenmahlzeiten mit kohlenhydrathaltigen Lebensmitteln können eine Einladung für Karies sein."[118] Häufige Zwischenmahlzeiten sind wirklich eine Karieseinladung, aber nicht weil Zwischenmahlzeiten an sich gut oder schlecht sind, sondern aufgrund der Nahrungsmittel, die die meisten von uns als Zwischenmahlzeit verzehren. Das sind gewöhnlich Fertiggerichte, Kartoffelchips, süße Riegel, als gesund geltende Müsliriegel, Frühstücksflocken und Mehlprodukte aller Art. Die konventionellen Zahnärzte haben also teilweise Recht: regelmäßige Zwischenmahlzeiten mit zuckerhaltigen, raffinierten Lebensmitteln verursachen Karies. Dr. Page fand heraus, dass häufige Mahlzeiten, die aus Gemüse, Eiweißen und Fetten bestehen, vorteilhaft für die Kontrolle des Blutzuckerspiegels sind. Deshalb unterliegt die herkömmliche Zahnmedizin einer Fehleinschätzung, wenn es um den Einfluss der Zwischenmahlzeiten geht. Regelmäßige Zwischenmahlzeiten aus Gemüse, Eiweiß und Fett verursachen keine Karies. Die Entstehung von Karies wird vielmehr von der Art der häufig verzehrten Nahrungsmittel beeinflusst. Wer seine Nahrungsmittel so auswählt, dass sie gewisse Mengen Eiweiß enthalten, kann den ganzen Tag lang zwischendurch essen und trotzdem Karies vorbeugen.

Obst

Obst, vor allem Beeren, können der Gesundheit zuträglich sein. Aber zu viel Obst bedeutet zu viel Zucker und das kann durch die entstehenden Blutzuckerschwankungen zu Karies führen. Das meiste Obst in den Regalen ist heutzutage aus Hybridzucht entstanden. Früher war ein Apfel zum Beispiel eine kleine, saure Frucht, die man wahrscheinlich kochen musste, um sie genießbar zu machen. Hunderte, sogar Tausende von Jahren der Kultivierung, Selektion und Hybridisierung haben Äpfel mit hohem Zuckergehalt hervorgebracht. Obst ist zwar ein Naturprodukt, aber der hohe Zuckergehalt vieler Früchte macht, dass nicht jeder unendlich viel davon essen und gleichzeitig gesund bleiben kann. Obst ist keine schlechte Wahl, solange man nicht zu viel davon isst. Es ist also besser, Obst als Zwischenmahlzeit, Nachtisch oder gelegentliche Näscherei zu betrachten und nicht als Hauptmahlzeit.

Obst isst man am besten zusammen mit irgendeiner Form von Fett. Früchte und Sahne passen gut zusammen, beispielsweise Pfirsiche oder Erdbeeren mit Sahne. Andere Früchte passen gut zu Käse, wie Äpfel oder Birnen. Manche Leute konsumieren sehr süßes Obst in großen Mengen. Der Zucker in den Früchten stellt schnelle Energie bereit und dämpft den Hunger. Aber Obst gibt dem Körper nicht genügend Nährstoffbausteine wie zum Beispiel Aminosäuren. Zu süßem Obst gehören Apfelsinen, Pfirsiche, Weintrauben, Feigen und Bananen. Es ist sehr zu empfehlen, den Verzehr dieser Früchte einzuschränken, solange man versucht, Karies in den Griff zu bekommen. Karies ist ein Zeichen dafür, dass die Blutzuckerregulation nicht optimal funktioniert, und solange man Unmengen süßer Früchte isst, wird der Körper daran gehindert, sein Ungleichgewicht zu korrigieren. Wenn die Karies remineralisiert und ausgeheilt ist, kann ruhig auch wieder mehr süßes Obst gegessen werden. Manchem kann es helfen, sein Obst vor dem Essen zu kochen, weil dadurch eine Umwandlung der Zucker stattfindet und die Verdaulichkeit erhöht wird.

Grundlegende Obstempfehlung: Vermeide oder begrenze deutlich den Verzehr sehr süßer Früchte wie Datteln, Pfirsiche, Ananas, Trockenfrüchte und Bananen, bis die Karies nicht mehr aktiv ist.

Erweiterte Obstempfehlung: Beschränke den Obstverzehr auf eine Mahlzeit mitten am Tag, zum Beispiel nach dem Mittagessen. Die Früchte sollten nicht zu süß sein. Weniger süße Früchte sind zum Beispiel säuerliche Beeren (Brombeeren, Johannisbeeren), Kiwis und grüne Äpfel.

Fortgeschrittene Obstempfehlung: Wer stark unter Karies leidet oder sofort einen schnellen Kariesfortschritt stoppen will, sollte für eine gewisse Zeit vollständig auf alle Süßigkeiten und alles Obst verzichten.

Süßungsmittel

Bevor raffinierter Zucker aufkam, benutzte man zum Süßen Honig und getrocknete Früchte. Als Zucker für die breite Masse verfügbar wurde, löste er die traditionellen Süßungsmittel nach und nach ab. Man bevorzugte bald den weißen, reinen Zucker, der einfach in der Anwendung war und sich gut zum Backen eignete.

In Europa waren es zuerst die Engländer, die durch ihre Kolonien die Möglichkeit hatten, über Zucker in größeren Mengen zu verfügen. Das Interessante daran ist, dass ihre Zähne gleichzeitig dafür bekannt wurden, die schlechtesten in Europa zu sein. Darauf bezieht sich auch das Sprichwort: „Schief ist englisch und englisch ist modern." Die Arbeiten des Zahnarztes Melvin Page sowie die Fotografien von Weston Price zeigen ebenfalls den verheerenden Effekt eines zu hohen Zuckeranteils in der Ernährung. Je stärker der Zucker raffiniert ist, desto stärker lässt er den Blutzucker schwanken. Je größer die Schwankungen, desto stärker gerät der Kalzium-Phosphat-Haushalt aus dem Gleichgewicht. Fruktosehaltige Süßungsmittel oder solche, die einen niedrigen glykämischen Index haben, erhöhen vielleicht nicht den Glukosespiegel, dafür aber den Fruktosespiegel im Blut. Am Ende entsteht eine noch größere Störung des Kalzium-Phosphat-Gleichgewichts als durch weißen Zucker allein. Dabei ist es ohnehin schon eine Herausforderung, genug Mineralstoffe durch die Nahrung zu sich zu nehmen. Je mehr süße Lebensmittel wir konsumieren, desto weniger Platz bleibt für mineralstoffdichte Nahrungsmittel wie zum Beispiel Gemüse und Nüsse.

Gesunde Süßungsmittel in Maßen

Wer nicht an Karies leidet, kann Süßungsmittel in Maßen genießen. Wer aktive Karies oder schmerzhaft empfindliche Zähne hat, sollte jede Anstrengung unternehmen, vorübergehend alle Arten von Süßungsmitteln zu meiden. In unserer Familie haben wir uns angewöhnt, nur Zucker aus Früchten zu konsumieren. Ein- oder zweimal im Monat benutzen wir für eine süße Mahlzeit wärmeunbehandelten Honig, dunklen Bio-Ahornsirup oder Bio-Rohrzucker.

Roher Honig – Man sollte Honig wählen, der als nicht pasteurisiert oder erhitzt gekennzeichnet ist. Bienen arbeiten eifrig daran, die Temperatur im Bienenstock bei rund 34°C zu halten. Wenn der Bienenstock zu warm wird, verlassen ihn die Bienen. Ich empfehle, nur Honig zu verwenden, der bei Temperaturen bis 34°C geerntet wurde. Honig, der als roh gekennzeichnet ist, aber nicht als unpasteurisiert, kann gut und gern auf viel höhere Temperaturen als 34°C erhitzt worden sein, wobei viele Vorteile des Honigs verloren gehen. Aus diesem Grund eignet sich Honig auch nicht gut zum Kochen. Trotz gegenteiliger Behauptungen mancher Hersteller beugt Honig Karies nicht vor. Aber er ist ein hervorragendes Süßungsmittel.

Ahornsirup – Zu dunklem Ahornsirup (Grad B nach amerikanischer Klassifikation) sagt der Körper „Ja!". Oft enthält Ahornsirup allerdings Formaldehydreste, auch wenn die Praxis, zum Offenhalten der Zapflöcher Formaldehydgranulat zu verwenden, inzwischen offiziell verboten ist. Nach dem Verzehr von Bio-Ahornsirup einer bekannten Marke ging es mir einmal richtig schlecht. Kleine, unabhängige Marken sind im Zweifelsfall zu bevorzugen, weil sie mit größerer Wahrscheinlichkeit die besseren Erntemethoden verwenden.

Echter Rohrzucker – In der alten, ayurvedischen Medizin wird echter Zucker wie Jaggery (unbehandelter Rohrzucker) als Medizin betrachtet. Der meiste Zucker, den man heutzutage in den Läden findet, ist allerdings weit davon entfernt, als Medizin gelten zu können. Die meisten Varianten sind übermäßig stark verarbeitet. Unbedenkliche Zuckerarten sind reiner Rohrzuckersaft, den man selbst aus Zuckerrohr gewonnen hat, der Zucker von Heavenly Organic oder der Rapadura Zucker von Rapunzel. Viele Zucker, egal ob „roh", „bio" oder anderweitig gekennzeichnet, sind oft stark verarbeitet, wodurch die Mineralstoffe verloren gehen. Je heller der Zucker, desto stärker ist er in der Regel verarbeitet. Rohrzucker sowie auch Ahornsirup eignen sich gut zum Kochen.

Stevia – Stevia ist eine Pflanze, die auch als Süßkraut bezeichnet wird. Man sollte bei der Verwendung vorsichtig sein, da sie möglicherweise neben der Funktion als Süßungsmittel noch andere, medizinische Eigenschaften hat. Am unbedenklichsten ist ihr Einsatz als minimal verarbeitetes, frisches Kraut. Frisches Stevia wird nur getrocknet und zu Pulver gemahlen. Auch Steviakonzentrat mit einer braunen Färbung, in dem das ganze Steviakraut enthalten ist, sollte unbedenklich sein. Viele Süßungsmittel aus Stevia allerdings werden durch den Auszug einzelner Steviabestandteile gewonnen und sind in ihrer Auswirkung auf die Gesundheit fragwürdig. Man sollte aufpassen, dass man nicht aus Versehen Steviaextrakt oder ein übermäßig verarbeitetes Produkt kauft. Es ist nicht unwahrscheinlich, dass diese Steviaextrakte das Hormonsystem deutlich aus dem Gleichgewicht bringen können. Auch von Stevia, das in Glyzerin aufbewahrt wird, ist abzuraten.

Raffinierte Süßungsmittel können die Zähne schädigen

Die simple Faustregel, der ich folge, lautet wie folgt: Wenn ein Süßungsmittel nicht auf der oben genannten Liste steht und es sich auch nicht um ein Naturprodukt handelt, wie zum Beispiel bei Trockenfrüchten, vermeide ich es. Man sollte sich darüber im Klaren sein, dass viele der Süßungsmittel, die in den letzten Jahren auf dem Markt eingeführt wurden, hoch verarbeitet und irreführend gekennzeichnet sind, besonders auch bei den Bio- und Naturprodukten. Viele Leute halten mir entgegen: „Aber da steht doch ‚roh', ‚vegan', ‚ganz natürlich' und ‚gesund' drauf!" Wenn sich mit bestimmten Produkten Geld verdienen lässt, werden die Grenzen der Realität gern verwischt, damit sich die betreffenden Produkte besser verkaufen.

Nur weil der Aufdruck eine überzeugende Markenpräsentation liefert, bedeutet das nicht, dass man das nächste Versuchskaninchen sein sollte. Gesunde Süßungsmittel beeinflussen den Blutzuckerspiegel. Das tun alle süßen Lebensmittel. Gesünder als jedes exotisch klingendes, importiertes Süßungsmittel ist immer noch richtig verarbeiteter Rohrzucker.

Weißer und brauner Zucker – Die leeren Kalorien aus Zucker liefern dem Körper zwar Energie, aber keine Nährstoffe. Weißer Zucker führt zu Blutzuckerschwankungen, die nach einer gewissen Zeit Mineralverluste aus Zähnen und Knochen zur Folge haben. Königin Elisabeth I. ist mit ihren schwarzen Zähnen, verursacht durch übermäßigen Zuckerkonsum, in die Geschichte eingegangen. Ihre Zähne wurden schwarz, aber sie hatten keine schmerzhaften Löcher. Wahrscheinlich war ihre Ernährung reich an fettlöslichen Vitaminen und bot so einen gewissen Schutz. Der Verzehr von verarbeitetem Zucker verbraucht im Körper Mineralstoffe wie Chrom, Zink, Magnesium und Mangan.[119] Produkte, die als besonders gesund gelten sollen, enthalten gern braunen Zucker. Davon sollte man sich nicht täuschen lassen, ob weiß oder braun, bei beidem handelt es sich um normalen Zucker. Gleichwohl wird Zucker vom Körper als verwertbar erkannt, ist also immer noch weit besser als alle Zuckerersatzstoffe. Wer abgepackte, süße Lebensmittel kauft, entscheidet sich am besten für solche, die entweder mit richtigem Zucker oder dem Zucker aus den enthaltenen Früchten gesüßt sind. Trotzdem muss man sich natürlich dessen bewusst sein, dass Zucker nur Kalorien, aber keinerlei Nährstoffe liefert. Der Ersatz nährstoffreicher Lebensmittel durch nährstoffarmen Zucker in unserer modernen Ernährung ist ursächlich am Kariesanstieg in der modernen Zivilisation beteiligt.

Xylitol – Ein Forschungsbericht im Fachblatt der American Dental Association (ADA) kam zu dem Ergebnis, dass weitere Studien notwendig sind, um die Behauptung, Xylitol stoppe Karies, bewerten zu können.[120] Xylitol ist ein Zuckeralkohol, nicht einfach nur ein Zucker. Wenn man bei Tieren Xylitol überdosiert, treten Nebenwirkungen auf, die von epileptischen Anfällen über Leberschäden bis hin zum Tod reichen. Xylitol hat in den USA nicht den Status eines Lebensmittels, das „für den allgemeinen Verzehr unbedenklich" ist (auch als GRAS-Status bezeichnet). Stattdessen ist es nur als Zusatzstoff für Nahrungsmittel zugelassen.[121] Deshalb findet man es hauptsächlich in Produkten, die offiziell als Kosmetikprodukte gelten, wie Zahnpasta oder Kaugummi.[122] Xylitol wird hauptsächlich in der Leber abgebaut.[123] Die karieshemmenden Eigenschaften des Xylitol hängen angeblich damit zusammen, dass Bakterien Zuckeralkohole nicht verdauen und in Säuren umwandeln können. In Kapitel eins haben wir aber bereits festgestellt, dass Bakterien und Säuren nicht die Hauptschuldigen bei der Kariesentstehung sind. Auch den Verzehr der anderen als Süßungsmittel verwendeten Zuckeralkohole sollte man vermeiden. Dazu gehören Sorbitol, Mannit, Maltol und Erythrit.

Fruktose-Glukose-Sirup – Dies ist bei weitem das ungesündeste Süßungsmittel – für die Gesamtgesundheit wie auch für die Zähne. Die wenigsten wissen, dass industriell hergestellte Fruktose nicht dieselbe ist wie die, die natürlich in Früchten vorkommt. Hier wurde einem synthetischen und einem natürlichen Zucker einfach derselbe Name gegeben. Fruktose-Glukose-Sirup wird enzymatisch aus Mais gewonnen. Er enthält eine synthetische Form der Fruktose, die für den Körper giftig ist. Deshalb findet auch eine Studie nach der anderen eine Verbindung zwischen Fruktose-Glukose-Sirup und ernsten Erkrankungen wie Bauchspeicheldrüsenkrebs, Diabetes und Fettsucht.[124] Aus meiner Erfahrung heraus kann ich sagen, dass der Konsum von Lebensmitteln, die synthetische Fruktose enthalten, eine gute Voraussetzung dafür ist, das Hormonsystem aus dem Gleichgewicht zu bringen und schwere Zahnkaries zu verursachen. Fruktose-Glukose-Sirup sollte man vermeiden wie die Pest. Von Menschenhand hergestellte Fruktose versteckt sich in verarbeiteten Lebensmitteln unter verschiedenen Namen, wie zum Beispiel als Oligofruktose, Inulin oder Maissirup. Süße Getränke, Softdrinks und Riegel sind nur ein paar der Lebensmittel, die gewöhnlich mit Fruktose gesüßt werden. Dieser Stoff wird auch deshalb so häufig verwendet, weil die Regierung (auf jeden Fall die der USA) Fördergelder an die Maisindustrie zahlt, was zur Folge hat, dass die Fruktose am Ende billiger ist als natürlicher Zucker. Steuergelder auf diese Art und Weise zu verwenden zeugt von keiner guten Politik.

● ●

Doppelte Gefahr durch Softdrinks

Softdrinks enthalten Unmengen von Zucker und sind außerdem sehr säurehaltig. Sie rauben den Körper Kalzium und Magnesium, einerseits durch den Zucker und andererseits durch ihren Säuregehalt.

● ●

Agavennektar – Hinter diesem als besonders gesund gepriesenem Produkt versteckt sich ein Süßungsmittel mit hohem Fruktosegehalt. Sein Fruktosegehalt ist genauso hoch wie beim Fruktose-Glukose-Sirup, wenn nicht noch höher. Trotz gegenteiliger, marketingstrategischer Behauptungen handelt es sich aber nicht um ein rohes oder unverarbeitetes Produkt. Hier muss man achtgeben, denn Agavennektar versteckt sich in vielen sogenannten Gesundheitsprodukten wie zum Beispiel in Müsliriegeln. Es gibt augenscheinlich einen deutlichen Unterschied zwischen Produkten, die für ihren gesundheitlichen Nutzen gepriesen werden, und dem, was wirklich gesund ist.

Glyzerin – Dieses süße Nebenprodukt stammte ursprünglich von tierischen Fetten, die zur Kerzenherstellung verwendet wurden. Inzwischen kann es aus ganz unterschiedlichen Quellen gewonnen werden, inklusive der Biodieselherstellung. Glyzerin ist zwar ein nützlicher Stoff mit vielen Anwendungsgebieten, sein

Verzehr scheint aber Untersuchungen zufolge unter anderem eine ungünstige Wirkung auf den Blutzuckerspiegel zu haben.

Gerstenmalzsirup, Maismalzsirup, Reismalzsirup u.a. – Vorsicht vor durch Mälzung bearbeitetem Getreide wie Gerste oder Mais. Die Zuckerarten im Getreide sowie die enthaltenen Pflanzentoxine können schwere Karies verursachen.

Reissirup – Der Zucker im Reissirup wird vom Körper erkannt und verarbeitet. Allerdings bereiten mir die Anwesenheit von Getreide-Antinährstoffen aus dem Reis und der enzymatische Herstellungsprozess Sorgen. Die Ähnlichkeit zwischen Reissirup und Gerstenmalzsirup (von dem mir bekannt ist, dass er Karies fördert) bietet Anlass für ernsthafte Bedenken.

Melasse ist ein Nebenprodukt bei der Rüben – und Rohrzuckerherstellung. Im Bezug auf Zahnkaries könnte es ähnlich unbedenklich wie Rohrzucker sein, ganz sicher bin ich mir dabei aber nicht. Sie ist reich an Eisen und Magnesium.

Isolierte Kohlenhydrate – Maltodextrin, Saccharose (Haushalts- oder Kristallzucker), Glukose (Traubenzucker) und so weiter sind aus natürlich vorkommenden Zuckern isolierte Kohlenhydrate, die man vermeiden sollte.

Zuckerersatzstoffe – Dazu gehören Sucralose, Aspartam und Saccharin. Inzwischen gibt es umfassende Belege für die Risiken künstlicher Süßstoffe.

Eiweiß für die Zähne

Schon ein relativ geringer Anteil von Eiweiß in der Nahrung hilft, den Blutzuckerspiegel im Gleichgewicht zu halten. Da dauernde Blutzuckerschwankungen ein Hauptgrund für den Mineralverlust des Körpers sind, ist es sinnvoll, zu jeder Mahlzeit eine kleine Menge Eiweiß zu sich zu nehmen, um dem Körper dabei zu helfen, das biochemische Gleichgewicht aufrechtzuerhalten. Eiweiße liefern dem Körper lebensnotwendige Bausteine. Je höher die Qualität der Eiweiße in der Nahrung, zum Beispiel aus Fleisch von Weidetieren oder Wild, desto höher die Qualität der Eiweiße, aus denen der Körper aufgebaut wird. Wenigstens etwas Eiweiß in der Ernährung ist notwendig, um den Blutzuckerspiegel im Gleichgewicht zu halten und Karies zu heilen.

Eine gute Quelle für die Versorgung mit Fett, Eiweiß und Mineralstoffen ist tierisches Fleisch. Viele der Ureinwohnerstämme, die von Dr. Price studiert wurden und die durch ihre hervorragende Gesundheit auffielen, verzehrten große Mengen an Fleisch. Abhängig von persönlichen Vorlieben und Bedürfnissen kann Muskelfleisch in allen Varianten verzehrt werden – von roh bis gut durchgebraten. Da Fleisch in unserer Kultur ein gängiges Nahrungsmittel ist, sollte man darauf achten, zum Ausgleich auch genug Fett und Gemüse zu essen. Fleisch von hoher Qualität (Huhn, Rind, Fisch etc.) enthält Phosphat, Aminosäuren und andere Mineralstoffe, die für den Aufbau gesunder Zähne notwendig sind. Vegetarier können ihren Eiweißbedarf über Eier und Käse decken.

• •

Trockengereiftes Rindfleisch
Rindfleisch von Weidetieren kann man mehrere Wochen in einem kühlen Raum abhängen lassen (auch Dry-Aging genannt). Die natürlichen Enzyme machen das Fleisch zart und wohlschmeckend. Trockengereiftes Rindfleisch enthält schmackhaftes, leicht verdauliches Eiweiß.

• •

Hinweise zum Eiweißverzehr

Wenn man eiweißhaltige Lebensmittel so zubereitet, dass maximaler Geschmack und einfache Verdauung sichergestellt sind, schmeckt das Essen gleich noch einmal so gut. Aber tierische Eiweiße, die nicht richtig verdaut werden, hinterlassen giftige Schlackeprodukte im Körper. Wenn unser Körper gesund ist – wobei mir durchaus bewusst ist, dass sich die meisten Menschen nicht optimaler Gesundheit erfreuen – können Eiweiße im biochemischen Feuer der Verdauung vollständig neutralisiert und aufgenommen werden. Die giftigen Schlacken werden dabei einfach entfernt. Bei den meisten Menschen allerdings hinterlassen gekochte, tierische Eiweiße ungesunde Rückstände im Körper.

Da unser Körper zu einem großen Teil aus Eiweißen besteht, sind leicht verdauliche Eiweiße in der Ernährung notwendig, um Karies zu stoppen. Die hier genannten Methoden der Nahrungsmittelzubereitung können die Fähigkeit des Körpers verbessern, Eiweiße sicher zu verdauen und zu verwerten.

Grillen – am besten auf Holzkohle. Hierbei wird das Fleisch saftig und schmackhaft. Handelsübliche Holzkohle, die im Verarbeitungsprozess mit Chemikalien behandelt wurde, kann das Essen mit Giften anreichern. Unbehandeltes Holz, zum Grillen verwendet, lässt Fleisch saftig und aromatisch werden, ohne ihm bedenkliche Stoffe hinzuzufügen.

Halbgar – Ein Steak, das gut durchgebraten ist (well done), schmeckt gewöhnlich nicht so gut wie eins, das halb durchgegart (medium rare) oder innen noch roh (rare) ist. Rind, Schaf und Thunfisch schmecken gut, wenn sie nur kurz angebraten, aber nicht durchgebraten sind.

Eintöpfe – Gekochte Eiweiße in einer gelatinehaltigen Brühe (zum Beispiel in einem Eintopf oder einer Soße) können vom Körper besser aufgenommen werden als gekochte Eiweiße ohne Brühe. Gekochte Eiweiße haben die Tendenz, die Verdauungssäfte im Magen abzuweisen. Zusammen mit einer gelatinehaltigen Brühe ist das nicht der Fall und die Eiweiße werden besser verdaut.

Roh – Traditionell gibt es in unserer Küche viele Gerichte mit rohen Proteinen, nur nehmen wir davon selten Notiz. Bodybuilder trinken rohe Eier in Smoothies. Andere beliebte rohe Gerichte sind zum Beispiel Mett- oder Hackfleischbrötchen, Heringshäckerle, Sahnehering, Mattjes, Austern, Tatar, Carpaccio und Sushi. Ich habe normalerweise kein Problem damit, Fleisch bestimmter Tiere roh zu essen.

Manche bevorzugen es allerdings, rohes Fleisch vor dem Verzehr einzufrieren oder zu marinieren, um eventuelle Krankheitserreger abzutöten. Rohes Eiweiß absorbiert Wasser und ist deshalb leicht verdaulich.

Marinieren – Überraschenderweise gibt es auch in unserer Kultur fermentiertes, rohes Fleisch. Salami, Graved Lachs oder Corned Beef sind einige Beispiele. Ceviche ist ein Beispiel für die Marinierung von Fleisch oder Fisch mit Zitronen- oder Limettensaft. Diese Arten der Zubereitung ohne Kochen machen die Eiweiße leicht bekömmlich und schmackhaft.

Eiweiße im Gleichgewicht

Die verschiedenen Methoden, eiweißhaltige Nahrungsmittel zuzubereiten, sollen die Fähigkeit des Körpers, Eiweiße aufzunehmen, fördern. Im besten Fall tragen sie auch dazu bei, Schäden in der Darmschleimhaut zu reparieren, und helfen, eine allgemein schlecht funktionierende Verdauung zu verbessern. Doch dazu ist unbedingt die Zufuhr von Fett nötig. Eine stark eiweißhaltige Kost wird auch deshalb von vielen nicht gut vertragen, weil oft zu wenig Fett gegessen wird. Also keine Zurückhaltung beim Verzehr von Fett im Zusammenhang mit Eiweiß! Eiweiße passen ebenfalls gut zu Gemüse oder Getreideprodukten.

Bei vielen Menschen sind die Darmwände leicht beschädigt. Dadurch können halbverdaute Proteine direkt ins Blut gelangen.[125] Wer unter diesem Problem leidet, fühlt sich nach dem Verzehr größerer Mengen Eiweiß unwohl. Im schlimmsten Fall schwellen die Gelenke in einer Art Autoimmunreaktion auf die Eiweiße im Blut an. Solchen Menschen hilft es, kleinere Mengen Eiweiß zusammen mit viel gekochtem Gemüse zu essen. Der Zahnarzt Melvin Page war der Meinung, dass wir täglich einen bestimmten Anteil unseres Körpergewichts in Form von Eiweißen zu uns nehmen sollten. Um den von ihm ermittelten Mindestbedarf abzuschätzen, kann man das eigene Körpergewicht in Gramm durch 240 teilen. Jemand, der zum Beispiel 68 Kilogramm = 68 000 Gramm wiegt, sollte wenigstens 283 Gramm Eiweiß, verteilt über den Tag, essen. Dr. Page glaubte, dass viele kleine, eiweißhaltige Mahlzeiten dabei helfen, den Blutzucker zu stabilisieren und zu normalisieren. Sicher kann man auch mehr Eiweiß essen. Weniger als die hier empfohlene Menge ist aber für die meisten Menschen nicht empfehlenswert.

Minderwertige Proteine

Fleisch und Eier aus Massentierhaltung sind Teil eines kranken, profitgesteuerten Systems, in dem Tiere vernachlässigt und unter schlechten Bedingungen gehalten werden. Die Güllebecken dieser Fabriken verpesten die Luft, verunreinigen das Grundwasser und belasten so die Umwelt. Tiere aus Massentierhaltung können sich oft kaum bewegen, werden mit Medikamenten und Chemikalien vollgepumpt, um am Leben zu bleiben, und bekommen kein artgerechtes Futter. Fleisch von solchen Tieren zu essen ist keine gute Wahl. Lieber sollte man, wann immer möglich, Fleisch von Weidetieren wählen.

Handelsüblicher Wurstaufschnitt enthält oft fragwürdige Zusätze. Man sollte ihn besser meiden. Fleischerzeugnisse aus biologischer Haltung wie Salami, Schinken, verschiedene Wurstarten und so weiter können gesund sein, aber auch das ist stark abhängig vom Verarbeitungsprozess und den zugefügten Inhaltsstoffen. Solche Produkte sollte man mit Vorsicht genießen, um sicherzugehen, dass sie die Gesundheit nicht negativ beeinflussen.

Eiweißpulver

Ich kenne einige Fälle, bei denen der Verzehr von Eiweißpulvern Karies verursacht hat. Der umfangreiche Verarbeitungsprozess zur Herstellung der meisten Eiweißpulver verändert das Eiweiß so, dass es sich negativ auf den Organismus auswirkt. Es mag ein paar qualitativ hochwertige Eiweißpulver aus hochwertigen tierischen Eiweißen geben, die manchen Leuten möglicherweise gesundheitlichen Nutzen bringen, aber darüber liegen keine gesicherten Erkenntnisse vor. Will man zum Beispiel Molkeneiweiß als Stärkung für die Gesundheit zu sich nehmen, kann man jeden Tag einfach Molke trinken, anstatt ein fragwürdiges Produkt im Laden zu kaufen. Auf diese Art bekommt man mit Sicherheit gesundes Eiweiß und obendrauf noch gute, probiotische Bakterien. Wer meint, dass er mehr Eiweiß in der Ernährung braucht, kann einfach echte Proteine aus natürlichen Quellen wie Ei, Fisch oder Rindfleisch verzehren. Soja-Eiweiß blockiert übrigens die Eisenaufnahme, selbst dann, wenn man die Phytinsäure entfernt[126]. Und das ist nur ein Beispiel für die negativen Auswirkungen, die Eiweißpulver haben können.

Phosphat

Phosphat ist in den meisten Nahrungsmitteln enthalten und für die Zahnmineralisierung möglicherweise sogar wichtiger als Kalzium. In besonders hohen Konzentrationen kommt es in Milchprodukten (Käse, Milch), in Innereien von Land- und Meerestieren, in Muskelfleisch, in eiweißhaltigen Lebensmitteln wie Eiern, in Getreide, Nüssen und Bohnen vor. Wer Getreide und Bohnen als Phosphatquelle nutzen möchte, sollte wissen, dass der Phosphatgehalt in manchen Getreidearten, zum Beispiel in weißem Reis, recht niedrig ist, während im Vollkorngetreide das Phosphat meist in nicht absorbierbarer Form vorliegt. Gemüse enthält wenig Phosphat. Ungefähr 100g Hartkäse liefern 0,6 Gramm Phosphat. Die gleiche Menge Rindfleisch, Huhn oder Fisch enthält ungefähr 0,25 Gramm. Vier Tassen Milch liefern 0,9 Gramm Phosphat. Das Fleisch von Innereien ist generell reicher an Phosphat als Muskelfleisch. Dr.

Price empfahl 2,0 Gramm Phosphat am Tag. Das ist doppelt so viel, wie in den offiziellen Ernährungsempfehlungen der US National Academy of Science (US-amerikanische Nationale Akademie der Wissenschaften) empfohlen wird.

. . . .

> **Eier**
> 4 Eier enthalten 0,5 Gramm Phosphat. Eier aus Freilandhaltung (egal ob von Hühnern, Enten oder anderen Vögeln) sind reich an kariesbekämpfenden Vitaminen und Mineralstoffen.

. . . .

Fermentierte Lebensmittel und Enzyme

Enzyme sind als Katalysatoren an den meisten biochemischen Vorgängen in unserem Körper beteiligt. Wenn wir alle unsere Nahrungsmittel auf über 66°C erhitzen, werden die Enzyme darin zerstört. Beim Verzehr einer gekochten Mahlzeit ist es ratsam, dazu auch rohe und/oder fermentierte Nahrungsmittel zu essen. Enzyme helfen dem Körper bei der Verdauung. Ein Weg, diese Enzyme zu sich zu nehmen, liegt im Gebrauch fermentierter Lebensmittel. Fermentierte Getränke sind zum Beispiel Rejuvelac, Kefir und Kwas. Zu den fermentierten Nahrungsmitteln gehören unter anderem Sauerkraut, saure Gurken, fermentierte Süßkartoffeln und Joghurt, wobei besonders das fermentierte Gemüse von großem gesundheitlichen Wert ist. Auch Enzympräparate oder qualitativ hochwertige, probiotische Lebensmittel sind ein Weg, dem Körper bei der Verdauung zu helfen und dabei, sein Gleichgewicht zu erlangen.

. . . .

> **Fermentiert oder roh**
> Ergänze jede ausschließlich gekochte Mahlzeit durch rohe oder fermentierte Lebensmittel!

. . . .

Gemüse als Mineralstofflieferant

Uns wurde beigebracht, alles Fleisch, das wir essen, gut durchzukochen, um gefährliche Bakterien zu vernichten. Gleichzeitig sind viele besonders gesundheitlich versierte Leute der Meinung, dass man Gemüse roh essen sollte, um Nährstoffe und Enzyme zu erhalten. Ungekochtes Gemüse enthält allerdings verschiedenste Pflanzentoxine inklusive Enzymhemmer, wie Oxalsäuren, Saponine und Lektine. Abgesehen von wenigen Ausnahmen, wie Gurke oder Kopfsalat, ist rohes Gemüse schwer verdaulich. Nur wer ein robustes Verdauungssystem hat, kommt gut mit dem Verzehr von größeren Mengen rohen Gemüses klar. Die meisten Menschen fahren besser damit, die im Gemüse enthaltene Zellulose durch Erhitzen oder Gärung aufzuspalten. Wenn man also nicht gerade eine besonders robuste Verdauung besitzt, ist der Verzehr großer Mengen rohen Gemüses aufgrund der darin enthaltenen Pflanzentoxine nicht empfehlenswert. Gemüse sollte so zubereitet werden, dass es leicht verdaulich ist und außerdem gut schmeckt.

Wer einen Bauernhof besucht, kann beobachten, dass Kühe und Ziegen beim Grasfressen einen so starken Speichelfluss entwickeln, dass der Speichel ihnen aus dem Maul rinnt. Eine solche Reaktion beim Verzehr von Kraut und Gemüse lässt sich beim Menschen nicht beobachten. Der Grund dafür ist, dass wir nicht dafür geschaffen sind, größere Mengen rohen Gemüses zu essen. Rohes Gemüse kann die Darmwand irritieren, vor allem dann, wenn sie sich schon vorher in einem gereizten Zustand befindet. In gekochtem Obst und Gemüse ist die Zellulose bereits aufgespalten und deswegen leichter verdaulich. Ich empfehle gewöhnlich, dem gekochten Obst oder Gemüse ein wenig Fett wie Butter oder Sahne hinzuzufügen. Für mich ist ein weich gekochtes Stück Brokkoli mit ein wenig Butter viel leichter zu verdauen als ein Stück roher, knackiger Brokkoli. Durch das Entsaften von Gemüse hat man eine weitere Möglichkeit, die Zellulose zu entfernen, sodass die enthaltenen Nährstoffe leichter vom Körper aufgenommen werden können. Allerdings sollte man es mit dem Genuss von Gemüsesaft nicht übertreiben, weil man sonst möglicherweise zu große Mengen an Pflanzentoxinen zu sich nimmt und eventuell auch zu viel Zucker, je nachdem aus welchem Gemüse man den Saft herstellt.

Dunkles Blattgemüse ist in gekochtem Zustand besser verdaulich, da durch das Kochen die Nährstoffe freigesetzt werden. Grundsätzlich sollte man Gemüse immer so zubereiten, dass es gut schmeckt. Es ist nicht sinnvoll, sich dazu zu zwingen, rohes Gemüse zu essen, nur weil man meint, es sei gesund.

Ist Getreide der versteckte Grund für viele moderne Krankheiten inklusive Karies?

Vor rund 9000 Jahren, also ca. 7000 vor Christus, begann man Weizen und Gerste zu kultivieren. Mais und Reis folgten 2500 Jahre später, etwa 4500 vor Christus. Funden menschlicher Überreste zufolge war Karies vor dieser Zeit praktisch unbekannt. Zähne, die in Pakistan gefunden wurden und ungefähr aus dem Jahr 5500 vor Christus stammen, zeigen Bohrerspuren. Dabei ist man sich unter den Wissenschaftlern recht sicher, dass das Bohren aufgrund von Karies vorgenommen wurde. Daraus ließe sich ableiten, dass die Kariesrate also seit mindestens 7000 Jahren im Steigen begriffen ist. Einen deutlichen Anstieg konnte man auch bei den amerikanischen Ureinwohnern beobachten, als sie von einer Lebensweise als Jäger-und-Sammler zu einer von Mais dominierten Ernährung übergingen.[127] Der Getreideanbau hat die Entwicklung der Zivilisation gefördert. Die Entwicklung großer Städte, in denen viele Menschen auf engem Raum zusammenlebten, wurde jetzt erst möglich, wie zum Beispiel im alten Ägypten. Da Getreide die Nahrungsbeschaffung und den Nahrungsmit-teltransport für Tausende von Soldaten deutlich erleichterte, wurde es jetzt auch viel einfacher möglich, große Armeen aufzustellen.

Nach Weston Prices Studien hatte eine Ernährung auf der Basis von weißem Mehl, raffiniertem Zucker und Pflanzenfetten auf die Gesundheit und besonders die Zahngesundheit der Eingeborenen weltweit verheerende Auswirkungen. Aus diesen Ergebnissen schlussfolgerte Dr. Price, dass der Verzehr von Vollkornprodukten einen Teil des Kariesproblems lösen könnte. Die Idee, dass Vollkornprodukte besser für die Gesundheit seien, haben sich seither viele Ernährungsbewusste und inzwischen auch die US-Regierung und die Konzerne der Lebensmittelindustrie zu eigen gemacht und fördern sie dementsprechend.

Neben den fossilen Hinweisen auf einen Zusammenhang zwischen Getreide und Karies, gibt es seit über hundert Jahren wissenschaftliche Forschung, die Vollkornprodukte mit einer Anzahl von Erkrankungen in Verbindung bringen. Diese Forschungsergebnisse werden mir immer wieder bestätigt, nicht zuletzt durch die fast täglich eintreffenden E-Mails von verzweifelten, gesundheitsbewussten Eltern, die sich fragen, warum ihre bisher kariesfreien Kinder plötzlich Karies bekommen. Darauf gibt es eine Antwort, die sich immer und immer wieder als richtig erweist: Vollkornprodukte.

Wenn man in Betracht zieht, dass die Geschichte des modernen Menschen (Homo sapiens) ungefähr 200 000 Jahre alt ist, dann scheint Getreide in größeren Mengen ein verhältnismäßig neuer Bestandteil seiner Ernährung zu sein. Unser Körper ist nicht dafür geschaffen, unverarbeitetes Getreide zu verdauen. Dafür sind wir in der Lage, unseren Verstand zu gebrauchen, um das Getreide durch bestimmte Vorgänge wie Fermentierung und Kochen bekömmlich zu machen. Fehlt diese sorgfältige Aufbereitung, zu der die Fermentierung gehört, stellen sich schnell eine Reihe von Erkrankungen ein.

Der berühmte Professor und Arzt Dr. Edward Mellanby schrieb, dass die Bildung gesunder Zähne durch „Haferflocken und Getreidekeimlinge deutlich gestört wird". Er nannte den Einfluss, den das Getreidekorn auf die Zähne hat, „tödlich". Außerdem fand er heraus, dass eine Ernährung mit hohem Getreidekeimgehalt bei seinen Versuchshunden zu Problemen des Nervensystems führte. Das äußerte sich zum Beispiel in einer Schwäche der Beine oder unkontrollierten Bewegungen. Dr. Mellanby schloss daraus, dass die meisten Getreideprodukte eine giftige Substanz enthalten, die das Nervensystem beeinträchtigen kann.[128] Er wies auf die Verbindung zwischen Getreide, Gemüse und Pellagra hin, einer Niacin-Mangelerkrankung, und auf Lathyrismus, eine neurologische Erkrankung mit Krämpfen und Lähmungserscheinungen, die durch die Toxine in bestimmten Erbsen aus der Familie der Platterbsen (Lathyrus) hervorgerufen werden. Außerdem erwähnte er die Perniziöse Anämie, eine Erkrankung, die bei Vitamin B_{12}-Mangel entsteht. Jede dieser Krankheiten lässt sich effektiv durch den Verzehr von Tierlebern therapieren. Und jede dieser Erkrankungen lässt sich im Labor erzeugen, wenn man Versuchstiere mit Vollkorngetreide füttert.

Das Anti-Skorbut-Vitamin und die Zähne

Skorbut wurde als eine häufige Erkrankung bei Seeleuten bekannt. Sie trat nach langen Seereisen auf, bei denen sich die Seeleute gewöhnlich von Trockennahrung ernähren mussten, die hauptsächlich aus Getreideprodukten wie Hartkeksen (auch Schiffszwieback genannt) bestand. Skorbut äußert sich durch Zahnfleischbluten und Zahnfleischwucherungen sowie späteren Zahnausfall. Außerdem treten Symptome auf wie langsame Wundheilung, Knochenschwund, Erschöpfung und Müdigkeit, starker Durchfall und schließlich der Tod. Wenn wir älter werden, sind Zahnfleischentzündungen ein Hauptgrund für Zahnverlust. Von Zahnarzt Dr. Miller haben wir gelernt, dass gesundes Zahnfleisch die Zähne vor Karies schützt. Da die Zahnfleischentzündung ein Symptom bei Skorbut ist, wäre es plausibel, für beides die gleichen Ursachen und Heilmittel anzunehmen.

Einige Wissenschaftler waren begeistert, ein Versuchstier gefunden zu haben, bei dem sich die Entstehung von Skorbut gut erforschen ließ. Meerschweinchen, die hauptsächlich mit Getreide gefüttert wurden, entwickelten Symptome, die den Skorbut-Symptomen beim Menschen glichen.[129] Um Skorbut hervorzurufen, fütterte man den Meerschweinchen hauptsächlich Kleie und Hafer. Auch anderes Vollkorngetreide wie Gerste, Mais und Sojabohnenmehl eignete sich dazu. Eine Ernährung, die ausschließlich aus Hafer bestand, ließ Meerschweinchen innerhalb von 24 Stunden an Skorbut sterben. Von diesen skorbutverursachenden Fütterungen bekamen die Meerschweinchen außerdem schwere Zahn- und Zahnfleischprobleme.

Dass Vollkorngetreide Skorbut auslösen kann, wirft ein neues Licht auf die Pflanzentoxine, die natürlicherweise in Getreide vorkommen. Meerschweinchen, denen man gekeimte Hafer- und Gerstenkörner fütterte, erkrankten erstaunlicherweise nicht an Skorbut.[130] Das zeigt, dass der Keimvorgang die skorbutauslösenden Antinährstoffe offenbar unschädlich macht. Die Skorbutforschung führte schließlich zur Entdeckung des Anti-Skorbut-Vitamins, das wir heute als Vitamin C kennen. Wenn man die Ernährung der auf oben beschriebene Weise gefütterten Meerschweinchen durch Vitamin C in Form von rohem Kohl (Sauerkraut wäre das passende Äquivalent für den Menschen) oder Orangensaft ergänzte, verschwand die Erkrankung.

Einige Skorbutforscher vermuteten, dass der Vitamin-C-Mangel nicht die Hauptursache für Skorbut war. Sie glaubten eher, dass Vitamin C vor einem ungesunden Faktor in der Ernährung schützte. Da eine skorbuterzeugende Ernährung zu großen Teilen aus Vollkornprodukten bestand, war der ungesunde

Faktor möglicherweise ein Bestandteil des Getreides. Heute wissen wir, dass Getreide verschiedene Pflanzengifte und Antinährstoffe enthält, darunter Lektine und Phytinsäure.

In vielen pflanzlichen Geweben liegt Phosphat hauptsächlich in Form von Phytinsäure vor. Besonders hohe Konzentrationen finden sich in der äußeren Schicht von Getreidekörnern und anderen Samen. Allgemein kommen größere Mengen Phytinsäure in Getreide, Nüssen, Bohnen, Erbsen, Samen und in manchen Knollengewächsen vor. Phytinsäure bindet Phosphat fest an sich und ähnelt einem schneeflockenähnlichen Molekül. Für den Menschen und für Tiere ohne Wiederkäuermagen ist das so gebundene Phosphat nicht ohne weiteres biologisch verwertbar. Neben der Tatsache, dass Phytinsäure die Verfügbarkeit von Phosphat blockiert, binden die freien „Arme" des Phytinsäuremoleküls leicht auch andere Mineralstoffe wie Kalzium, Magnesium, Eisen und Zink und verhindern damit ebenfalls eine Verwertbarkeit für den Körper. Diese negativen Effekte der Phytinsäure können durch Vitamin C deutlich reduziert werden. Ergänzt man die Nahrung mit Vitamin C, kann man dem eisenblockierenden Effekt der Phytinsäure deutlich entgegenwirken.[131] Diese Erkenntnisse legen nahe, dass Skorbutsymptome (wie zum Beispiel weiches, schwammartiges Zahnfleisch mit darauf folgendem Zahnausfall) eine Folge von Vitamin-C-Mangel gepaart mit einem zu hohen Getreideanteil oder anderen phytinsäurehaltigen Lebensmitteln in der Nahrung sein müssen. Die erstaunliche Fähigkeit von Vitamin C, Skorbut vorzubeugen und zu heilen, beruht möglicherweise auf seiner Fähigkeit, die Eisenabsorption zu erhöhen, die durch den Verzehr größerer Mengen phytinsäurehaltigen, nicht richtig zubereiteten Getreides gestört wurde.

Gab man Ratten und Hunden das oben beschriebene, skorbuterzeugende Futter, bekamen sie keinen Skorbut, sondern eine andere Krankheit, die als Rachitis bezeichnet wird. Rachitis ist dafür bekannt, schwer verformte Beine bei Kindern zu verursachen. Andere Symptome der Rachitis sind unter anderem Muskelschwäche, Schmerzen oder Schmerzempfindlichkeit der Knochen, Knochenerweichung und Karies. Um unter Laborbedingungen Rachitis zu erzeugen, wurden Hunde mit Haferflocken gefüttert. Professor Edward Mellanby beschreibt seine Erkenntnisse aus Jahrzehnten der Forschung:

Schwerere Formen von Rachitis entstanden durch eine vorwiegende Fütterung mit Haferflocken, Mais oder Vollkornweizenmehl, obwohl diese Getreideprodukte mehr Kalzium und Phosphor enthielten als gleiche Mengen Weißmehl oder Reis.[132]

Die Ernährung, die am stärksten Rachitis auslöste, bestand hauptsächlich aus Vollkorngetreide inklusive Vollkornweizen, Vollkornmais und Weizengluten.[133] Rachitis wurde als eine Krankheit definiert, die auf einer Störung des Kalzium-, Phosphat- und Vitamin-D-Metabolimus beruht.[134] Eine Studie zeigte, dass die Krankenhauseinweisungen wegen Rachitis im Monat Juni stark zurückgingen.[135]

Wie bereits weiter oben erwähnt, wurde festgestellt, dass Aktivator-X-reiche Butter Rachitis vorbeugt. Und Aktivator X findet sich in Butter aus Weidemilch besonders reichlich im Juni. Allein Hafer keimen zu lassen, verminderte den rachitisauslösenden Effekt von Haferkörnern nicht. Wird der Hafer hingegen zusätzlich gesäuert, lässt sich der Schweregrad der Rachitis deutlich reduzieren.[136] Unter einer rachitisauslösenden Ernährung entwickeln sich die Zähne abnormal. Es ist bekannt, dass im Falle einer Rachitis die Fähigkeit der Zähne zur Mineralisierung eingeschränkt ist. In seltenen Fällen brachen bei Kindern manche Zähne gar nicht erst durch. Zur Vorbeugung und Heilung von Rachitis muss fettlösliches Vitamin D in der Nahrung enthalten sein. Das liegt daran, dass in einer phytinsäurereichen genauso wie in einer phytinsäurearmen Ernährung Vitamin D die Verwertbarkeit von Phosphat und Kalzium erhöht.

Skorbut und Rachitis werden im Labor experimentell bei verschiedenen Tieren durch eine vollkornbasierte Fütterung erzeugt. Die Ähnlichkeit beider Erkrankungen ist kein Zufall und wurde auch beim Menschen beobachtet. Der englische Arzt Sir Thomas Barlow untersuchte zusammen mit dem deutschen Chirurgen Julius O. L. Möller Fallstudien von rachitiserkrankten Kindern. Im Jahre 1883 veröffentlichten sie einen Bericht, in dem sie zu dem Schluss kamen, dass Rachitis und Skorbut eng miteinander verwandt sind.[137] Rachitischer Säuglingsskorbut wird auch als Möller-Barlow-Krankheit bezeichnet. Beide, Rachitis und Skorbut, ziehen schwere Erkrankungen der Zähne und/oder des Zahnfleisches nach sich. Es erscheint logisch und wahrscheinlich, dass eine Ernährung mit Vollkorngetreide bei gleichzeitigem Vitamin-C-Mangel Skorbut und bei gleichzeitigem Vitamin-D-Mangel Rachitis verursacht.

Skorbut tritt auch in der modernen Zeit weiterhin auf und die Ursache ist immer noch dieselbe. Eine bis dahin gesunde Frau, die streng einer makrobiotischen Ernährung folgte, starb innerhalb eines Jahres beinahe an Skorbut. Ihre Ernährung bestand hauptsächlich aus braunem Vollkornreis und anderem frisch gemahlenem Getreide.[138]

Die Wirkung von Haferflocken auf Kinderzähne

Nicht nur im Tierexperiment zerbröckelten Zähne durch den Verzehr von Vollkorngetreide. Dr. May Mellanby veröffentlichte von 1924-1932 mehrere Artikel über Ernährung und Karies im angesehenen *British Medical Journal* (einer medizinischen Fachzeitschrift Großbritanniens). Unzählige Versuche wurden gemacht, um den Effekt von Haferflocken und fettlöslichen Vitaminen auf Kinderzähne zu zeigen. Die untersuchten Kinder hatten bereits mehrere kariöse Zähne. Eine getreidefreie Ernährung, die durch Lebertran reich an den fettlöslichen Vitaminen A und D war, gab die besten Ergebnisse, bei der sich praktisch kein einziges neues Loch in den Kinderzähnen entwickelte. Unter dieser getreidefreien Ernährung, die unter anderem aus Milch, Fleisch, Eiern,

Butter und, wie erwähnt, Lebertran bestand, zeigte sich bei den Kindern auch eine Remineralisierung der bereits kariösen Zähne.[139]

Durch die Entwicklung einer getreidefreien Diät schuf der Arzt J.D. Boyd zufällig auch ein Heilmittel für kariöse Zähne bei diabeteskranken Kindern. Diese Diät, die eigentlich dafür gedacht war, Diabetes bei Kindern zu therapieren, brachte Karies nicht nur zum Stillstand, sondern ließ weichen Zahnschmelz auch wieder hart und glänzend werden. Diese Erkenntnisse wurden 1928 im Fachblatt der *American Medical Association* (Amerikanischen Medizinischen Gesellschaft) veröffentlicht. Dr. Boyds Diät bestand aus Milch, Sahne, Butter, Eiern, Fleisch, Lebertran, Gemüse und Obst. Dazu muss allerdings erwähnt werden, dass die von Dr. Mellanby sowie Dr. Boyd entwickelten Diäten zu einer Zeit entstanden, in der Milch, Butter und Sahne aus unbehandelter Weidemilch stammten, die frisch vom Bauernhof kam.

In zwei weiteren Ernährungsexperimenten von Dr. Mellanby enthielt die Nahrung nur wenig fettlösliches Vitamin A und D. Stattdessen gab man den Kindern ½ bis 1 Tasse Haferflocken am Tag. Das führte dazu, dass sich im Untersuchungszeitraum, der gewöhnlich 7 bis 8 Monate betrug, durchschnittlich sechs neue Löcher bei jedem Kind bildeten. Die zu Anfang schon existierenden kariösen Stellen zeigten keinerlei Heilungsfortschritte. Bei einer Ernährung mit weniger Haferflocken und etwas mehr fettlöslichen Vitaminen bildeten sich im Durchschnitt bei jedem Kind viereinhalb neue Löcher und einige bereits vorhandene Löcher heilten während des Experiments.[140] Diese Experimente lassen den Schluss zu, dass Haferflocken eine verheerende Wirkung auf die Gesundheit der Zähne haben, und sie zeigen, dass das beste Knochenwachstum und die beste Zahnmineralisation unter einer getreidefreien Ernährung stattfindet.

Die Jahrzehnte der Forschung sowohl von Edward als auch von May Mellanby zeigen, dass Haferflocken mehr als jedes andere untersuchte Getreide die Zahnmineralisation stören. Etwas weniger stark greifen Mais, Roggen, Gerste und Reis in den Prozess der Zahnmineralisation ein. Weizen- und Maiskeime sowie andere Getreidekeime haben dagegen eine „tödliche" Wirkung auf Zähne. Am wenigsten gestört wird die Mineralisation der Zähne durch Weißmehl.[141] Dass das so ist, zeigt sich auch an Weston Prices Ernährungsexperimenten mit Schulkindern, die in Kapitel zwei besprochen wurden. Dort aßen an Karies leidende Schulkinder täglich zwei Mahlzeiten, die Weißmehl enthielten, und bekamen außerdem eine Mahlzeit, die aus gutem, nährstoffreichem Essen bestand. Obwohl die Kinder also weiter Weißmehl aßen, wurden sie alle gegen Karies immun. Bei Versuchen, in denen die Aufnahme von Mineralstoffen durch den menschlichen Organismus untersucht wurde, fand man heraus, dass die Absorption der Mineralstoffe Kalzium, Magnesium, Phosphat und Kalium bei einer vorwiegend aus Weizenvollkornmehl (bei dem nur 8 Prozent der Kleie entfernt wurden) bestehenden Ernährung geringer ausfiel als bei einer Ernährung mit Weißmehl (wo 21 Prozent der Kleie entfernt wurden).[142] Wenn

Weißmehl die Zahnmineralisation tatsächlich am wenigsten beeinträchtigt, stellt sich die Frage, warum bei den von Weston Price beschriebenen Eingeborenen, die ja Weißmehl aßen, Karies auftrat. Die Erklärung dafür findet sich in der Beobachtung, dass Weißmehl in vielen Fällen die nährstoffreiche Kost generell ersetzte und im Zusammenspiel mit einer mineralstoffarmen, zuckerreichen Ernährung für die Zähne zur Katastrophe wurde. Wäre Weißmehl zusammen mit Dorschköpfen und Dorschleber verzehrt worden, wäre das Resultat ein anderes gewesen. (Was aber nicht heißt, dass ich Weißmehl uneingeschränkt empfehlen kann.) Stattdessen wurde Weißmehl in Form von süßen Backwaren oder als Toastbrot mit Marmelade und Konfitüre gegessen.

Die verschiedenen Vorstellungen, die zu dem modernen Glauben an den hohen gesundheitlichen Wert von Vollkornprodukten geführt haben, betrachten nur einen Teil der wissenschaftlichen Erkenntnisse. Die negativen Auswirkungen des vollen Korns beruhen hauptsächlich auf den giftigen Stoffen, die Dr. Mellanby in der äußeren Hülle des Getreidekorns sowie dem Keimling gefunden hat. Fehlen dazu noch die Vitamine C und D in der Ernährung, die den Körper gegen Getreidetoxine schützen, steigt die krankmachende Wirkung von Getreide exponentiell an. Im Gegensatz dazu haben verarbeitete und veränderte Getreideprodukte, besonders Weißmehl, ihre eigenen gesundheitlichen Auswirkungen. Der beste Weg, sich mit Getreide gesund zu ernähren, liegt irgendwo in der Mitte, in der Verwendung von Getreide mit einem nicht zu niedrigen, aber auch nicht zu hohen Verarbeitungsgrad.

Experimente mit gekeimtem Getreide zeigen, dass Hafer und Mais ihr Potential, Rachitis zu verursachen, verlieren, wenn man sie nach dem Keimen zwei Tage bei Zimmertemperatur säuern lässt (und auf diese Weise große Anteile der Antinährstoffe entfernt).[143] Während gekeimtes und anschließend gesäuertes Getreide zwar keine Rachitis begünstigt, verhindern es jedoch ein optimales Knochenwachstum, es sei denn, die Nahrung enthält ausreichend Vitamin D.[144]

Wie sich ungesäuertes Getreide auf die Gesundheit auswirkt

Es wurde nachgewiesen, dass Phytinsäure einen stark hemmenden Effekt auf die Mineralstoffaufnahme bei Erwachsenen hat, insbesondere auf die Eisenaufnahme.[145] Schon ein kleiner Anteil Phytinsäure in der Ernährung kann zu einer messbaren Reduktion der Eisenaufnahme führen. Getreide, vor allem Vollkorngetreide, ist reich an Phosphat, allerdings sind 80 Prozent davon an Phytinsäure gebunden und dadurch für den Körper nicht verfügbar.[146] Phytinsäure fungiert außerdem als Enzymhemmer. Durch sie werden Enzyme gehemmt, die wir für die Verdauung brauchen. Dazu gehören Pepsin[147], das für die Eiweißverdauung notwendig ist, Amylase[148], die Stärke in Zucker zerlegt, und Trypsin, ein Enzym zur Eiweißverdauung im Dünndarm.[149] Die

Konzentration und Art der Enzymhemmer variiert deutlich in Abhängigkeit von den verschiedenen Getreidearten.[150] Des Weiteren sind in Getreide Tannine enthalten. Diese können eine wachstumshemmende Wirkung entfalten, die Eisenaufnahme verringern und die Darmschleimhaut schädigen. Zusätzlich zu den Tanninen wirken auch die Saponine im Getreide wachstumshemmend.[151]

Aufgrund der Tatsache, dass der Mineralstoff Phosphat eine so große Bedeutung für die Zahnmineralisation hat, ist es sinnvoll, Mineralstoffbinder wie Phytinsäure so weit wie möglich aus der Nahrung zu entfernen. Wo das nicht erreicht werden kann, muss die Ernährung mit Nahrungsmitteln ergänzt werden, welche Vitamine und Mineralstoffe enthalten, die die Wirkung der Phytinsäure blockieren. Dabei handelt es sich vor allem um Kalzium, Vitamin C und Vitamin D.

LSD in Vollkorn?

Die meisten, wenn nicht sogar alle Getreidearten enthalten ein Nervengift, allerdings in unterschiedlichen Konzentrationen. Mengenmäßig weisen Hafer und Weizenkeime die höchsten und Weißmehl die niedrigsten Konzentrationen auf. Dr. Mellanby nannte dieses für ihn unbekannte Toxin Taxamin, eine giftige Substanz, die durch die Anwesenheit von Vitaminen, speziell fettlöslichen Vitaminen wie A und D, blockiert wird.[152]

Das Vorhandensein von Nervengiften in den meisten Bohnen- und Getreidearten erklärt möglicherweise die unerwartet zerstörerische Wirkung dieser Nahrungsmittel auf die Zähne. Dr. Mellanby hielt es für möglich, dass der Giftstoff im Getreide identisch mit Ergotamin war. Ergotamin ist eine Substanz, die im Mutterkornpilz enthalten ist. Dieser Pilz kommt auf Getreide, speziell auf Roggen, vor und ruft bei Verzehr Vergiftungserscheinungen hervor.[153] Interessanterweise kann bei einer Ergotaminvergiftung der Mutter das Kind über die Muttermilch ebenfalls vergiftet werden. Dabei wird zuerst das Verdauungssystem in Mitleidenschaft gezogen und dann das Nervensystem. In schweren Fällen tritt neben Krampfanfällen eine rauschähnliche Wirkung auf.

Wenn man die Ernährung von Menschen mit schwerem Kariesbefall unter die Lupe nimmt, lassen sich zwei wiederkehrende Muster erkennen. Das eine ist gekennzeichnet durch exzessiven Zuckerkonsum (aus natürlichen Quellen oder von raffinierter Fruktose), für das andere ist ein moderater Verzehr von Vollkorn charakteristisch, wobei es keine Rolle spielt, ob das Vollkorngetreide gesäuert wurde oder nicht. Getreidetoxine wirken so auf die Zähne, dass die dadurch entstandenen Zahnschäden denen durch den Verzehr großer Mengen synthetischer Fruktose verblüffend ähneln.

Es wird auch vermutet, dass Lektine die giftig wirkenden Substanzen im Getreide sind, oder aber die im Getreide enthaltenen, an Lektin gebundenen Zuckerstoffe. Bei Lektinen handelt es sich um zuckerbindende Eiweiße. Sie sind in größeren Mengen auch in Bohnen, Linsen und Erbsen enthalten. Viele Lektine lassen sich durch Kochen, Säuerung oder die Verdauung leicht neutralisieren.

Der verheerende Effekt, den Getreide auf die Zähne hat, entsteht möglicherweise auch aus dem Zusammenspiel verschiedener Getreidetoxine wie Phytinsäure mit Lektinen. Manche Lektine können nicht vom Körper oder durch Säuerung neutralisiert werden und wirken so auf den Körper toxisch. Andere Lektine sind für den Menschen unschädlich. Ein Lektin, das in Weizenkeimen vorkommt und von der Verdauung unverändert in den Darm gelangt und dort Entzündungen verursacht, ist Agglutinin.

Bestimmte Lektine sind sehr giftig. Rizin, ein Lektin, das in den Früchten des Rizinus, den sogenannten Castorbohnen, vorkommt, ist für den Menschen selbst in kleinen Dosen tödlich. Es zerstört Zellen, indem es ihre Fähigkeit Eiweiße aufzunehmen blockiert.

Lektine sind im Allgemeinen in der Lage, sich an Zotten und Zellen im Dünndarm anzulagern, was zu einer herabgesetzten Verdauungs- und Absorptionskapazität führt.[154] Im Besonderen können Lektine Hormone und Wachstumsfaktoren beeinflussen. Das würde erklären, warum sie Karies und gewisse Wachstumsprobleme begünstigen. Der Zusammenhang zwischen Lektinen und Karies lässt sich mithilfe eines Lektin-Speicheltests demonstrieren. Er ist ein guter Indikator für die Kariesanfälligkeit.[155]

Wie Einweichen und Keimung auf Phytinsäure wirken

Wissenschaftliche Studien geben uns Einblicke in die Verfahren, mit denen sich Phytinsäure aus Getreide entfernen lässt. Keimung ist ein wichtiger Schritt im Säuerungsprozess, durch den sich allerdings nicht allzu viel Phytinsäure entfernen lässt. Nach zwei oder drei Tagen Keimung unter Laborbedingungen bei konstanten 25°C[157] wird der Phytinsäuregehalt in Bohnen, Samen und Getreide um ungefähr 20 bis 30 Prozent reduziert.[156] Effektiver ist es, Roggen, Reis, Hirse und Mungbohnen keimen zu lassen, wobei der Phytinsäuregehalt um etwa 50 Prozent sinkt. Völlig ineffektiv ist eine Keimung dagegen bei Hafer. Werden Bohnen und Getreide lediglich eingeweicht, 16 Stunden bei konstanten 25°C, führt das im Schnitt zu einer Phytinsäurereduktion von 5 bis 10 Prozent. Allerdings konnte durch Einweichen der Phytinsäuregehalt von Quinoa, Sorghumhirse, Mais, Hafer, Amarant, Weizen, Mungbohnen und verschiedenen Samen nicht reduziert werden.[158] Diese Zahlen geben allerdings nicht den ganzen Sachverhalt wieder. Auch wenn durch Einweichen allein der Phytinsäuregehalt von Quinoa nicht reduziert werden kann, so sinkt er doch durch zusätzliches Kochen um über 61 Prozent.[159] Dasselbe gilt für Bohnen. Bei Bohnen verschwinden durch Einweichen und Kochen über 50 Prozent der enthaltenen Phytinsäure. Linsen verlieren durch die gleiche Prozedur 76 Prozent ihres Phytinsäuregehalts.[160] Auch durch Rösten wird der Phytinsäuregehalt verringert, bei Weizen, Gerste und Mungbohnen um etwa 40 Prozent.[161] Ein interessanter Bericht zeigt den Einfluss der Lagerung von Bohnen und Getreide auf den Gehalt von Pflanzentoxinen. Unter feuchten, warmen Lagerbedingungen verloren Bohnen 65 Prozent ihres Phytinsäuregehalts.[162]

Kleie und Ballaststoffe

Kleie hat einen hohen Gehalt an wasserunlöslichen Ballaststoffen, die der Körper nicht verdauen kann. Das erklärt die traditionell verbreitete Praxis, Getreidekleie durch Aussieben oder auch durch andere Methoden zu entfernen. Kleie mag bei Mäusen beliebt sein, aber auch wenn sie als Tierfutter Verwendung findet, für Menschen sind diese unverdaulichen Stoffe kein gesundes Nahrungsmittel. Selbst Kleie, die man zum Düngen verwenden will, muss fermentiert werden, damit sie ihre Nährstoffe freigibt. Viele traditionelle Völker verarbeiten ihre Nahrung so lange, bis sie weich, wohlschmeckend und leichtverdaulich ist. Als ich jünger war, hatte ich die Ansicht, dass Kleie gesund sei, da sie so viele Nährstoffe enthält. Also zwang ich mich, Kleiemuffins zu essen. Trotz des hohen Gehalts an ungesundem Zucker darin schmeckten diese Kleiemuffins furchtbar. Aber ich hörte nicht auf meinen Körper, der Kleie offensichtlich überhaupt nicht mochte. Er hatte so eine Abneigung gegen dieses Zeug, dass er es am liebsten ausspucken wollte. Die gesundheitlichen Vorteile von Kleie sind nicht bewiesen. Diese voluminöse Substanz kann den Verdauungstrakt irritieren. Damit angereichertes Essen enthält große Mengen mineralstoffbindender Phytinsäure, vor allem wenn die Kleie nicht gut durchsäuert wurde. Man wählt besser Nahrungsmittel, die schmackhaft und leicht verdaulich sind, als solche, von deren angeblich gesundheitlichen Nutzen uns Fernsehsendungen oder Gesundheitsbehörden überzeugen wollen, die der Körper aber im Grunde genommen ablehnt.

Traditionelle Säuerung von Getreide

Es ist zu schwierig, die verfügbaren Informationen über Getreide- und Pflanzengifte so zusammenzufassen, dass sich für alle Getreidearten gültige Richtlinien zur Herstellung besser verdaulichen Getreides daraus ableiten ließen. Jede Getreideart hat eine einzigartige, pflanzliche Struktur. Darüber hinaus finden sich bei jeder Getreideart regionale Unterschiede. Beispielsweise sind über 50 000 unterschiedliche Weizensorten bekannt.[163] Die Konzentration an Getreidetoxinen kann, abhängig von der Getreideart und ihren regionalen Unterschieden, stark schwanken.

Damit Getreide, Nüsse, Hülsenfrüchte und Samen bedenkenlos verzehrt werden können, ist es notwendig, so viel Phytinsäure und andere Toxine wie möglich aus ihnen zu entfernen. Da jedes Getreide, jede Nuss, jede Bohne und jeder Same seine eigene Beschaffenheit hat, ist auch für jedes dieser Lebensmittel eine spezielle Behandlung erforderlich, um seine Verträglichkeit sicherzustellen.

Die individuelle Verträglichkeit von Getreide variiert stark in Abhängigkeit von genetischen Faktoren, vom Alter (Kinder reagieren auf eine unzureichende Getreideverarbeitung empfindlicher), von der Effizienz der Verdauung, vom Umfang, in welchem Getreide, Nüsse, Samen und Bohnen verzehrt werden, und von der Verwendung sonstiger Nahrungsmittel.

In traditionellen Kulturen durchlief das Getreide einen sehr langen Verarbeitungsprozess, der den gesundheitlichen Wert des Getreides gewährleistete. In unserer modernen Kultur nehmen wir uns nicht mehr die Zeit dafür und leiden unter den Folgen. Eins habe ich gelernt, wenn es um die richtige Zubereitung von Getreide und Bohnen geht: Es gibt keine Abkürzungen. Diese Erkenntnisse achtlos beiseite zu schieben reicht, um die Zähne Schaden nehmen zu lassen. Die Säuerung von Nahrungsmitteln macht diese haltbar, erhöht den Vitamin- und Aminosäuregehalt, entfernt Pflanzengifte und reduziert die Kochzeit. Selbst Getreide für die Herstellung von alkoholischen Getränken wird zunächst keimengelassen.

Roggen, Weizen, Dinkel, Kamut und Gerste

In traditionellen Kulturen ist das Wissen um die gesunde Zubereitung des Getreides weit verbreitet. Zu Dr. Prices Zeiten gab es im Lötschental keine Ärzte und Zahnärzte, weil man diese einfach nicht brauchte. Dort bestand die Nahrung aber auch zu einem großen Teil aus Sauerteigroggenbrot. Eine genaue Analyse der Schweizer Kost weiter vorn im Buch zeigt, dass das Roggenbrot in den Alpen nur etwas mehr als 0,1 Gramm Phosphor mehr pro Tag enthielt als Weißbrot. Die große Nährstoffdifferenz, die Vollkornprodukten gegenüber Weißmehl nachgesagt wird, ist hier nicht zu finden. Die Erklärung dafür liegt darin, dass die Bevölkerung der Schweizer Alpen nicht das ganze Roggenkorn verwendete.

Wie viele andere Kulturen auf der Welt verwendeten auch die eingeborenen Schweizer zuerst das volle Roggenkorn. Aber nachdem sie es langsam auf einem Steinrad gemahlen hatten, siebten sie den Roggen und entfernten dabei alle unerwünschten Bestandteile und damit ungefähr ¼ des Gewichts der Mehlmischung.[164]

Das ganze Korn besteht zu ungefähr 15 bis 20 Prozent aus der äußeren Keimschicht und dem Keimling. Zur Verdeutlichung: wenn man eine Tasse Mehl nimmt, bleibt nach dem Sieben eine ¾ Tasse Mehl übrig. Dieses Roggenbrot enthielt sicher noch Spuren der äußeren Kornschicht und Vitamine des Keimlings. Obwohl die traditionellen Schweizer die Forschung über Phytinsäure und Lektine nicht kannten, entfernten sie trotzdem die Phytinsäure durch Säuerung und die giftigen Lektine der äußeren Kornschicht und des Keims durch Aussieben. Es ist also anzunehmen, dass ein bedenkenloser Verzehr unserer gebräuchlichen Getreidearten wie Roggen, Weizen, Kamut, Dinkel und Gerste die teilweise oder vollständige Entfernung der äußere Kornschicht und des Keimlings voraussetzt. Die Eingeborenen der Alpen stellten ihr Sauerteigbrot in großen Mengen her. Dazu gehörte eine Knetzeit mit der Hand von über viereinhalb Stunden.[165] Während die Bewohner des Lötschentals ihr Brot einmal im Monat buken, wurde bei einem noch älteren Rezept nur einmal im Jahr für das ganze Dorf auf einmal Brot gebacken. Das bedeutet, dass das dafür an der Wand aufgehängte Brot das restliche Jahr über „reifte". Es gibt Hinweise dafür, dass Getreide unter bestimmten Bedingungen durch das Altern Phytinsäure und möglicherweise auch andere Getreidetoxine verliert.

Bei der Betrachtung eines gesunden Getreidekonsums wird gern die Bedeutung der Lebensmittel übersehen, die wir zusammen mit dem Getreide zu uns nehmen. Der gesundheitliche Wert des Getreides für die Zähne hängt in erster Linie vom Phytinsäuregehalt und dem Gehalt an anderen Toxinen ab, aber zugleich auch von der Kalziummenge in der Nahrung. Die eingeborenen Schweizer, die beinahe vollständig immun gegen Karies waren, lebten nach diesem Grundsatz und aßen ihr Roggenbrot zusammen mit Milch und Käse. Diese Nahrungsmittelkombination aus kalzium- und Vitamin-C-reichen Milchprodukten schützte sie gegen mögliche Pflanzentoxine im Brot, die nach den Verarbeitungsprozessen des Mahlens, Säuerns, Siebens, Backens und Alterns noch übrig waren. Das Geheimnis der Lötschentaler lag in ihren Zubereitungsmethoden, mit denen sie Getreideprodukte mit niedrigem Toxingehalt herstellten, und darin, dass sie dazu Milchprodukte, die viel Kalzium, Phosphat und fettlösliche Vitamine enthielten, zu sich nahmen. Dass Getreide in Kombination mit Milchprodukten verzehrt wird, findet man nicht nur in den hochalpinen Dörfern. In Afrika gibt es ein traditionelles Gericht aus Weizen namens Kishk, bei dem der Weizen einen aufwändigen Prozess durchläuft, um ihn für den Verzehr bekömmlich zu machen. Der Weizen wird zuerst gekocht, getrocknet und gemahlen. Danach entfernt man die Kleie vollständig, so wie das auch bei der Roggenzubereitung der Lötschentaler der Fall war. Zu dem vorbereiteten Weizen wird Milch gegeben, die zuvor in einem separaten Gefäß gesäuert wurde, um danach beides zusammen weitere 24 bis 48 Stunden zu säuern und schließlich für die Lagerung zu trocknen.

Alte Bierrezepte verwenden die Getreidekleie mit. In früheren Zeiten braute man das Bier mit einer Gärmethode, die die Vitamine aus der Kleie extrahierte, ohne den Biertrinker den Getreidetoxinen auszusetzen. Leider ist das bei modernen, handelsüblich gebrauten Bieren nicht mehr der Fall, ein Grund, weshalb diese Karies verursachen können. Das unbedenklichste Bier im Hinblick auf die Entstehung von Karies ist ein Bier, das spontan vergoren wurde, also ohne die Verwendung von zugesetzten Hefen auskommt. Auf diese Weise wurde Bier gebraut, bevor man die Hefe entdeckte. Dieser Prozess, bei dem man den Bottich offen lässt und somit wilde Hefen aus der Luft für den Vorgang verantwortlich sind, dauert etwas länger. Im Detail ist die Wirkung von Bier auf die Kariesentwicklung allerdings nicht erforscht, weshalb es das Sicherste ist, auf Bier zu verzichten, solange Karies aktiv ist.

Gesunder Hafer

Die Bewohner der Äußeren Hebriden ernährten sich zwar zu einem großen Teil von Hafer, litten aber weder an Skorbut, Rachitis noch Karies. Im Gegensatz dazu war Rachitis in den modernen Regionen Schottlands, in denen Hafer ebenfalls zu einem wesentlichen Bestandteil der Ernährung gehörte, weit verbreitet. Der Unterschied zwischen beiden Gruppen bestand im Gehalt an fettlöslichen Vitaminen in der Ernährung und der Art und Weise der Haferzubereitung. Auf den Äußeren Hebriden lagerte man den Hafer nach der Ernte traditionell im Freien. Dort war er Regen und Sonne ausgesetzt und keimte teilweise tage- oder wochenlang.[166] Die Getreidespelzen wurden gesammelt und eine Woche oder länger gesäuert. Sie ließen sich zur Herstellung eines enzymreichen Starters verwenden, mit dem man den Hafer säuern konnte. Der Hafer wurde mindestens 12 Stunden aber auch bis zu einer Woche lang gesäuert. Mir ist nicht bekannt, ob der Hafer als Vollkorn gegessen wurde oder ob man die Kleie entfernte. Leider kenne ich die ganzen Details der damaligen Zubereitung nicht. Bei der heutigen, industriellen Aufbereitung wird die äußere Kornschicht der Haferkörner für gewöhnlich entfernt. Die Ernährung auf den Äußeren Hebriden war damals sehr reich an den Vitaminen A und D (zum Beispiel aus mit Dorschleber gefüllten Dorschköpfen), die gegen Phytinsäure schützen. Der Verlust von Mineralien durch die eventuell im Hafer verbliebene Phytinsäure konnte ausgeglichen werden, da die Ernährung durch den Verzehr von Schalentieren reich an Mineralstoffen war. Das Zusammenspiel aus bestimmten Bodenbearbeitungstechniken, sorgfältiger Zubereitung des Hafers und einer Kost, die reich an Mineralstoffen und den Vitaminen D und A war, machte den Hafer für die Bewohner der Äußeren Hebriden zu einem gesunden Grundnahrungsmittel.

Im Gegensatz zur sorgfältigen Ernte- und Vorratshaltung des Hafers bei den isoliert lebenden Kulturen ist der Hafer, der heute im Handel angeboten wird, hitzebehandelt, selbst wenn ein Bio-Siegel darauf klebt. Man lässt ihn auch nicht auf dem Feld zum Trocknen und Auskeimen liegen. Die Hitzebehandlung soll verhindern, dass der Hafer aufgrund seines hohen Fettgehaltes beim Lagern ranzig wird. Dadurch verliert er allerdings seinen Phytasegehalt vollständig, weshalb mittels Einweichen oder Säuern von solchen Haferflocken keine Phytinsäure mehr entfernt werden kann. Mir begegnen erstaunlich viele Leute, die reichlich Haferflocken essen und gleichzeitig mit Kariesproblemen bei sich oder ihren Kindern zu tun haben. Ich sehe dadurch Mellanbys Erkenntnisse, die er bei seinen Versuchsreihen an Menschen und Tieren gewonnen hat, bestätigt. In seinen Experimenten verlor Hafer seine Fähigkeit, Rachitis zu verursachen, wenn man ihn zuerst keimen und anschließend zwei Tage säuern ließ.

Es ist nicht so einfach, wirklich gesunden Hafer zuzubereiten. Man braucht dafür eine Bezugsquelle für naturbelassenen Hafer, der noch in der Lage ist, zu keimen. Ich weiß nicht, ob man hitzebehandelten Hafer so verändern kann, dass er die Zahngesundheit nicht beeinträchtigt. Mein Vorschlag wäre, den

Hafer zwei Tage keimen zu lassen und anschließend zu trocknen. Die äußere Kornschicht kann durch Mahlen und Sieben oder durch Quetschen entfernt werden. Vor dem Verzehr sollte der Hafer wie auf Seite 141 beschrieben zubereitet werden. Da Hafer, der nicht sorgfältig genug zubereitet wurde, erwiesenermaßen die Gesundheit der Zähne beeinträchtigt, ist hier besondere Vorsicht geboten.

Gesunder Reis

In den Ländern, in denen Reis als Hauptnahrungsmittel dient, wird er selten mit der äußeren Kornschicht, also in seiner ursprünglichen, braunen Form, verwendet. Bei der Suche nach den ältesten Zubereitungsmethoden entdeckte ich verschiedene Beschreibungen über teilweise polierten Reis. Reis wird traditionell in den Spelzen gelagert und erst vor dem Kochen frisch zerstoßen. Wie groß der Anteil der äußeren Kornschicht ist, der bei der traditionellen Zubereitung von braunem Reis entfernt wird, scheint von der Reissorte abhängig zu sein und von den übrigen Nahrungsmitteln, aus denen sich die Mahlzeit zusammensetzt. Traditionell schleift man den Reis mit einfachen Mitteln, zum Beispiel durch Reiben zwischen speziellen Steinen. So entfernt man einen Großteil der äußeren Kornschicht und des Keimlings.[167] Etwas davon verbleibt aber am Korn. Wie viel von der äußeren Schicht tatsächlich entfernt wird, hängt von der Reissorte ab und von der Dauer der Säuerung. Schätzungsweise werden aber ungefähr 50 Prozent der Kleie entfernt. Geschliffener Reis enthält gewöhnlich Reste des Getreidekeims, polierter Reis nicht.

Verschiedene Studien, die sich mit der Nährstoffaufnahme befassten, kamen zu dem Ergebnis, dass beim Verzehr von braunem Reis nicht mehr Nährstoffe aufgenommen werden als beim Verzehr von Reis, bei dem die äußere Kornschicht entfernt worden ist. In einer Studie wurde brauner Reis mit geschliffenem Reis verglichen (Reis, bei dem der größte Teil von äußerer Kornschicht und Keimling entfernt wurde, der aber nicht vollständig weiß poliert ist). Es gab keinen Unterschied in der Menge der aufgenommenen Nährstoffe, obwohl brauner Reis faktisch mehr Nährstoffe enthält.[168] Dieser offenbare Gegensatz lässt sich durch das Vorhandensein von Phytinsäure und anderen Antinährstoffe im Reis erklären. Eine andere Studie konnte zeigen, dass der eisenbindende Effekt der Phytinsäure im Reis durch Vitamin-C-haltige Kohlblätter blockiert wurde.[169] Reis neigt dazu, schnell ranzig zu werden. Er wird auch gern von Insekten befallen und von Nagetieren gefressen. Deshalb lagert man ihn in Kulturen, die sich vorwiegend von Reis ernähren, mit der Spelze oder als weißen Reis. Die meisten dieser Völker verwenden jedoch kaum braunen Reis.

Bei einer auf Reis basierenden Kost werden die Reistoxine durch saure Früchte und Vitamin-C-reiches Gemüse, durch Meeresfrüchte, welche reich an fettlöslichen Vitaminen sind, und manchmal auch durch die Säuerung von Reis neutralisiert. Reis, der vollständig von der äußeren Kornschicht und dem Keimling befreit wurde, wird gewöhnlich als weißer Reis bezeichnet. Wenn sich die Ernährung vorwiegend oder ausschließlich auf diesen Reis beschränkt, kann das einen Mangel an Vitamin B1 (Thiamin) hervorrufen. Diese Erkrankung heißt auch Beriberi. Sie tritt selten dort auf, wo teilweise geschliffener Reis gegessen wird, bei dem also noch ein kleiner Teil der äußeren Kornschicht vorhanden ist. Ich kenne Menschen aus den oben genannten Kulturkreisen, die mit weißem Reis als Hauptnahrungsmittel aufgewachsen sind und trotzdem schöne, weiße, kariesfreie Zähnen haben.

Eine Reiskuchenspezialität aus Indonesien ist Brem. Bei der Herstellung durchläuft Brem einen aufwändigen Säuerungsprozess. Der Reis wird 5 bis 6 Tage lang gesäuert und anschließend 5 bis 7 Tage in der Sonne getrocknet. Man legt Hirse und Reis traditionell mit Fisch, Schwein oder Krabben für mehrere Wochen ein, um ein säuerliches Aroma zu erreichen. Der gesündeste Reis, den ich je gegessen habe, war teilweise geschliffener Reis (an dem noch einige Streifen der äußeren Kornschicht vorhanden waren), den man zusammen mit einem Starter aus braunem Reis (wie in Kapitel 6 beschrieben) eingeweicht hatte.

Gesunder Mais

Mehr noch als beim Reis hängt die Zubereitung von gesundem Mais sehr von der verwendeten Maissorte ab. Das hat zu einer großen Vielfalt an traditionellen Maiszubereitungsmethoden geführt, die von einfachem Rösten bis hin zur zweiwöchigen Säuerung reichen.

Mais wird grundsätzlich nixtamalisiert, wenn er als Mehl zubereitet werden soll. Bei der Nixtamalisierung gibt man den Mais in eine alkalische Lösung, um das enthaltene Niacin (Vitamin B$_3$) freizusetzen. Danach wird der Mais geschält. Moderne Maistortillas, Chips und Maisgerichte enthalten entweder keine Bestandteile der äußeren Kornschicht und des Keimlings oder nur einen kleinen Rest davon. In diesen Maisprodukten ist der Anteil an Phytinsäure und anderen Getreidegiften in der Regel geringer als in Vollkornmais. Ich kann leider keine Empfehlung darüber abgeben, in welchen Mengen derartige Maiserzeugnisse für die Zahngesundheit unbedenklich sind. Ihre Wirkung scheint mit der von ungesäuertem, ungebleichtem Weizenmehl vergleichbar. Wenn ein Getreideprodukt auf der Basis von Vollkorngetreide hergestellt wurde, welches keinen Gärprozess durchlaufen hat, ist der Gehalt an Antinährstoffe, also Phytinsäure und Lektine, mit ziemlicher Sicherheit recht hoch. Deshalb bin ich davon überzeugt, dass Lebensmittel, die unbehandeltes oder lediglich gekeimtes Vollkorngetreide enthalten, gemieden werden sollten. Ein weiterer Grund zur Sorge ist genveränderter Mais. Durch Fremdbestäubung kann auch herkömmlicher Mais genetische Veränderungen aufweisen. Tiere fressen normalerweise keinen Gen-Mais, es sei denn, man lässt ihnen keine Wahl. Durch die Fütterung von Gen-Mais treten oft (unter anderem) Probleme mit der Fortpflanzung auf.

Am Beispiel von Ogi, einem traditionell gesäuerten Getreideprodukt aus Westafrika, werden die Anstrengungen deutlich, die unternommen werden müssen, um Mais, Sorghum oder Hirse für Kinder gesundheitlich verträglich zu machen. Nach der Ernte wird das Getreide in der Sonne getrocknet und in seiner Schale aufbewahrt. Für die Zubereitung von Ogi weicht man den Mais 1 bis 3 Tage ein. Die äußere Kornschicht, die Schalen und der Keimling werden vollständig entfernt. Dann wird der Mais 2 bis 3 Tage gesäuert, gekocht und dann für die Lagerung getrocknet.[170]

Für Pozol, ein gesäuertes Maisgericht aus Südamerika, kocht man den Mais mit Kalziumhydroxid, um das Niacin freizusetzen. Die Schale um das Maiskorn, das Perikarp, wird entfernt, bevor Pozol für 1 bis 14 Tage gesäuert wird.

Nicht bei jedem traditionellen Getreiderezept entfernt man die äußere Kornschicht oder säuert das Getreide. So fand ich ein Rezept für Injera, ein äthiopisches Brot, das traditionell aus Teff, auch Zwerghirse genannt, hergestellt wird, welches Vollkorn-Sorghum verwendet. Das Sorghum wird dabei mit einem enzymreichen Starter für 48 Stunden gesäuert. Chapati, ein Fladenbrot aus Indien, wird aus Weizenvollkorn hergestellt und nicht gesäuert. In beiden Fällen hat es den Anschein, dass ein Rezept verwendet wurde, zu dem eine bestimmte Getreideart passte, so wie Teff in Äthiopien oder Reis in Indien. Dann aber nahm man für dasselbe Rezept eine andere, neu eingeführte Getreideart. In den letzten Jahrhunderten sind, durch eine Zunahme des Handels, der Einwanderung und der Übernahme von Bräuchen aus anderen Kulturen Vollkornrezepte entstanden, die oberflächlich betrachtet traditionell erscheinen. In Wirklichkeit wurden sie aber aus anderen Kulturkreisen übernommen und beinhalten keine effektive Entfernung der Pflanzentoxine.

Manchmal muss man lange suchen, um wirklich ursprüngliche, ganzheitliche Rezepte zu finden. Doch es gibt sehr viele Beispiele für die recht zeit- und energieintensiven Verarbeitungsmethoden von Getreide. Wenn es für die alten Völker, die diese Methoden benutzten, möglich gewesen wäre, gesunde Getreideprodukte mit weniger Arbeit herzustellen, oder durch das Behalten der Kleie eine höhere Ausbeute zu erzielen, hätten sie das getan, da bin ich mir sicher. Deshalb glaube ich, dass die lange Säuerung und die aufwändigen Verarbeitungsmethoden des Getreides, bei denen üblicherweise die äußere Kornschicht und der Keimling entfernt werden, die gesündesten Zubereitungsmethoden sind.

Merkmale der Getreidezubereitung bei eingeborenen Völkern

- nachhaltige Bodenbearbeitung ohne den Einsatz künstlicher Dünger und moderner Technik

- sorgfältiges Ernten und langsames Trocknen in der Sonne

- Nachreifung durch längeres Lagern

- sorgfältige Lagerung, oft in den Spelzen, um die Frische zu erhalten

- Mahlen des Getreides frisch vor der Zubereitung

- Kombination von Getreideprodukten mit anderen Lebensmitteln

- üblicherweise Entfernung der äußeren Kornschicht und/oder des Getreidekeimlings

- Benutzung eines Starters bei Getreide mit niedrigem Phytasegehalt

Phytinsäuregehalt beliebter Lebensmittel

Vermeide handelsübliche Vollkornprodukte! – Bei Broten aus Hefeteig sind im fertigen Brot immer noch 40 bis 80 Prozent der ursprünglichen Phytinsäure vorhanden.[171] Wird dieses Brot aus ungebleichtem Weißmehl hergestellt, enthält es trotzdem nicht viel Phytinsäure. Wenn Vollkornmehl verwendet wurde, sieht das anders aus. Ich habe die gesundheitlichen Beeinträchtigungen, die durch die Mitverwendung der äußeren Kornschicht und des Keimlings entstehen, an vielen Beispielen aufgezeigt, und auch wie man dieses Problem durch Entfernung dieser Getreidebestandteile vermeiden kann. Wenn man nicht bei allen Getreidearten der Gräserfamilie, wozu Weizen, Roggen, Dinkel, Kamut und Gerste gehören, den größten Anteil der Kleie entfernt, geht man ein hohes gesundheitliches Risiko ein. Ich habe von mehreren Fällen gehört, in denen Vollkornsauerteig aus Dinkel schwere Karies zur Folge hatte. Der Grund dafür ist, dass durch die Säuerung zwar die Phytinsäure entfernt wurde, nicht aber alle anderen Getreidetoxine (zum Beispiel Lektine), die in den verschiedenen Getreidesorten vorkommen. Folglich sollte man alle Vollkornprodukte aus dem Supermarkt wie handelsübliches Brot, Cracker, Müsliriegel, Nudeln oder Frühstücksflocken vermeiden, ohne Ausnahme. Da Quinoa und Buchweizen, gelegentlich auch als „Pseudogetreide" bezeichnet, nicht wirklich zu den Getreidearten gehören, ist es eventuell möglich, beides als Vollkornprodukt zu essen, jedoch nur unter der Voraussetzung, dass man die darin enthaltene Phytinsäure vorher entfernt hat. Ganz sicher bin ich mir dabei allerdings nicht. Solange ich nicht genau weiß, welches Toxin im Getreide Karies verursacht, und solange es keine spezifischen Tests der einzelnen Supermarktnahrungsmittel gibt, kann ich nicht sagen, ob ein Vollkornprodukt aus dem Supermarkt für die Zähne ungefährlich ist.

Vermeide Brot aus gekeimtem Vollkorn! – Ein gefährliches Lebensmittel für die Zähne sind Getreideprodukte aus gekeimtem Vollkorn. Die Pflanzentoxine werden durch das Keimenlassen nicht ausreichend neutralisiert, weshalb diese Produkte zu schwerer Karies führen können.

Vermeide glutenfreie Getreideprodukte aus braunem Reis! – Viele glutenfreie Produkte werden unter Verwendung von braunem Reis hergestellt. Dieser enthält hohe Mengen an Phytinsäure. Solche Produkte sollten vermieden werden. Unbedenklich sind dagegen glutenfreie Erzeugnisse aus weißem Reis. Sie enthalten kaum Phytinsäure oder andere Pflanzentoxine.

Vermeide Frühstücksflocken! – Wegen der angenommenen gesundheitlichen Vorteile werden Frühstücksflocken in der Regel mit den viel gepriesenen Ballaststoffen aus der äußeren Keimschicht, also mit Kleie oder Vollkornmehl angereichert. Frühstücksflocken aus Vollkornmehl haben einen hohen Anteil an Phytinsäure und enthalten mit Sicherheit auch andere Getreidetoxine in größeren Mengen.

Vermeide Müsliriegel! – Viele enthalten Vollkornmehl, das nicht ausreichend gesäuert wurde, und weisen deshalb einen hohen Getreidetoxingehalt auf. Außerdem steckt in ihnen meist jede Menge Zucker.

Begrenze Popcorn! – In Popcorn ist eine gewisse Menge an Phytinsäure vorhanden. Man sollte es auf jeden Fall vermeiden, wenn man mit Karies zu tun hat. Einem Gesunden schaden moderate Mengen Popcorn aber nicht.

Richtlinien für gesundes Getreide – wenig Phytinsäure und wenig Lektine

Hier ein paar einleitende, einfach zu befolgende Richtlinien, mit denen das Gesundheitsrisiko für die Zähne durch Getreideverzehr stark gesenkt werden kann. Das Ziel ist, das Getreide im größtmöglichen Umfang von Getreidetoxinen zu befreien. Diese Richtlinien betreffen Getreidearten, die unbedenklich für die Gesundheit und leicht verfügbar sind. Viele der heutigen Getreideprodukte sind minderwertige Nahrungsmittel. Sie lassen sich nicht für eine optimale Ernährung empfehlen und sollten in Maßen genossen werden. Für den, der seine Zahngesundheit stark verbessern will, ohne sich dafür stundenlang mit der Zubereitung von Getreide beschäftigen zu müssen, sind diese Richtlinien gedacht.

Den Anteil des Weizens, der nach der Entfernung der äußeren Kornschicht und des Getreidekeimlings übrig bleibt, nennt man Grieß. Er wird für die Herstellung von Nudeln und Couscous verwendet. Wie unbedenklich solche ungesäuerten, verarbeiteten Getreidebestandteile sind, lässt sich nicht mit Sicherheit sagen. Sie enthalten jedenfalls wenig Phytinsäure, solange die äußere Kornschicht und der Keimling nicht mitverwendet wurden. Traditionell wurden Couscous und Nudeln aus Grieß oder anderem kleiefreien Getreide herstellt, das vorher gesäuert wurde. Soweit ich weiß, gibt es diese Form von Couscous aber nicht handelsüblich zu erwerben.

Jedes Brot aus weißem Mehl hat einen niedrigen Phytinsäuregehalt. Sauerteig ist die ideale Zubereitungsform für weißes Mehl. Sauerteigbrot, das auch wirklich sauer schmeckt, ist das beste Getreideprodukt, auf das wir in der westlichen Welt zugreifen können. Allerdings werden nicht alle Sauerteige gleich hergestellt. Das Brot sollte mindestens 16 Stunden säuern und einen sauren Geschmack aufweisen. Manche guten Bäcker mahlen Weizen oder Roggen frisch, entfernen die Kleie und backen so ein hervorragendes Brot.

Weißer Reis enthält nur wenig Phytinsäure. Die leicht bräunliche Farbe von weißem Jasminreis und weißem Basmatireis aus dem Bioladen lässt vermuten, dass hier noch ein kleiner Teil des Keims enthalten ist. Weißer Reis scheint sich nicht so negativ auf die Gesundheit auszuwirken wie weißes Mehl. Idealerweise bereitet man Reis zu, nachdem er zuvor ein Jahr gelagert wurde. Am besten wird er frisch geschliffen, um wenigstens 50 Prozent der Kleie zu entfernen, und zum Schluss gesäuert. Da die meisten von uns eine derartige Vorbereitung nicht leisten können, besteht eine gute Alternative darin, weißen, hochwertigen Reis zu verwenden, der teilweise geschliffen wurde, oder aber braunen Reis, der mit einem phytasereichen Starter zubereitet wurde. Das Rezept für die Zubereitung von braunem Reis findet sich im Kapitel 6. Wer den Reis nicht mit einem Starter einweichen will, sollte weißen Reis verwenden.

Wie alle anderen Getreidearten sollte auch Mais gesäuert werden. Es gibt einige Maistortillas und andere Maisprodukte zu kaufen, die die äußere Kornschicht und den Keim nicht mehr enthalten. Diese weisen normalerweise einen niedrigen Phytinsäuregehalt auf und sind in der Regel nicht kariesfördernd. Wer diese Produkte gern isst, sollte aber nicht vergessen, dass sich ein dauernder Konsum von ungesäuerten Getreideprodukten auf lange Sicht negativ auf die Gesundheit auswirken kann.

Calcium – Wie man bei den Lötschentalern sehen konnte, passen Getreideprodukte und Käse gut zusammen. Calcium blockiert viele negative Auswirkungen von Getreide, Nüssen und Bohnen. Brot isst man am besten mit einer großen Scheibe Käse zusammen und trinkt eine Tasse Rohmilch dazu. Zu Linsen kann man gut Joghurt essen. Durch Calcium wird auch das Potential des Hafers, Rachitis auszulösen, reduziert.[172] Bei einem bestehenden Vitamin-D-Mangel kann aber selbst phytinsäurefreies Getreide den Calciumspiegel senken.[173] Das gibt uns einen wichtigen Anhaltspunkt für unbedenklichen Getreideverzehr: Getreideprodukte sollten zusammen mit calciumreichen Lebensmitteln gegessen werden.

Vitamin C – Vitamin C wirkt den negativen Effekten der Antinährstoffe im Getreide entgegen. Deshalb ist es auch empfehlenswert, Vitamin-C-haltige Lebensmittel zusammen mit Getreideprodukten zu essen. Auch hochwertige, unpasteurisierte Milchprodukte enthalten gewisse Mengen Vitamin C.

Folsäure spielt, in Zusammenarbeit mit Vitamin C, möglicherweise ebenfalls eine wichtige Rolle bei der Reduktion der negativen Auswirkungen der im Getreide enthaltenen Antinährstoffe. Sie ist reichlich in der Leber verschiedener Tiere enthalten, sowie in Bohnen, Gewürzen, Seegras, Blattgemüse und grünem Spargel.

Vitamin D wirkt dem entkalkenden Effekt der Vollkornbestandteile entgegen. Einzelheiten über Vitamin D wurden im letzten Kapitel besprochen. Je höher der Anteil von Getreide auf dem Speisezettel, insbesondere Haferflocken

Der Vitamin-C-Gehalt von Lebensmitteln

Lebensmittel, Portion á 100g	Vitamin-C-Gehalt in Milligramm (mg)
Camu-Camu (südamerikanischer Strauch)	2800
Hagebutte	2000
Acerola	1600
Cayenne-Pfeffer	190
Petersilie	130
Guave	100
Kiwi, Brokkoli	90
Khaki, Papaya, Erdbeeren	60
Apfelsine	50
Grünkohl	41
Zitrone	40
Mandarine, Himbeere	30
Weißkohl (roh), Limette	30
Nebenniere	hoch
Kalbsleber	36
Rinderleber	31
Austern	30
4 Tassen Rohmilch	19
Gehirn vom Lamm	17

oder Vollkornprodukte, desto mehr Vitamin D braucht der Körper. Die Fähigkeit von Vitamin D, die negativen Auswirkungen des Vollkorngetreides zu blockieren, ist nach oben hin begrenzt. Es besteht also durchaus die Möglichkeit, trotz reichlichem Verzehr von Lebertran Kariesprobleme zu haben, wenn man große Mengen an Vollkornprodukten zu sich nimmt. Deshalb ist es wichtig, solche Getreideprodukte zu wählen, die einen niedrigen Gehalt an Phytinsäure und anderen Getreidetoxinen haben. Verschiedene Studien zeigten, dass die Kombination aus phytinsäurearmem Getreide und Vitamin D zu optimalem Knochenwachstum führt und außerdem bei einer getreidehaltigen Kost vor Rachitis schützt.

Eiweiß – Traditionell werden geröstete Nüsse mit Fleisch kombiniert. Eiweiß zusammen mit Getreide, Nüssen, Samen oder Bohnen zu essen, reduziert möglicherweise einen Teil der antinutritiven Eigenschaften dieser Lebensmittel.

Zusammenfassung der wichtigsten Getreiderichtlinien

Verzichte auf Vollkornprodukte und Produkte mit zugesetzter Kleie!

Verzichte auf Vollkornerzeugnisse, die nicht zuhause hergestellt wurden!

Verzichte auf Produkte aus gekeimtem Vollkorn!

Verzichte auf Produkte aus gebleichtem Weißmehl!

Verzichte auf den regelmäßigen Verzehr von Samen!

Achte darauf, bei einem regelmäßigen Verzehr von Getreide, Nüssen, Samen oder Bohnen ausreichend Kalzium, Vitamin C und Vitamin D zu dir zu nehmen!

Getreide zubereiten

Einleitende Hinweise: Wenn man Mehl im Geschäft kauft, ist es empfehlenswert, grobes Vollkornmehl zu bevorzugen, das man zuhause selbst aussiebt, als einfaches, weißes Bioweizenmehl. Will man nicht sieben, sollte man auf die angebotenen Vollkornmehle verzichten. Weißes Mehl enthält wenig Phytinsäure. Man darf allerdings nicht vergessen, dass der ausschließliche Verzehr solchen Mehls auf Dauer der Gesundheit nicht zuträglich ist. Für Reisgerichte nimmt man am besten weißen Basmatireis, Jasminreis oder Sushi-Reis.

Gebleichtes versus ungebleichtes Mehl

In den USA und einigen anderen Ländern, in denen die Praxis des Mehlbleichens erlaubt ist, sollte man beim Kauf auf die Kennzeichnung „ungebleicht" achten. Wo diese Kennzeichnung fehlt, wurde das Mehl mithilfe von Benzylperoxid oder Chlordioxid behandelt, um es heller erscheinen zu lassen. Viele handelsübliche Mehle werden mit Kaliumbromat versetzt. In Ländern, in denen diese Zusatzstoffe im Mehl nicht, wie in Deutschland, verboten sind, sollte man also möglichst ungebleichtes, weißes Biomehl kaufen. Mehl wird relativ leicht ranzig, am gesündesten ist immer noch frisch gemahlenes Mehl.

Erweiterte Hinweise: Auf der ganzen Welt ist es traditionell üblich, Getreide vor dem Gebrauch frisch zu mahlen. Auf Englisch bieten das Buch *Nourishing Traditions* (in etwa: Nährende Traditionen) von Sally Fallon und ähnliche Literatur viele schmackhafte Rezepte, Vollkornrezepte eingeschlossen. Man findet dort auch Rezepte für Getreidegerichte aus eingeweichtem, gesäuertem Getreide, das leichter verdaulich ist. Meine dringliche Empfehlung ist allerdings, nicht das volle Korn zu verwenden. Wenn man sein Mehl frisch gemahlen hat, kann man die Kleie leicht mit einem Sieb entfernen und danach im Rezept fortfahren. Das Ergebnis sind köstliche, leichtverdauliche Gerichte. Bei den folgenden Getreidearten ist es definitiv notwendig, die Kleie zu entfernen, um sie für einen unbedenklichen Verzehr vorzubereiten: Mais, Roggen, Dinkel, Kamut, Gerste und Weizen, sowie alle verwandten Getreidearten. Beim Reis kann man sich aussuchen, ob man lieber braunen Reis möchte, den man vor der Zubereitung einweicht, teilweise geschliffenen, den man mit einem Phytase-Starter ansetzen muss, oder ob man einfach weißen Reis bevorzugt. Wenn man die Möglichkeit hat, kann man vakuumverpackten, braunen Reis nehmen (brauner Reis wird sonst schnell ranzig), ungefähr die Hälfte der Kleie entfernen und den Reis mit einer phytasereichen Startkultur wie in Kapitel 6 beschrieben einweichen. Gesäuerte Reiskuchen sind ein Beispiel dafür, wie sich Reis optimal zubereiten lässt.

Quinoa und Buchweizen

Ich bin mir nicht sicher, ob man von Pseudogetreide wie Quinoa oder Buchweizen die Kleie entfernen sollte. Wer diese Getreide als Vollkornprodukte zu sich nimmt, tut das auf eigene Verantwortung und geht dabei möglicherweise das Risiko ein, sich Pflanzengiften auszusetzen. Wer regelmäßig Quinoa oder Buchweizen verzehrt, stellt am besten seine eigenen Nachforschungen zu diesem Thema an.

Getreideentgiftung

Wenn Erwachsene sich an mich wenden, weil sie mit einem Zahn Schwierigkeiten haben, der nicht heilen will, empfehle ich, für 2 bis 3 Wochen komplett auf Getreideprodukte zu verzichten, damit sich der Körper erholen und sein

Gleichgewicht wiederfinden kann. Getreide, Nüsse, Bohnen und Samen sollten vorübergehend auch gemieden werden, wenn

- man eine nährstoffreiche Ernährung begonnen und einen gewissen Heilungserfolg bei Karies erreicht hat, aber keinen kompletten Erfolg, zum Beispiel bei einem früher schmerzhaften Zahn, der nur noch gelegentlich schmerzt.

- man reichlich Vollkornprodukte gegessen hat, die nicht ausreichend gesäuert waren, oder Kleie von Roggen, Kamut, Dinkel oder Weizen. Dadurch kann die Darmschleimhaut möglicherweise entzündet sein. Zeitweise eine Getreidepause einzulegen hilft, die Entzündungen auszuheilen.

Nach einer Getreideentgiftung kann man besser einschätzen, welches Getreide einem gut tut und welchen Einfluss es auf den eigenen Körper hat.

Bohnen, Linsen und Erbsen

Bohnen, Linsen und Erbsen enthalten Phytinsäure und Lektine in hohen Konzentrationen. Eine Erkrankung, die vorwiegend mit armen Leuten in Verbindung gebracht wird, ist unter dem Namen Lathyrismus bekannt. Die extrem robuste Pflanze Lathyrus sativus, oder Saat-Platterbse, wurde oft in unwirtlichen Gegenden von der ärmeren Bevölkerung angebaut und verzehrt. Die Ursache für Lathyrismus ist vermutlich das Pflanzengift beta-N-oxalylamino-L-alanin, eine Aminosäure. Zu den Symptomen gehören Gehschwierigkeiten, eine Schwäche der Beine und schließlich eine vollständige Lähmung. Auch andere Bohnen enthalten Pflanzentoxine, beispielsweise Soja-Bohnen. Limabohnen, die in Nigeria als Hauptnahrungsmittel gegessen werden, unterzieht man einem äußerst sorgfältigen Zubereitungsprozess, damit sie bedenkenlos verzehrt werden können.[174]

Um Phytinsäure vollständig zu entfernen, muss man die Bohnen über Nacht in warmem Wasser einweichen, sie mehrere Tage keimen lassen und anschließend säuern. Die meisten Leute werden allerdings nicht die Zeit für einen derart langwierigen Zubereitungsprozess aufwenden, durch den die Phytinsäure komplett entfernt werden würde. Aus kleineren Hülsenfrüchten, wie beispielsweise Linsen, kann man durch Einweichen über Nacht und den anschließenden Kochprozess einen relativ großen Anteil der Phytinsäure entfernen. Für die meisten von uns dürfte es reichen, Bohnen über Nacht einfach einzuweichen. Das alleinige Kochen reduziert den Phytinsäuregehalt nur unbedeutend.

Wie beim Getreide, so unterscheidet sich die Konzentration an Pflanzentoxinen auch bei den unterschiedlichen Bohnenarten und verlangt verschiedene Zubereitungsmethoden. Im Moment habe ich leider keinen Zugang zu den genauen Einzelheiten der traditionellen Zubereitungsmethoden für häufig verwendete Bohnenarten, wie sie in den verschiedenen Kulturen üblich sind. Wir können uns aber einige Beispiele anschauen. In Lateinamerika säuert man die Bohnen oft nach dem Kochen, um einen sauren Brei namens Chugo herzustellen. In Indien werden Linsen für gewöhnlich halbiert verzehrt. Das bedeutet, dass die äußere Schicht, also die Hülle (sie entspricht der äußeren Kornschicht beim Getreide), entfernt wird. Linsen ohne die äußere Kornschicht sind vermutlich das gesündeste Nahrungsmittel aus der Kategorie „Bohnen, Linsen und Erbsen". In Südindien bäckt man Dosa, schmackhafte Fladen aus gesäuerten Linsen und Reis. Es ist empfehlenswert, Bohnen und Linsen mit denselben Nahrungsmitteln zu kombinieren wie Getreideprodukte, also zum Beispiel mit Käse, Vitamin-D-haltigen Lebensmitteln und Vitamin-C-reichem Gemüse und Beeren.

Empfehlungen für Bohnen, Linsen und Erbsen

- Lass die Bohnen, Linsen oder Erbsen über Nacht einweichen und koche sie für eine bessere Verdaulichkeit zusammen mit Kombu (einem essbaren Seetang) weich.

- Bohnen, Linsen und Erbsen sollten nach dem Kochen sehr weich und somit leicht verdaulich sein.

- Gib kleineren Bohnen bzw. Linsen oder Erbsen den Vorzug vor größeren Exemplaren.

- Für Fortgeschrittene: Bereite Gerichte aus gesäuerten Bohnen oder Linsen zu, wie zum Beispiel Dosa.

Frühstücksflocken und Müsli

Frühstücksflocken werden bei hohen Temperaturen hergestellt. In einer Studie fand man heraus, dass Ratten, die nur Puffweizen fraßen, früher starben als die, die gar nichts zu fressen bekamen. Zumindest von einer Sorte Frühstücksflocken gingen die Laborratten schneller ein als diejenigen, die nur den Pappkarton fraßen, in dem die Flocken verpackt waren.[175] Viele Leute essen entgegen besseren Wissens weiter kalte Frühstücksflocken, weil ihnen der darin enthaltene Zucker einen Kick verschafft, und ignorieren die daraus resultierenden Verdauungsprobleme. Es ist ratsam, auf alle ranzigen oder unzureichend zubereiteten Samen, Nüsse und Körner zu verzichten, die sich in Müsli, Schnellbrot (Brot, das mit Backpulver oder Ähnlichem zubereitet wird) und gepressten Frühstücksflocken befinden.

Müsli ist bei vielen beliebt, aber wegen seines hohen Zucker- und Phytinsäuregehalts ist es fast immer ungesund. Frühstücksflocken, auch wenn sie mit „Bio" gekennzeichnet werden, sind keine gesunden Lebensmittel. Sie enthalten zu wenig absorbierbare Nährstoffe für den Körper. Außerdem löst die Kombination aus Zucker und Mehl einen steilen Blutzuckeranstieg aus und fördert auf diese Weise Karies. Der Comicfigur auf der Verpackung ist es egal, ob du und dein Kind gesund bleiben oder nicht. Bio-Flocken enthalten sicherlich keine Pestizide oder Ergänzungsstoffe, trotzdem sind sie kein nährstoffreiches Lebensmittel. Wer unbedingt Frühstücksflocken essen will, dem empfehle ich, selbst gesäuerten Reis oder gebackene Roggenflocken herzustellen. Außerdem sollte man Getreideprodukte, wie bereits erwähnt, mit Proteinen, Kalzium und Fett kombinieren.

Nüsse und Nussbutter

Ich las einmal eine lustige Geschichte über Eingeborene im Amazonasgebiet, die mit Erdnussbutter bekannt gemacht wurden. Sie weigerten sich, diese Butter zu essen, weil sie aussah wie menschliche Ausscheidungen.

Hunde reagieren stark allergisch auf verschiedene Arten von Nüssen, wie Walnüsse und Macadamianüsse. Zu den Symptomen, unter denen Hunde bei einer Nussvergiftung leiden, gehören Muskelzittern, Krampfanfälle, Erbrechen, Durchfall, Speichelfluss und gesteigerte Herzfrequenz. Wie Getreide so haben auch Nüsse einen hohen Gehalt an Pflanzentoxinen einschließlich Phytinsäure. Die Symptome, die bei Hunden nach dem Verzehr von Nüssen beobachtet wurden, deuten stark darauf hin, dass Nüsse eine Substanz enthalten, die das Zentralnervensystem beeinflussen kann. Möglicherweise handelt es sich dabei um Lektine. Die neurologischen Auswirkungen sind bei Hunden deutlicher zu erkennen als beim Menschen. Bei Menschen, die unter einer Erdnussallergie leiden, kann der Verzehr von Erdnüssen einen anaphylaktischen Schock auslösen. Auch das ist ein möglicher Hinweis auf wirksame Pflanzentoxine in Nüssen. Unter den Menschen mit schwerer Karies gibt es viele, für die rohe Nüsse und Butter aus Samen als Hauptnahrungsmittel dienen. Auch rohes Tahini gehört in diese Kategorie.

Nüsse enthalten effiziente Hemmstoffe der Eisenabsorption.[176] Allerdings korreliert der Phytinsäuregehalt der Nüsse nicht direkt mit einer abnehmenden Eisenresorption. Obwohl frische Kokosnüsse einen mittleren Gehalt an Phytinsäure aufweisen, haben sie keinen oder nur einen geringen Einfluss auf die Eisenaufnahme. Wenn man Nüsse vor dem Verzehr keimen lässt, wird die Eisenaufnahme dadurch nur mäßig verbessert. Vitamin C in einer Dosierung von 25 mg am Tag wirkt einer durch bestimmte Inhaltsstoffe der Nüsse gehemmten Eisenaufnahme entgegen. Interessanterweise scheint es einen Zusammenhang zu geben zwischen den eisenblockierenden Eigenschaften der Nüsse und der Menge des Eiweißes, das gleichzeitig verzehrt wird.[177] Jedenfalls würde dadurch die in verschiedenen traditionellen Kulturen übliche Praxis verständlich, Nüsse mit tierischen Eiweißen zusammen zu essen.

Phytinsäuregehalt verschiedener Nüsse[178]

Mandel	Walnuss	Erdnuss	Geröstete Erdnuss	Gekeimte Erdnuss	Haselnuss	Paranuss
1,14	0,98	0,82	0,95	0,61	0,65	1,72

Um die Zahlen verständlich zu machen; Nüsse haben in etwa den gleichen Phytinsäuregehalt wie Getreide.

Verstehe mich bitte nicht falsch. Ich finde Nüsse köstlich – besonders wenn sie gekeimt, bei niedrigen Temperaturen getrocknet und dann geröstet wurden, wodurch der größte Anteil an Phytinsäure entfernt wäre. Es scheint in traditionellen Kulturen allgemein üblich zu sein, Nüsse auf irgendeine Art und Weise zu kochen, zum Beispiel, indem man sie zu Eintöpfen und Suppen dazugibt. Problematisch kann es werden, wenn man zu viele Nüsse roh isst, wegen des hohen Phytinsäuregehaltes, und wenn Nüsse als Hauptnahrungsmittel verzehrt werden anstatt als Bestandteil einer gesunden Kost. Macadamianüsse kommen ursprünglich aus Australien. Die australischen Ureinwohner hatten interessanterweise gleichzeitig Zugang zur Vitamin-C-haltigsten Frucht weltweit, der Buschpflaume (Terminalia ferdinandiana). Möglicherweise wurden sie durch den hohen Vitamin-C-Gehalt ihrer Nahrung vor den Pflanzentoxinen der Macadamianüsse geschützt. Viele Macadamianussarten gelten sogar als giftig und werden deshalb nicht angebaut. In Thailand wird eine bestimmte Nussart 100 Tage lang in Vulkanasche vergraben und anschließend für drei Tage eingeweicht, bevor sie gegessen werden kann. Nüsse enthalten wertvolle Vitamine aber auch wirksame Pflanzengifte, die das Zentralnervensystem nachteilig beeinträchtigen können.

Da einige Leute Kokosmehl verwenden, möchte ich hier erwähnen, dass getrocknete Kokosnuss ungefähr den gleichen Phytinsäuregehalt hat wie viele Getreidearten und Nüsse, nämlich 1,17 Prozent.[179] Allerdings ist kein Einfluss auf die Eisenaufnahme beobachtet worden, was darauf hindeutet, dass der Gehalt an anderen wirksamen Pflanzentoxinen deutlich geringer ist als bei Getreide und Bohnen. In den Ursprungsländern wurde das Kokosfleisch gewöhnlich zerkleinert und gekocht. Das Ergebnis unterscheidet sich aber vom handelsüblichen Kokosmehl. Kokosflocken sind die gröbere Variante des Kokosmehls. Beides sind Nebenprodukte der Kokosmilch- oder Kokosölherstellung. Kokosflocken werden gewöhnlich als Tierfutter verwendet. Wenn sie als Eiweißergänzungsmittel eingesetzt werden, kann das bei Schweinen aufgrund der schlecht verdaulichen Eiweiße zu vermindertem Wachstum führen.[180] Kokosmehl enthält doppelt so viel Kleie wie Getreide. Wegen seines Phytinsäuregehalts kann regelmäßiger Konsum von Kokosmehl den Kalzium-Phosphat-Metabolismus stören. Wer Kokosmehl verwendet, sollte sicherstellen, dass er genug Vitamine und Mineralstoffe zu sich nimmt, um sich vor der Phytinsäure zu schützen. Dabei handelt es sich, wie erwähnt, um Kalzium, Vitamin C und die fettlöslichen Vitamine A und D.

Empfehlungen für Nüsse

Ein maßvoller Nusskonsum sollte für die meisten Menschen, auch solche mit geringem Kariesbefall, unproblematisch sein. Wer große Löcher in den Zähnen hat oder Löcher, die einfach nicht heilen wollen, sollte in Betracht ziehen, solange keine Nüsse zu essen, bis das Problem gelöst ist.

Grundlegende Richtlinien:

- Vermeide handelsüblich hergestellte Nussbutter!
- Verwende Nüsse in moderaten Mengen, nicht als Hauptnahrungsmittel!
- Verwende Vitamin-C-haltige oder kalziumreiche Nahrungsmittel zusammen mit Nüssen, wie zum Beispiel geschälte und geröstete Mandeln mit Käse!
- Sei mit Mandeln vorsichtig, denn sie scheinen einen hohen Gehalt an Pflanzentoxinen zu haben! Entferne unbedingt die Haut.

Erweiterte Richtlinien:

- Verwende nur Nüsse und Nussbutter, wenn die verwendeten Nüsse vorher eingeweicht und getrocknet wurden.

Für Fortgeschrittene:

- Röste Nüsse und verwende sie zum Kochen, besonders in fleischbasierten Suppen und Eintöpfen.
- Extrahiere das Öl von frisch gerösteten Nüssen.
- Oder auch: Verzichte ganz auf Nüsse.

Spurenelemente reparieren Zähne

Der Mineralstoffhaushalt des Körpers ist ein ziemlich komplexes Thema, da es umfangreiche Zusammenhänge zwischen den Wirkungsweisen der einzelnen Spurenelemente gibt. Mir ist kein Mineralstoff bekannt, der nicht auch für unsere Zähne wichtig wäre. So kommt den hier nicht explizit besprochenen Mineralstoffen ebenfalls eine Bedeutung für die Zahngesundheit zu. Die zwei für die Zahnmineralisierung so wichtigen Mineralstoffe Kalzium und Phosphat haben wir bereits besprochen. Der Zahnarzt und Forscher Ralph Steinman kam zu der Erkenntnis, dass auch Magnesium, Kupfer, Eisen und Mangan einen deutlichen Einfluss auf das Kariesgeschehen haben.

Eisenmangel ist der häufigste Nährstoffmangel, sowohl in weniger entwickelten Ländern als auch in den Industriestaaten weltweit.[181] Dieser Mangel lässt sich mit den eisenbindenden Eigenschaften der Phytinsäure in Getreide und Hülsenfrüchten erklären.

Eisengehalt einiger Nahrungsmittel

Nahrungsmittel, 100g-Portion	Eisengehalt in Milligramm (mg)
Milz vom Rind oder Lamm	45
Enten- oder Gänseleber	31
Muscheln	12
Kaviar	12
Lammnieren	12
Hühner- oder Putenleber	12
Sonnengetrocknete Tomaten	9
Kartoffeln	7
Frische Petersilie	6
Rinderleber	5

Das Fleisch von Innereien und Mollusken ist in der Regel sehr eisenhaltig. Auch bestimmten Pflanzen wie der Brennnessel spricht man einen hohen Eisengehalt zu. Menschen, die sich von einer getreidehaltigen Kost ernähren, haben aufgrund der eisenbindenden Eigenschaften der Phytinsäure ein deutlich höheres Risiko, an Eisenmangel zu leiden. Interessanterweise besitzt Kakaopulver einen hohen Eisen- und Kupfergehalt. Das erklärt vielleicht die Schokoladenabhängigkeit vieler Zeitgenossen, vor allem derer, die kein Fleisch essen.

Kupfer unterstützt die Eisenverwertung des Körpers. Es ist der „Kleber", der Zähne und Knochen zusammenhält.[182] Sehr viel Kupfer enthalten Leber und Mollusken. Kleinere Mengen finden sich auch in Pilzen.

Vitamin B12 und Folsäure helfen gemeinsam dabei, das aufgenommene Eisen im Körper richtig zu verwenden. Grünes Blattgemüse wie grüner Spargel, Meeresalgen, Spinat und Okra haben einen hohen Folsäuregehalt. Tierische Quellen für Folsäure sind Muscheln, Leber von verschiedenen Tieren, Tintenfisch, Hühnerklein, Nieren, Fischeier und Fisch. Ich habe entdeckt, dass Leber ein fast magisches Heilmittel für Karies ist, ebenso ein gutes Mittel gegen Anämie. Sie kann gekocht, gebraten oder roh gegessen werden.

Zink wird für die Herstellung von Enzymen benötigt und hilft, den Blutzuckerspiegel zu regulieren. Typischerweise haben die Faktoren, die die

Eisenaufnahme hemmen, wie zum Beispiel Phytinsäure, einen noch größeren, hemmenden Effekt auf die Zinkabsorption. Austern enthalten sehr viel Zink, geringere Mengen finden sich in Leber, rotem Fleisch wie zum Beispiel von Rind, Bison und Lamm, in Schalentieren und Putenfleisch.

Mangan hilft bei der Blutzuckerregulation und unterstützt die Zahnmineralisation.[183] Muscheln, Nüsse, Süßkartoffeln, Leber, Nieren, Heidelbeeren, Ananas, grüner und schwarzer Tee enthalten Mangan in größeren Mengen als andere Nahrungsmittel. Etwas geringere Mengen finden sich in den meisten Gemüsearten, Beeren, Bohnen und Meeresfrüchten. Die Manganaufnahme wird ebenfalls durch Phytinsäure gehemmt.

Jod unterstützt den Fettmetabolismus und findet sich in Meerestieren, Algen, Fischbrühe, Butter, Ananas, Artischocken, Spargel und grünem Gemüse.

· ·

Leber stoppt Karies
Die Inhaltsstoffe der Leber unterstützen im Körper viele lebenswichtige Funktionen. Leber enthält beinahe jedes Vitamin und jeden Mineralstoff, der benötigt wird, um gesunde Zähne und Knochen zu bilden, ausgenommen Magnesium, Kalzium und Vitamin D (welches kaum in der Leber von Landtieren, aber in der Leber von Meeresfischen vorkommt).

· ·

Bekämpfen Multivitamintabletten Karies?

Künstliche Vitamine und Lebensmittel, denen künstliche Vitamine zugesetzt wurden, haben für den Körper einen geringen Nutzen. Künstliche Vitamine werden zumeist aus billigen Rohstoffen hergestellt und liegen in einer für den Körper nicht leicht aufnehmbaren biochemischen Form vor. Vitamintabletten haben also einen geringen Nutzen, bedeuten für die Organe aber einen zusätzlichen „Stress". Es hat schon seinen Grund, dass wir pflanzliche und tierische Nahrung brauchen und nicht nur von Erde und Steinen leben können. Unser Körper betrachtet künstliche Vitamine als unbrauchbare Substanzen, die er schnell wieder ausscheiden muss. Daher auch der ungewöhnliche Geruch oder die ungewöhnliche Farbe des Urins nach dem Verzehr von Multivitamintabletten. Wenn jemand allerdings unter einem starken Mangel an bestimmten Vitaminen leidet, können selbst minderwertige Vitamine in gewissem Grad hilfreich sein. Ein Bund Sellerie oder eine Portion Gemüse enthält aber mehr absorbierbare Vitamine und Mineralstoffe als eine ganze Flasche voller Vitamintabletten zusammen.[184]

Es gibt allerdings auch eine Handvoll hochwertiger Vitaminpräparate auf dem Markt. Sie werden aus ursprünglichen Nahrungsmitteln gewonnen. Auf diese Weise behalten die Vitamine eine für den Körper erkennbare und absorbierbare

Form. Wer Vitaminpräparate verwenden muss, dem empfehle ich, nach solchen zu schauen, die keinen zusätzlichen Zucker enthalten, und die durch die Verwendung von Pflanzen oder Kräutern so nah wie möglich an das natürliche Vorbild herankommen. Die Firma Standard Process® in den USA stellt viele Nahrungsergänzungsmittel her, die auf Naturalien basieren. Generell verkauft sie ihre Produkte nicht der Allgemeinheit, man kann diese aber zum Beispiel über naturheilkundlich arbeitende Ärzte oder Chiropraktiker erhalten. Bio-dent® ist eines davon. Es enthält Rindernebennieren, Rindermilz, Knochenmehl und Kalziumlaktat. Ich habe gesehen, wie damit erstaunliche Ergebnisse erzielt worden sind. Allerdings wirkt dieses Produkt nicht bei jedem gleich.

Im Meer und auf dem Festland gibt es weitere Vorkommen von Spurenelementen. Dazu gehört Mumijo, ein asphaltartiges, mineralstoffreiches Pech. Die darin enthaltenen Huminsäuren entstehen aus Pflanzenresten, die vor Millionen von Jahren abgebaut wurden. Frage deinen Arzt oder Heilpraktiker, ob so etwas für dich infrage kommen könnte.

Sojaprodukte

Eine Freundin von mir hielt es für eine gute Idee, große Mengen Tofu zu essen. Bald darauf begannen ihr die Haare auszufallen und ihre Haut wurde bleich. Soja enthält Pflanzenhormone, die durch einen sorgfältigen Gärungsprozess abgebaut werden müssen. Diesem Prozess wird das für Tofu verwendete Soja nicht unterzogen. Ein hoher Gehalt an Phytinsäure vermindert die Aufnahme von Kalzium, Magnesium, Kupfer, Eisen und Zink. Phytinsäure in Sojabohnen lässt sich durch die üblichen Zubereitungsmethoden wie Einweichen, Keimenlassen und langes Kochen auf niedriger Stufe nicht neutralisieren. Dabei kann eine phytinsäurereiche Kost, zum Beispiel aus zu vielen Sojaprodukten, bei Kindern zu Wachstumsproblemen führen.[185] Fermentierte Sojaprodukte, zum Beispiel Sojagetränke wie Miso oder Tempeh, sind weniger bedenklich, allerdings im Supermarkt auch nicht erhältlich. Insgesamt sollten auch fermentierte Sojaprodukte mit Bedacht und Vorsicht genossen werden.

Milchersatzprodukte

Sojamilch enthält Enzymhemmstoffe und große Mengen Östrogen. Ich habe über ein fermentiertes Sojagetränk gelesen, das in der Lage sein soll, Krebs zu heilen. Dabei handelte es sich aber sicher nicht um die billigen, denaturierten, antinährstoffreichen und stark verarbeiteten Sojaprodukte aus dem Supermarkt.

Gekaufte **Reismilch** und Milch von verschiedenen Nüssen kann hohe Mengen an Antinährstoffe enthalten. Es mag zwar nicht auf dem Aufdruck stehen, trotzdem ist Reiskleie ein Hauptbestandteil einiger Reisgetränke.

Mandelmilch und Milch aus anderen Nüssen und Samen kann hohe Konzentrationen an Pflanzentoxinen aufweisen. Nüsse werden von traditionellen

Völkern sehr für ihr Öl geschätzt, das man auch gut selbst gewinnen kann. Auch zuhause hergestellte Nussmilch enthält hochwirksame Antinährstoffe und Pflanzentoxine, wenn die Nüsse nicht vorher gründlich gekocht wurden. Wer Reismilch oder Nussmilch liebt, macht sie am besten selbst. Benutze Rezepte, die gekochte Zutaten verwenden und Erhitzung und Gärung einschließen. Gib dich nicht mit billigem Ersatz zufrieden.

Nachtschattengewächse

Tomaten, Kartoffeln (Süßkartoffeln und Yamswurzeln ausgenommen), Auberginen, Gojibeeren und alle Sorten Pfeffer gehören zu den Nachtschattengewächsen. Sie enthalten Calcitrol in unterschiedlichen Mengen, je nachdem um welches Nachtschattengewächs es sich handelt. Calcitrol ist ein Hormon, das den Körper veranlasst, Kalzium aus der Nahrung aufzunehmen. Es ist leicht in der Lage, den Kalziumspiegel zu stark ansteigen zu lassen[186], was ein Ungleichgewicht des Kalzium-Phosphat-Verhältnisses im Blut zur Folge hat, was wiederum Karies verursachen kann.[187] Zeichen für einen zu hohen Kalziumspiegel kann Karies auf den Zahnspitzen sein oder starke Zahnsteinbildung. Eine zu große Menge Calcitrol aus Nachtschattengewächsen kann auch zu Kalkablagerungen im Körper führen. Aus diesem Grund wurden Nachtschattengewächse mit chronischen Entzündungen als Ursache für Gelenk- oder Rückenschmerzen in Verbindung gebracht. Die Wirkung von Nachtschattengewächsen könnte durch andere Nahrungsmittel wie Kalzium und Vitamin D neutralisiert werden, ich bin mir aber nicht sicher. Wer mit Karies zu kämpfen hat und scheinbar nicht in der Lage ist, seine Löcher in den Griff zu bekommen, kann versuchen, die Nachtschattengewächse für eine gewisse Zeit aus seiner Ernährung auszuschließen.

Kartoffeln

Weiße Kartoffeln enthalten gewöhnlich moderate Mengen an Phytinsäure.[188] Auch wenn sie zu den Nachtschattengewächsen gehören, können Kartoffeln Teil einer kariesvorbeugenden Ernährung sein. Man muss normalerweise nicht auf sie verzichten, obwohl manche Leute einen entscheidenden Fortschritt ihrer Heilung von Karies durch das Weglassen der Kartoffeln erreicht haben. Aufgrund ihrer Eigenschaften als Nachtschattengewächs können Kartoffeln in einer unausgeglichenen Ernährung zu Karies beitragen.

Eine gute Alternative zu modernen Kartoffeln sind Yams und Süßkartoffeln. Süßkartoffeln sind frei von Phytinsäure[189], während Yamswurzeln nur wenig Phytinsäure enthalten. Allerdings können diese Lebensmittel für Menschen mit einer empfindlichen Blutzuckerregulierung zu süß sein. Taro und Maniok enthalten größere Mengen Phytinsäure.[190] Das mag erklären, warum manche Kulturen diese Wurzeln gären lassen und zu Bier verarbeiten. Im Großen und

Ganzen sind Süßkartoffeln, Yams oder andere Knollen wie Taro und Maniok geeignete Grundnahrungsmittel in einer gesunden, kariesvorbeugenden Ernährung. Man kann sie auch gut zusammen mit Fetten und Eiweißen essen.

Bio ist besser

Entscheide dich nach Möglichkeit für Nahrungsmittel aus ökologischer Produktion. Dabei meine ich allerdings keine abgepackten Fertiggerichte, sondern gesundes, unverarbeitetes Fleisch, Obst und Gemüse. Veröffentlichte Studien zeigen, dass Pestizide kurz nach dem Verzehr von konventionellen, pestizidbehandelten Nahrungsmitteln im Körper und Blut von Kindern messbar sind.[191] Es ist grundverkehrt, dass in unserer Kultur das Besprühen von Nahrungsmitteln mit Giften erlaubt ist. Andererseits muss man nicht unbedingt „bio" essen, um gegen Karies immun zu werden. Nur sollte man nicht vergessen, dass Pestizide den Körper unnötig belasten und zu anderen gesundheitlichen Problemen führen können. Auch für den ökologischen Anbau gibt es eine große Anzahl von zugelassenen Pestiziden. Obwohl diese nicht ganz so bedenklich sind wie andere Pestizide, kommen ökologische Lebensmittel immer noch mit zu vielen ungesunden Substanzen in Berührung. Ich empfehle nach Möglichkeit kleine und örtliche Bauern zu unterstützen, indem man beispielsweise auf dem Bauernmarkt und in Hofläden einkauft, oder in Läden, die wiederum ihre Waren vom Bauern beziehen. Das ist natürlich kein Muss, aber man hat ein besseres Gefühl, wenn man seine Nahrungsmittel mehr oder weniger direkt vom Bauern kauft und damit auch die kleinen Höfe und Familienbetriebe unterstützt.

Gesunde Fette

Gesundes Fett unterstützt die Funktion der Hormone und ist eine hervorragende Energiequelle. Es findet sich in ökologisch erzeugten Produkten wie Avocado, Palmöl, Kokosfett, Olivenöl, Butter, Rinder-, Schweine- und Entenfett. Handelsübliche Pflanzenöle sind nicht so förderlich, denn ihnen fehlen die für die Remineralisierung der Zähne wichtigen Vitamine, die vor allem in den tierischen Fetten vorkommen.

Gefährliche Fette

Transfette – Trans-Fettsäuren entstehen bei der Hydrierung, einem chemischen Vorgang, der zur Härtung von Pflanzenölen eingesetzt wird. Transfette sind beispielsweise in Margarine enthalten. Industriell hergestellt können sie im Körper Krankheiten auslösen.[192] Oft wurden in modernerer Zeit natürliche Fette wie Butter, Talg und Schmalz durch Fette mit einem hohen Transfettanteil ersetzt. Dabei ersetzt man zumeist tierische Fette mit ihrem Gehalt an lebenswichtigen, fettlöslichen Vitaminen durch künstliche, ungesunde Fette ohne diese Vitamine.

Nuss- und Saatöle

Nuss- und Saatöle gehören schon sehr lange zu den Bestandteilen der menschlichen Ernährung. In Frankreich und Italien ist Walnussöl besonders beliebt. Damit Nussöle gesund sind, erfordert es eine sorgfältige Zubereitung oder frisches Pressen. Begrenze oder vermeide Nuss- und Saatöle so gut es geht, wenn sie nicht von kleinen, lokalen Produzenten stammen.

Distelöl, Soja- und Maisöl gehören zu den Ölen, die man nicht benutzen sollte. Aufgrund ihrer heiklen Struktur sind diese Öle besonders nach dem Erhitzen, das ja normalerweise im Zusammenhang mit Braten oder Frittieren geschieht, nicht ungefährlich.[195]

Rapsöl – Rapsöl wird im Englischen als Canolaöl bezeichnet. Die Abkürzung „Canola" steht für „Canadian Oil" (Kanadisches Öl). In den USA wurde Rapsöl als Zusatz zu künstlicher Babynahrung verboten, weil es Wachstumsverzögerungen hervorrief.[193] Der Transfettgehalt von Rapsöl wird mit 0,2 Prozent angegeben, allerdings ermittelten unabhängige Untersuchungen in handelsüblichem, flüssigem Rapsöl einen Transfettgehalt von 4,6 Prozent.[194] Rapsöl wird durch eine Kombination aus Heiß- oder Kaltpressung und chemischer Extraktion gewonnen. Wenn ich Rapsöl esse, fühle ich mich verstopft und fange an zu husten. Weil es billig ist und aufgrund seiner einfach gesättigten Fettsäuren für gesund gehalten wird, werden die Lebensmittel leider in vielen Restaurants in Rapsöl gebraten und frittiert. Wenn die Betreiber wüssten, dass dieses nicht gerade sehr schmackhafte Öl noch dazu ungesund ist, würden sie es vielleicht nicht mehr verwenden. Stattdessen werden weiterhin die fälschlicherweise angenommenen, gesundheitlichen Vorteile des Rapsöls gepriesen. Der minderwertige Geschmack von damit gebratenen Lebensmitteln widert mich und wahrscheinlich auch viele andere Restaurantkunden an.

Sonnenblumenöl ist ein raffiniertes, hoch verarbeitetes Öl, weshalb es wie Rapsöl auch als Kraftstoff für Autos verwendet wird. Wie die anderen Pflanzenfette bildet es aufgrund der mehrfach ungesättigten Fettsäuren bei Temperaturen, die beim Braten leicht erreicht werden, Trans-Fettsäuren und sollte möglichst vermieden werden.

Verstecktes Mononatriumglutamat

Unnatürliche Formen von Mononatriumglutamat sind in der Lage, die Hormonbalance zu verändern. Das kann den Körper beim Herstellen des erforderlichen, hormonalen Gleichgewichtes stören, sodass das Signal der Ohrspeicheldrüse zur Remineralisierung der Zähne ausbleibt. Aus dieser Perspektive betrachtet, könnte Mononatriumglutamat ein Faktor sein, der zur Entstehung von Karies beiträgt. Die meisten im Handel erhältlichen Suppen, Soßen und Brühwürfel enthalten Glutamat. Es versteckt sich aber auch hinter Bezeichnungen wie: Aroma, autolysierte Hefe, Hefeextrakt, hydrolysiertes

Hafermehl, Pflanzenproteinextrakte, fermentierter Weizen, gekörnte Brühe, Würze, texturierte Proteine, Sojawürze, und nicht zuletzt in Begriffen, in denen das Wort Glutamat enthalten ist. Vermeide alle Produkte, in deren Zutatenliste die genannten Inhaltsstoffe auftauchen.

Süße Getränke

Bioläden sind voll mit gesüßten und eiweißangereicherten Gemüse- und Fruchtsäften. Die meisten dieser Produkte wurden pasteurisiert und dadurch zu „toten" Nahrungsmitteln, von denen man abraten muss. Handelsübliche Limonaden sind mit verschiedenen Zuckern überladen. Sie liefern leere Kalorien und gehören in keine gesunde Ernährung. Wer nicht unter Karies leidet, dem schadet zwar ab und zu ein natürlich gesüßtes Getränk nicht. Aber für alle, die dabei sind, ihre Karies in den Griff zu bekommen, sind solche Getränke nicht zu empfehlen. Achte besonders bei Sportdrinks und gesüßten Tees darauf. Ersetze sie lieber durch ungesüßten Tee, Rohmilch, Molke oder Kefir.

Ein beliebtes Gesundheitsgetränk ist Kombucha. Es liefert eine tolle Zusammenstellung an Nährstoffen und probiotischen Bakterien. Auch wenn es ein wunderbares Getränk ist, empfehle ich Menschen, die gegen Karies ankämpfen, es zu meiden. Der Zuckergehalt in handelsüblichem Kombucha ist einfach zu hoch, da nur ein Teil des vorhandenen Zuckers von den enthaltenen Bakterien und Hefen verarbeitet wurde. Selbst hergestelltes oder dem selbstgemachten qualitativ gleichwertiges Kombucha, bei dem der meiste Zucker vergoren wurde, ist zwar ein der Gesundheit zuträgliches Getränk, jemanden, der mit Karies Probleme hat, sollte dabei aber trotzdem aufpassen.

Müsliriegel, Power-Snacks und Karies

Müsliriegel haben in den USA negative Schlagzeilen gemacht, weil sie Karies auslösen können. Bei Menschen, deren bleibende Zähne bis dahin nie Karies aufwiesen, entstanden plötzlich mehrere, große Löcher.[196] Ich sprach mit etlichen Leuten, die durch den Verzehr von Müsliriegeln in kurzer Zeit große, kariöse Stellen bekommen hatten, oder bei denen Teile der Zähne abgeplatzt waren. Die Übeltäter sind hier nicht die Bakterien oder die Klebrigkeit der Riegel. Das Problem mit diesen Riegeln sind die Inhaltsstoffe. Viele Riegel weisen einen ranzigen Geschmack auf, der von einer Übermenge an Zucker übertüncht wird. Müsliriegel enthalten in der Regel viele Zutaten, die auf der Liste der zu vermeidenden Lebensmittel stehen. Die Kombination aus isolierten Eiweißbestandteilen, starken Süßungsmitteln und unverarbeiteten Vollkornblöcken voll mit Phytinsäure schafft ein gutes Rezept für den Verlust von Zahnsubstanz, auch gut bekannt als Karies.

Genussmittel

Ein zu hoher **Kaffee**konsum gepaart mit zu geringer Eiweißzufuhr führt zu einer Reduktion der Knochendichte.[197] Koffein regt die Nebennieren dazu an, adrenalinartige Substanzen auszuschütten. Diese bewirken eine Zuckerfreisetzung im Blut.[198] Koffein verursacht eine Veränderung des Kalzium-Phosphat-Gleichgewichts und überstimuliert das Hormonsystem. Die Menschen greifen gewöhnlich auf Koffein zurück, um ein Gefühl des Mangels auszugleichen. Qualitativ hochwertige Fette wie Butter, Kokosfett oder tierisches Fett helfen, das Gleichgewicht im Energiehaushalt auch ohne Kaffee wiederherzustellen.

Auch **Alkohol**konsum geht mit Knochenschwund einher. In einer kleineren Studie schien bei Probanden, die moderat oder viel Alkohol tranken, schneller Karies zu entstehen als bei anderen. Bier und Wein können aufgrund des enthaltenen Getreides, des Getreidezuckers oder des Alkohols selbst Karies verursachen. Der Genuss von Alkohol erhöht den Blutzuckerspiegel und entzieht dem Körper Magnesium, Zink, Mangan, Kalium und Folsäure.[199] Die Qualität und Art des Alkohols spielt auch eine Rolle. Natürlich vergorene, alkoholische Getränke, wie nach alten Rezepten gebraute Biere oder hausgemachter Apfelwein, können eine günstige Wirkung auf den Körper haben, sofern der Alkoholgehalt nicht zu hoch ist. Wer die Heilung seiner Zähne fördern will, sollte seinen Alkoholkonsum mäßigen oder ganz einstellen. Von Spirituosen ist auf jeden Fall abzuraten. Wein und unpasteurisierte Biere in Maßen scheinen bei nicht allzu schwerem Kariesbefall akzeptabel zu sein. Wer es mit dem Alkohol übertreibt, überlastet seine Leber. Auch der regelmäßige Konsum handelsüblich gebrauter Biere kann zur Entstehung von Karies beitragen.

Schokolade hat einen hohen Gehalt an Eisen und anderen Spurenelementen, allerdings gepaart mit erheblichen Mengen Zucker. Dieser Zucker fördert natürlich Karies. Kakaopulver besitzt außerdem einen sehr hohen Gehalt an Phytinsäure und Tanninen (beides Antinährstoffe).[200] Um Karies zum Stillstand zu bringen, sollte der Schokoladenkonsum stark begrenzt oder am besten ausgesetzt werden. Ein gesunder Mensch verträgt durchaus moderate Mengen an Schokolade, ohne Karies zu entwickeln. Die älteste bekannte Schokoladen-zubereitung bestand übrigens aus einem Gärverfahren, das Schokolade in ein alkoholisches Getränk verwandelte.

Zucker ist eine stark abhängig machende, drogenähnliche Substanz und ein fester Bestandteil unserer modernen Ernährung. Während kleinere Mengen Zucker nicht schaden, hat ein zu hohes Maß an Zucker eine betäubende Wirkung. Eine Überdosis Zucker bietet ein kurzes Gefühl des Wohlbefindens und der Entspannung in einem sonst von Stress gekennzeichneten Leben. Viele Menschen wollen den übermäßigen Konsum stimulierender Substanzen nicht aufgeben, weil er ihnen ein schmerzlinderndes Hochgefühl verschafft.

Medikamente, Drogen und die Zähne

Medikamente, freiverkäufliche eingeschlossen, verändern die Hormonbalance und beeinflussen so das Kalzium-Phosphat-Gleichgewicht. Medikamente und Drogen, einschließlich Zigaretten, können die Fähigkeit des Körpers, Nährstoffe zu verwerten, verändern. Die Schäden, die moderne Medikamente anrichten, sind eine Ursache dafür, dass viele Menschen in der westlichen Welt die Fähigkeit verloren haben, Fette und Eiweiße richtig zu verdauen.

Der Arzt und Querdenker Dr. Henry Bieler, Autor des Bestsellers *Richtige Ernährung – Deine besten Medizin*, schrieb:

> *Als praktizierender Arzt bin ich nach über fünfzig Jahren zu drei grundsätzlichen Schlussfolgerungen gekommen, was die Ursache und Heilung von Krankheiten betrifft.*
>
> *Erstens ist die Hauptursache für Krankheiten nicht in Mikroorganismen zu finden.*
>
> *Zweitens ist die Behandlung mit Medikamenten in fast allen Fällen schädlich. Medikamente verursachen oft ernste Nebenwirkungen und erschaffen in manchen Fällen sogar neue Erkrankungen. Die zweifelhaften Vorteile, die sie dem Patienten bieten, sind allenfalls vorübergehend.*
>
> *Meine dritte Schlussfolgerung ist, dass Krankheiten durch die richtige Verwendung der geeigneten Lebensmittel geheilt werden können.*[201]

Viele westliche Medikamente stimulieren die Hormondrüsen zu stark, vergiften die Leber und erzeugen eine Illusion von Gesundheit. Die Langzeiteffekte vieler Medikamente sind unbekannt. Sie bieten selten eine dauerhafte Heilung für Krankheiten, weil sich in der Regel nie mit der genauen Krankheitsursache befasst wird. Dies gilt auch für Impfungen. Es existieren deutliche Belege dafür, dass Impfungen krank machen. Auf Impfungen werde ich noch ausführlicher im Kapitel über Karies bei Kindern eingehen. Antibabypillen erhöhen das Risiko für Zahnfleischerkrankungen. Daran sieht man gut, wie Hormone und Medikamente den Mineralstoffhaushalt verändern können.[202]

Auch die verschiedenen Drogen können dem Körper Schaden zufügen. Während Medikamente gewöhnlich das Ziel haben, Symptome oder körperliche Erkrankungen zu behandeln, werden Drogen verwendet, um überwältigenden, emotionalen Stress zu betäuben. Drogen stimulieren den Körper so, dass sie Menschen, die unter großem emotionalem Schmerz leiden, Erleichterung verschaffen. Es ist wie bei den Medikamenten: Der regelmäßige Gebrauch kann das Grundproblem nicht beheben, sondern hält den Einzelnen zumeist davon ab, sich mit dem Leben auseinanderzusetzen. Drogengebrauch ist nicht im Einklang mit den Prinzipien und Gesetzen der Natur.

Dank

Wir haben nun viele der besten und der ungeeignetsten Nahrungsmittel betrachtet, die unsere moderne Gesellschaft zu bieten hat. Ein Übermaß an verarbeiteten und raffinierten Lebensmitteln führt zu Krankheiten und Karies. Das zeigen Weston Prices Fotografien und Forschungsergebnisse. Es kann sehr herausfordernd sein, die Ursachen für gesundheitliche Probleme in den täglich verwendeten Nahrungsmitteln zu entdecken. An dieser Stelle möchte ich auch einfach Danke sagen, dass wir überhaupt zu essen haben. Ob nun gesund oder nicht, ich bin dankbar dafür, dass wir über genügend Lebensmittel verfügen. Viele Menschen auf der Welt haben nicht das Privileg, ihr tägliches Essen auszuwählen. Danken ist eine Art, die Gaben der Natur zu ehren und zu respektieren. Wenn Dankbarkeit unser Leben und unsere Kultur durchdringt, werden wir nicht länger Dinge zu uns nehmen, die unsere Gesundheit zerstören.

5. Kapitel:

Ernährungsprogramme zur Zahnheilung

Hippokrates war überzeugt von vis medicatrix naturae – der Heilkraft der Natur. Auch Weston Price erkannte dieses Prinzip und schlussfolgerte: „Den Gesetzen der Natur zu folgen führt zu einem erfüllten Leben."[203] Um Karies heilen zu können, muss man lediglich die Naturgesetze der Gesundheit verstehen und anwenden. Wenn du diesen Gesetzen folgst, wird das Potential des Körpers, die Zähne selbst zu heilen, automatisch freigesetzt. Das Kariespräventionsprotokoll von Weston Price hatte eine Erfolgsquote von über 90 Prozent.[204] Durch die Änderung deiner Ernährungsweise bringst du dich in Einklang mit dieser sanften Kraft der Natur und deine Zähne werden heilen.

Naturgesetze zur Zahnheilung

Im Folgenden noch einmal eine Zusammenfassung der besprochenen Grundprinzipien, nach denen unser Körper und unsere Zähne funktionieren:

* Karies wird durch verschiedene äußere Faktoren, vor allem aber durch eine nicht optimale Ernährungsweise verursacht. Wie du dich ernährst, ist deine Entscheidung.

* Karies wird nicht durch „gefährliche" Bakterien verursacht, die wahllos unschuldige Opfer überfallen.

* Fettlösliche Vitamine und Mineralstoffe sind für gesunde Zähne und Knochen essentiell, kommen aber in unserer modernen Ernährung nicht ausreichend vor.

* Karies entsteht, wenn das biochemische Gleichgewicht des Körpers gestört ist und der Körper die hormonellen Signale zur Zahnremineralisation einstellt. Verursacht wird dieses Ungleichgewicht durch wiederkehrende Blutzuckerspitzen und eine Störung des Kalzium- und Phosphathaushaltes. Viel Gemüse, ein begrenzter Zuckerkonsum, genügend Eiweiß und ausreichend fettlösliche Vitamine in der Nahrung können das Gleichgewicht wiederherstellen.

* Zahnärzte sind Chirurgen, die die Symptome von Zahnkrankheiten mit chirurgischen Eingriffen behandeln. Zahnmedizinische Behandlungen bringen gewöhnlich nur kurzzeitig anhaltende Erfolge.

Ernährungsprogramme, die Zähne remineralisieren

Im letzten Kapitel ging es darum, was eine Ernährung, die die Fähigkeit haben soll, Karies zu remineralisieren, beinhalten muss. Anhand der Ernährungsweisen verschiedener Urbevölkerungen konnten wir einige Grundsätze für die Bildung und den Erhalt natürlich gesunder Zähne feststellen. In diesem Kapitel möchte ich nun ein paar sehr wirksame Ernährungsprogramme vorstellen. Sie basieren auf der jahrzehntelangen Forschung, die einige der weltbesten Zahnärzte geleistet haben, darunter Weston Price und Melvin Page. Als zusätzliche Grundlage verwenden wir die umfangreichen Erfahrungen des Zahnarztes George Heard und die Ergebnisse jahrzehntelanger Fütterungsversuche der Ärzte Edward und May Mellanby.

In jedem Programm sind ein paar neue oder etwas andere Ideen und Tipps für den Praxisgebrauch enthalten. Rezeptvorschläge finden sich dann im nächsten Kapitel. Nichts von dem, was ich hier schreibe, ist dafür gedacht, dein instinktives Wissen zu ersetzen. Wenn sich etwas nicht richtig anfühlt oder für dich nicht passt, dann ändere es so, dass du dich damit wohlfühlst. Ich stelle hier ein Grundprogramm vor, dem leicht zu folgen ist, ein Standardprogramm, so kreiert, dass es für die meisten Leser umsetzbar sein sollte, das „Eine-gesunde-Mahlzeit"-Programm, für die, die weniger Zeit zum Kochen haben, ein Intensivprogramm und ein Programm für Vegetarier.

Jedes Programm beinhaltet mehrere wichtige Aspekte zur Kariesheilung. Mir ist wichtig, dass du das Prinzip dahinter verstehst, damit du dir darauf basierend die für dich geeignete Ernährung zusammenstellen kannst.

Das Grundprogramm

1. Ergänze deine Ernährung mit den fettlöslichen Vitaminen A und D sowie Aktivator X.

2. Iss kleine Portionen Eiweiß über den Tag verteilt, um den Blutzuckerspiegel im Gleichgewicht zu halten.

3. Vermeide oder schränke den Verzehr moderner, stark verarbeiteter Lebensmittel ein.

4. Iss ausreichend mineralstoffhaltige Lebensmittel wie Brühe, Milchprodukte und Gemüse.

Für die Versorgung mit fettlöslichen Vitaminen empfehle ich der Einfachheit halber in allen Programmen die Produkte von Green Pasture. Entsprechend der Informationen aus Kapitel 2 lassen sich fettlösliche Vitamine aber auch aus anderen Quellen beziehen.

Das Standardprogramm

Vorschläge zur Nahrungszusammensetzung

½ Teelöffel Lebertran/Butteröl-Gemisch (Blue Ice Royal Blend von Green Pasture) 2 bis 3-mal täglich

2-4 Tassen unbehandelte Vollmilch täglich (in Form von Milch, Kefir, Molke, Joghurt, Sauermilch oder Buttermilch). Jede Tasse Milch oder Milchprodukt lässt sich durch ungefähr 50-60g Käse ersetzen. Smoothie mit Ei, wie im nächsten Kapitel beschrieben, ist eine weitere Möglichkeit.

60-90g Rohmilchkäse

1-2 Tassen selbstgemachte, gelatinereiche Knochenbrühe täglich (vom Rind, Huhn, Fisch oder einem anderen Tier)

170-500g hochwertiges, tierisches Eiweiß über den Tag verteilt und gut verdaulich zubereitet, zum Beispiel in Eintöpfen, roh, gebraten oder mariniert. Geeignet sind Rind, Huhn, Schwein, Fisch, Schaf, Eier und so weiter. Iss zu jeder Mahlzeit etwas Eiweiß. Die empfohlene Eiweißmindestaufnahme für dein Körpergewicht kannst du nach der Formel in Kapitel 4 berechnen.

Viel gekochtes Gemüse wie Mangold, Grünkohl, Zucchini, Brokkoli, Sellerie oder grüne Bohnen, zum Beispiel in Suppen und Eintöpfen. Im nächsten Kapitel findet sich ein Rezept für eine mineralstoffreiche, ayurvedische Gemüsesuppe.

Mindestens einmal am Tag etwas Gesäuertes wie Kefir, Joghurt oder Sauerkraut.

1 Teelöffel oder mehr an gesundem Fett zu jeder Mahlzeit, gekocht oder roh. Butter aus Weidemilch oder Ghee sind zu bevorzugen. Auch andere tierische Fette wie Talg oder Schmalz sind gut geeignet.

Zweimal in der Woche Leber von einem Tier deiner Wahl in einer Menge, die du gut verträgst

Zweimal in der Woche entweder Innereien von Landtieren oder Schalentiere. Hier ein paar Vorschläge:

Austern, Muscheln, Flusskrebse, Krabben oder Hummer (mit den Innereien verzehrt)

Fischeier

1-3 Esslöffel Knochenmark

Zunge oder Nieren von einem Tier deiner Wahl

Die meisten werden zu dieser Ernährung mehr Kohlenhydrate essen wollen. Dazu eignen sich Kartoffeln in moderaten Mengen, Süßkartoffeln und Yamswurzeln, aber auch gesäuertes Brot aus Mehl, bei dem die Kleie entfernt wurde. Wenn deine Ernährung gesäuertes Getreide enthält, kannst du das vorige Kapitel als Referenz benutzen, um zu überprüfen, ob das Getreide so zubereitet wurde, dass es wirklich der Gesundheit dient.

Nahrungsmittel, die bei allen Programmen vermieden werden sollten

Selbst wenn man sich gesund ernährt, können einige Nahrungsmittel verheerende Folgen auf die Zähne haben. Andere sind bei nur gelegentlichem Konsum nicht so gefährlich. Die Einzelheiten zu diesen Lebensmitteln wurden im letzten Kapitel besprochen. Je konsequenter sie vermieden werden, umso besser heilen kranke Zähne.

Es haben sich einige Leser bei mir beschwert, dass die vorgestellten Ernährungsprotokolle zu streng oder zu kompliziert seien. Ich habe es mir zur Aufgabe gemacht, die Prinzipien natürlicher Zahngesundheit so gut wie möglich aufzuschlüsseln, damit jeder in der Lage ist, die Selbstheilungskräfte seines Körpers zur Heilung seiner Zähne zu nutzen. Bitte interpretiere meine Vorschläge nicht als Vorschriften darüber, was du essen beziehungsweise nicht essen sollst. Jeder ist natürlich frei zu tun und zu lassen, was er will, selbst Dinge zu essen, die für die Gesundheit nachteilig sind. Wenn du den Empfehlungen dieser Liste nicht folgen kannst, vielleicht denkst, dass ich mich bei ihrer Zusammenstellung irre, oder du bestimmte Lebensmittel auf der Vermeiden-Liste essen musst, solltest du dir darüber im Klaren sein, dass solche Entscheidungen die Fähigkeit deines Körper, deine Zähne zu heilen, beeinträchtigen. Je disziplinierter du bei der Vermeidung der Nahrungsmittel bist, die den Mangelzustand deines Körpers verursachen oder verschlimmern, desto schneller wirst du Erfolg bei der Heilung deiner Zähne haben. Wie du die Richtlinien dieses Buches in die Praxis umsetzt, ist ganz allein deine Entscheidung. Ich schlage vor, dass du den hier aufgeschriebenen Empfehlungen eine Chance gibst und dann beobachtest, wie es dir dabei geht.

Vermeide Süßes und Lebensmittel, die mit folgenden Dingen gesüßt wurden: Kristallzucker, Rohrzucker, Rohrzuckersirup, Xylitol, Agavensirup, Marmeladen, getrocknete Früchte, Zuckerstangen, Müsliriegel, Yacón-Sirup, Erythrit, Luo Han Guo (eine chinesische Pflanze aus der Familie der Kürbisgewächse), Palmzucker, Kokoszucker, Steviaextrakt, Glycerin, Fruktose, Fruktose-Glukose-Sirup, Inulin, Oligofruktose, Reissirup, Malz und weitere Süßungsmittel aus Getreide, Maltodextrin, Saccharose, Glukose, Dextrose, Sucralose, Aspartam, Saccharin. Wenn du das verwendete Süßungsmittel nicht kennst, vermeide es besser.

Akzeptable Süßungsmittel: nicht hitzebehandelter Honig, Bio-Ahornsirup, echter Rohrzucker (von Heavenly Organics oder Rapunzel), Stevia (das Kraut, nicht der Extrakt), Früchte inklusive Datteln oder frisch gepresste Fruchtsäfte (kein Extrakt oder Konzentrat).

Vermeide Getreideprodukte aus Weißmehl oder denaturiertem Getreide, auch Bio-Produkte: Cracker, Kekse, Kuchen, Frühstücksflocken, Crunchy-Müsli, Muffins, Backwaren, Mehltortillas, Bagel, Brötchen, Nudeln und ähnliche Teigwaren, Pizza, Couscous, Bio-Brot, das nicht aus frisch gemahlenem, gesäuertem Getreide besteht, und so gut wie alle abgepackten Waren, die Getreide enthalten. Nimm dich in Acht vor Produkten aus gekeimtem Vollkorn und glutenfreien Lebensmitteln, die braunen Reis enthalten.

Vermeide Vollkorn – Weizen, Roggen, Kamut, Dinkel, Vollkornreis und Quinoa eingeschlossen –, wenn es nicht entsprechend der Richtlinien im folgenden Kapitel gesäuert wurde.

Akzeptables Getreide: Sauerteigbrot aus Mehl, bei dem die Kleie entfernt wurde, teilweise geschliffener Reis, der mit einem Starter eingeweicht wurde, oder weißer Reis, ausreichend gesäuertes Getreide (basierend auf traditionellen Zubereitungsmethoden).

Vermeide rohe Nüsse und Nussbutter inklusive Erdnussbutter, rohe Mandelbutter und rohes Tahini.

Akzeptable Nüsse: Nüsse sollten geröstet oder gekocht werden. Auch bei niedrigen Temperaturen getrocknete Nüsse und daraus hergestellte Nussbutter sind in Maßen akzeptabel.

Vermeide gehärtete Fette wie Margarine oder anderen Butterersatz.

Vermeide Pflanzenöle von minderwertiger Qualität wie Gemüse-, Soja-, Raps-, Mais-, Sonnenblumen- und Distelöl. Vermeide Kartoffelchips, Crisco® und jedes Lebensmittel, dass in durch Raffinationsprozesse verändertem Fett gebraten wurde. Leider benutzen die meisten Restaurants diese billigen Pflanzenöle, die auf Dauer der Gesundheit schaden.

Akzeptable Fette sind alle nicht durch Härtung oder Raffinationsprozesse veränderten Fette aus ökologischer Produktion, am besten von kleinen Produzenten. Dazu gehören Kokosfett, Palmöl, Olivenöl, Butter, Schmalz, Talg, Hühner-, Gänse- und Entenfett.

Vermeide pasteurisierte und homogenisierte Milch oder Milch aus Getreidefütterung sowie Speiseeis. Vermeide auch fettarme Milchprodukte und Milchpulver, sowie alle Lebensmittel mit diesen Zutaten.

Vermeide im Laden angebotene Reismilch, Sojamilch, Hanfmilch, Mandelmilch und Milch aus anderen Nüssen.

Akzeptable Milchprodukte sind alle Produkte aus unbehandelter, nicht entrahmter Weidemilch, egal von welcher Art Wiederkäuer.

Wenn du Milchprodukte im Laden kaufen musst, wähle pasteurisierte Weidemilchprodukte von kleineren Produzenten. Joghurt, Butter und Weidemilchkäse sind von allen pasteurisierten Milchprodukten die besten. Es gibt auch recht preisgünstige Weidemilchkäse aus Australien, Irland und Neuseeland.

Vermeide Tafelsalz. Vielen Lebensmitteln wird handelsübliches, raffiniertes Salz zugesetzt. Solches Salz steht in Verdacht, den Körper stark zu irritieren.

Akzeptables Salz: Himalajasalz, Meersalz, wobei Celtic Sea Salt® das beste unter den angebotenen Meersalzen zu sein scheint.

Vermeide kommerzielles Fastfood und Junkfood. Diese Lebensmittel haben gewöhnlich einen sehr hohen Gehalt an Transfettsäuren, Nahrungsmittelzusätzen und Zucker.

Vermeide Genussmittel wie Kaffee, gesüßte Getränke, Sportgetränke, Alkohol oder Zigaretten. Reduziere oder vermeide Schokolade.

Vermeide unfermentiertes Soja wie Sojaprotein, Tofu, Soja/Veggie-Burger, Soja-„Fleisch" und Sojamilch.

Akzeptable Sojaprodukte sind solche, die traditionell fermentiert wurden. Kleinere Mengen unpasteurisierter Sojasauce, Miso und Natto sind in Ordnung.

Vermeide Produkte mit der Bezeichnung „Green Powder". Die meisten dieser „grünen Pulver" enthalten Zucker und fragwürdige Inhaltsstoffe. Von dieser Regel gibt es wenige Ausnahmen. Green Powder, das zu 100 Prozent aus natürlichen Lebensmitteln hergestellt wurde und keine zugefügten Süßungsmittel enthält, wäre akzeptabel.

Vermeide Fleisch, Fisch und Eier aus Massentierhaltung. Sie liefern Eiweiße von minderer Qualität.

Akzeptable Eiweiße kommen von Weide- oder Wildtieren. Sie liefern hochwertige Proteine und wirken sich positiv auf die Gesundheit aus.

Vermeide zu viel Obst. Auch wenn Obst ein natürliches Nahrungsmittel ist, essen nicht wenige Menschen zu viel davon. Sei besonders vorsichtig bei sehr süßen Früchten wie Bananen, Apfelsinen, Weintrauben, Pfirsichen, Blaubeeren und Ananas.

Vermeide Medikamente und Impfungen. Sie verändern das hormonale Gleichgewicht und tragen häufig zu Karies bei.

Vermeide Nahrungsmittelzusätze wie Glutamat, Nitrat und Nitrit.

Vermeide industriell hergestellte Lebensmittel wie Fertiggerichte oder Fertigsaucen.

Vermeide synthetische Vitamine und jedes Lebensmittel, in dem synthetische Vitamine enthalten sind.

Das „Eine-gesunde-Mahlzeit"-Programm

Dies ist ein praktisches Einsteigerprogramm für diejenigen, die etwas für ihre Zähne tun wollen, aber nicht so ohne weiteres eine ernährungstechnische Gesamtüberholung vornehmen können. Wie gut deine Zähne remineralisieren, ist von den fettlöslichen Vitaminen in der Nahrung abhängig, sowie davon, wie gut die Lebensmittel, die dem Körper Nährstoffe entziehen, vermieden werden. Das folgende Programm eignet sich für alle, die viel zu tun haben oder aus anderen Gründen nicht selber kochen wollen. Es kann außerdem dann nützlich sein, wenn die Umstände es schwer machen, drei oder mehr ordentliche Mahlzeiten am Tag zuzubereiten. Für diejenigen mit ausgedehntem Kariesbefall, mit Zahnentzündungen oder stark empfindlichen Zähnen ist dieses Programm nicht zu empfehlen. Es ist nicht so wirkungsvoll wie das oben besprochene Standardprogramm, aber es reicht aus, um kleine Löcher auf natürliche Weise zu heilen oder Karies vorbeugen. Dieses Programm basiert auf der von Weston Price entworfenen „Eine-gute-Mahlzeit-am-Tag"-Diät für arme Kinder, die in Kapitel 2 beschrieben wurde. Der tägliche Bedarf an Vitaminen und Mineralstoffen soll damit durch eine einzige, überdurchschnittliche Mahlzeit gedeckt werden. Bei den anderen Mahlzeiten sollte auf alle Lebensmittel geachtet werden, die für die Zähne besonders schädlich sind, ansonsten steht einem aber eine großen Auswahl an Lebensmitteln zur Verfügung. Dabei ist es natürlich immer zu empfehlen, die Dinge auf der Vermeiden-Liste so gut es geht zu berücksichtigen.

Vorschläge zur Nahrungszusammensetzung

½ Teelöffel Lebertran/Butteröl-Gemisch (Blue Ice Royal Blend von Green Pasture) 2 bis 3-mal täglich

2 Tassen unbehandelte Vollmilch von Weidetieren, auch als Kefir, Sauermilch oder Joghurt, oder 60g Rohmilchkäse aus Weidemilch. Als milchfreie Option kann man ungefähr 3 Tassen gekochtes, grünes Blattgemüse verwenden.

Fleisch- oder Fischeintopf, hergestellt mit gelatinereicher Brühe (zubereitet durch das lange Kochen tierischer Knochen auf niedriger Flamme). Viele der unten aufgelisteten Lebensmittel lassen sich als Zutaten für Eintöpfe verwenden.

ca. 50 bis 230g qualitativ hochwertiges Eiweiß von Land- oder Meerestieren

Vitamin-C-reiche Lebensmittel wie Brokkoli, Blumenkohl, Paprika, Spinat, Kohl, Sauerkraut, Kohlrabi, Leber und Nebenniere

Gemüse aller Art

Wähle zweimal in der Woche Schalentiere oder Innereien von Landtieren als Beilage zu den Mahlzeiten, zum Beispiel:

> Austern, Muscheln, Flusskrebse, Krabben und Hummer (mit den Innereien)

> Fischeier

Knochenmark als Zutat für eine Suppe oder Leber, Zunge oder Nieren von einem beliebigen Tier

Wem Eintöpfe zu aufwändig sind, der kann eine Tasse gelatinereiche Brühe trinken und dazu fein geschnittene Streifen seines Lieblingsfleisches oder gute Meeresfrüchte essen. Dabei sollte man nicht vergessen, der Mahlzeit viel gesundes Fett hinzuzufügen.

Bei den übrigen Mahlzeiten reicht es, darauf zu achten, die Nahrungsmittel zu vermeiden, die den Zähnen besonders schaden können. Dazu gehören stark gesüßte Getränke, Lebensmittel, die Fruktose-Glucose-Sirup oder einen anderen starken Süßstoff enthalten, Vollkornprodukte, die nicht ausreichend gesäuert wurden, Haferflocken, Frühstücksflocken und Sojaprodukte. Wenn man Brot isst, sollte man wann immer möglich Sauerteigbrot wählen. Beim Reis ziehe man weißen oder teilweise geschliffenen Reis dem Vollkornreis (oder Vollkornreisprodukten) vor, da Vollkornreis eine sorgfältige Zubereitung braucht, um den umfangreichen Gehalt an Phytinsäure zu neutralisieren. Süße Desserts lassen sich gut durch Obst ersetzen.

Wenn du auswärts essen gehst

Essen zu gehen ist heutzutage recht üblich, auch und vor allem bei allen, die viel beschäftigt sind und die dem „Eine-gesunde-Mahlzeit"-Programm folgen werden. Das Mindestziel dabei sollte sein, nahrhaftes, gutes Essen zu bekommen, das einen nicht bei seinen Bemühungen, Karies oder Zahnfleisch zu heilen, zurückwirft. Restaurants, die grundsätzlich hochwertige Zutaten verwenden und nährstoffreich kochen, sind meist sehr teuer. Oft haben solche Restaurants einen durch die französische Küche inspirierten Stil. Solche

Restaurants versuchen nicht, ihre Kunden mit billigen Kalorien in Form von übermäßig vielen Getreideprodukten abzufüttern. Man kann dort Zutaten aus der Umgebung erwarten, Fleisch aus Weidehaltung und wild gefangenen Fisch. Viele dieser Restaurants verstehen den Wert von Innereien und Meeresfrüchten und servieren Bries, Leber, Austern und Muscheln. In einem solchen Restaurant bezahlt man pro Person 15 bis 30 Euro oder mehr. Wer im Restaurant isst, dem empfehle ich, Teigwaren und Gerichte auf Getreidebasis zu meiden. Wenn man es sich leisten kann, regelmäßig essen zu gehen, was spricht dagegen, im besten Restaurant zu essen, das sich finden lässt, sich das Beste zu gönnen und dem eigenen Körper zu geben, was er braucht?

Bevor ich ins Restaurant gehe, schaue ich mir gewöhnlich die Speisekarte an, um zu sehen, ob es ein Gericht mit hochwertigen Eiweißen gibt, zum Beispiel von wild gefangenem Fisch oder Fleisch aus Weidehaltung. Restaurants, die Wels, Talapia, Krabben oder Lachs anbieten, servieren gewöhnlich Tiere von Zuchtfarmen. Die meisten anderen Fischarten in den Restaurants sind aber normalerweise wild gefangen. Wir rufen auch mal im Voraus bei einem Restaurant an, um in Erfahrung zu bringen, welches Fett zum Kochen und Braten verwendet wird. Manche Restaurants haben Zubereitungsmethoden wie Räuchern oder Grillen im Angebot, wodurch das verwendete Bratfett weniger wichtig wird. Abhängig vom gewünschten Gericht und dem Restaurant ist es vielleicht möglich, darum zu bitten, dass das Essen in Butter oder Schmalz gebraten wird, anstatt in ungesundem Pflanzenöl, das in den meisten Restaurants standardmäßig benutzt wird. Wir vermeiden Gerichte, die in Pflanzenöl frittiert wurden. Du musst keine Hemmungen dabei haben, deine Lieblingsbutter mit ins Restaurant zu schmuggeln!

Viele Restaurants versuchen, ihre Gäste mit Brot satt zu machen. Generell meide ich dieses Brot, wobei meine Familie je nach Hunger ein oder zwei Stücke isst. Wenn du ein Sandwich oder einen Hamburger bestellst, schau, ob es eine Sauerteigvariante gibt. Wenn das Brot nicht aus Sauerteig hergestellt wurde, ist es durchaus eine Möglichkeit, nur die Hälfte davon zu essen.

Wenn man essen geht, während man versucht, seine Zähne zu heilen, ist es zu empfehlen, süße Getränke, Bier, Wein und Desserts wegzulassen, denn sie alle beeinflussen das biochemische Gleichgewicht des Körpers ungünstig. Mit ein bisschen Disziplin lässt sich ein Restaurantessen in eine Mahlzeit verwandeln, die deine Bemühungen zur Heilung deiner Zähne unterstützt oder ihnen zumindest nicht entgegenwirkt.

Das Intensivprogramm

Dieses Ernährungsprogramm ist vor allem für diejenigen gedacht, die schwere Zahnprobleme in den Griff bekommen möchten. Jeder Bestandteil dieses Programms ist dazu bestimmt, dem Körper das Beste vom Besten im

Hinblick auf die Nährstoffdichte zu liefern und den Zähnen eine schnelle Remineralisation zu ermöglichen. Dieses Programm versucht, Bestandteile einer Ernährung einzufangen, die nah an eine für den Erhalt der Gesundheit optimale Kost herankommt. Wer diesen Empfehlungen folgt, dessen Zähne werden steinhart. Selbst wem dieses Programm in seiner Gesamtheit als unausgewogen oder nicht umsetzbar erscheint, kann Teile daraus nehmen und damit seine eigene, zahnmineralisierende Ernährung zusammenstellen. Dabei kann man Zubereitungsmethoden und Lebensmittel von der Liste auswählen, die einem zusagen oder vertraut sind. In diesem Programm sollen alle Eiweiße so frisch wie nur möglich sein. Die hochwertigsten Proteine liefern Meeresfrüchte und Fleisch, wenn es vorher nicht tiefgekühlt wurde. Wenn diese Lebensmittel so frisch sind, dass sie überhaupt nicht gekühlt werden mussten, umso besser.

Tägliche Nahrungszusammensetzung

½ Teelöffel Lebertran-Butteröl-Gemisch (Blue Ice Royal Blend von Green Pasture) 2 bis 3-mal täglich

⅛ Teelöffel Blue Ice fermentierter Lebertran vom Rochen (engl.: fermented skate liver oil)

ca. 60g Leber von Weidetieren mindestens 4-mal in der Woche; bevorzugt roh, aber auch gekocht oder mit Zwiebeln gebraten

4-12 Austern oder Muscheln mehrmals in der Woche, am besten frisch und roh, als zweitbeste Wahl gekocht

1-2 Esslöffel Knochenmark, roh oder gekocht, mehrmals in der Woche

2-8 Tassen gesäuerte Milchprodukte täglich (Kefir, Joghurt, Molke, Buttermilch oder Sauermilch); optional bis zu 125g Rohmilchkäse, abhängig vom übrigen Milchkonsum

1-2 Esslöffel rohe Sahne mehrmals in der Woche

250g oder mehr Eiweiß aus tierischen Quellen (von Weidetieren oder Wild) täglich Eiweiß kann roh, kurz gebraten, fermentiert wie zum Beispiel Ceviche, oder als Eintopfzutat gegessen werden. Idealerweise sollten die Eiweiße aus einer Mischung von Land- und Meerestieren stammen.

1-2 Tassen Fischkopfsuppe täglich, alternativ Brühe vom Rind, Huhn usw.

2-4 rohe Eier am Tag, zum Beispiel in einem Smoothie oder in gesäuerter Milch; alternativ auch weichgekochte Eier

fermentiertes Gemüse wie Sauerkraut

gekochtes Blattgemüse oder Gemüsesuppe, Gemüsesaft für den, der es roh mag

Spezialzutaten für dieses Programm sind Kolostralmilch, Fischeier, Krabben und Krebse mit Innereien, gelbe Frühlings- bzw. Sommerbutter, Innereien wie Nebennieren, Schilddrüse, Gehirn und tierisches Blut. Krabben und Krebse sowie Gehirn sollte man gekocht essen, einige Innereien sind roh am besten.

Bei dieser Ernährung stammen die Kohlenhydrate vorwiegend aus Milchprodukten. Wer nicht besonders schweren Kariesbefall heilen will und auch keiner kohlenhydratarmen Diät folgt, kann diesem Programm Sauerteigbrot aus frisch gemahlenem, gesiebtem Getreide (so dass die Kleie entfernt ist) hinzufügen. Alternativ verwendet werden können auch Kartoffeln in moderaten Mengen, Süßkartoffeln, Yams und anderes Wurzelgemüse. Wenn man dieses Gemüse säuert, wird es noch leichter verdaulich.

Wer nicht unter Karies leidet, der kann zu einer optimalen Ernährung auch moderate Mengen gesäuerter Getränke oder selbst gebrauter, alkoholischer Getränke (wenn sie ohne gemälztes Getreide oder handelsübliche Hefe auskommen) hinzufügen. Dazu gehören Süßkartoffelbier, fermentierter Wein oder Apfelwein und hausgemachtes Met.

Wer diesem Programm folgt, sollte auf alle verarbeiteten und denaturierten Lebensmittel verzichten. Generell bekommt man die hochwertigsten Zutaten direkt beim Bauern, beim Schlachter oder auf dem Bauernmarkt.

Programm für Vegetarier

Dieses Programm habe ich zusammengestellt, damit auch Vegetarier die Möglichkeit bekommen, ihre Zahngesundheit zu verbessern. Auch wenn ich den vegetarischen Lebensstil niemandem empfehle, möchte ich doch auf die vielen Anfragen von Vegetariern reagieren. Bevor wir mit dem vegetarischen Programm fortfahren, möchte ich dich als Leser einladen, über ein paar grundlegende Dinge nachzudenken. Damit keine Missverständnisse aufkommen: wenn ich hier über Fleisch rede, meine ich auch Fisch. Wer keine Landtiere sondern nur Meerestiere isst, kann auch die anderen Programme in diesem Kapitel verwenden und damit gute Ergebnisse erzielen.

In meiner Zeit als Vegetarier durchdachte ich nie bis zum Ende, warum ich diesen Lebensstil gewählt hatte. Ich war nur überzeugt davon, dass ich nicht zum Töten von Tieren beitragen wollte. Stattdessen begann ich, mich langsam und unbemerkt selbst zu Grabe zu tragen, indem ich zur Stillung meines Hungers große Mengen Tofu in mich hineinschaufelte. Meine zwei Jahre als Vegetarier endeten, als ich auf einer Visionssuche war. Hoch oben auf dem Berg Shasta in Kalifornien fastete ich für drei Tage und zwei Nächte. Die letzte Nacht brachte ich jedoch nicht zu Ende, weil ich nur noch von einer Vision besessen war: einem Putensandwich! Ich hatte einen solchen Mangel aufgebaut und fühlte mich so ausgehungert, dass ich während dieser Fastenzeit beschloss, mit dem Vegetarismus aufzuhören. Ich bin also kein Vegetarier mehr und ich würde diesen Lebensstil keiner Frau empfehlen, die schwanger ist oder werden will, und keiner, die stillt. Auch für Kinder halte ich diese Art der Ernährung für ungeeignet.

Die gegenwärtigen Tierhaltungsmethoden verpesten weltweit die Umwelt und die meisten Nutztiere werden allgemein schlecht behandelt. Aber wenn wir auf Fleisch verzichten und uns damit etwas vorenthalten, was wir eigentlich brauchen, propagieren wir damit, Mangel sei etwas Gutes und Notwendiges. Ich hatte nicht begriffen, dass ich mich auch für das Fleisch von Tieren entscheiden konnte, die gut behandelt wurden. Es gibt sogar Bauernhöfe, die ihre Tiere artgerecht weiden lassen und wo man vor dem Schlachten eine Zeremonie mit Gebet abhält. Wenn man Lebensmittel sorgfältig auswählt und sicherstellt, dass für diese Tiere gut gesorgt wurde und sie artgerecht und unter würdigen Bedingungen aufwachsen konnten, habe ich persönlich ein gutes Gefühl dabei, meinen Hunger durch Fleischverzehr zu stillen.

In einer perfekten Welt würde ich wahrscheinlich kein Fleisch essen, weil ich wirklich lieber auf das Töten von Lebewesen verzichte. Bis aber diese perfekte Welt Wirklichkeit wird, fehlt mir ohne tierisches Eiweiß die nötige Energie und Lebenskraft. Auch gesunde Vegetarier brauchen tierische Eiweiße und Fette. Sie beziehen diese nur aus Milchprodukten und Eiern. Bevor der Mensch sich Nutztiere hielt, ging er auf die Jagd, um seinen Bedarf an tierischem Eiweiß zu decken. Wir Menschen sind mit unserer Fähigkeit, Werkzeuge herzustellen, dafür gemacht, auf die Jagd zu gehen. Ohne die Fähigkeit, aus Tierhäuten Kleidung herzustellen, hätten Menschen in kälteren Gegenden nicht überleben können. Auch unser genetischer Ursprung liegt in einer Kultur von Jägern und Sammlern.

Viele Menschen sind aus religiösen Gründen Vegetarier. In den letzten ein bis zwei Jahrtausenden haben bestimmte Gruppierungen eine fleischfreie Ernährung als Hilfe auf ihrem spirituellen Weg gewählt. Heutzutage gibt es viele Mönche und geistliche Führer, die zwar selbst keine Tiere töten, aber trotzdem etwas Fleisch essen. Bis zu dem Tag, an dem der Wolf und das Schaf friedlich nebeneinander weiden und Löwen nur noch Stroh fressen, werde ich jedenfalls Fleisch essen und das Fleischessen auch anderen empfehlen.

Es gibt gesunde, vegetarisch lebende Bevölkerungsgruppen auf der Welt, aber sie sind rar. Als Weston Price seine Feldstudien unternahm, konnte er keine einzige traditionelle Kultur finden, die vegetarisch lebte. Allerdings reiste Dr. Price nicht nach Indien. Die Dorfbevölkerung in bestimmten Teilen Indiens folgt einer ausgeklügelten Kost, die auf altem ayurvedischem Wissen basiert, und offenbar ist die Kariesrate dort niedrig. Jedes Detail dieser Ernährung ist sorgfältig aufeinander abgestimmt: das Pflanzen und Ernten findet in Harmonie mit den Mondphasen statt, es gibt spezielle Bodenbearbeitungstechniken, eine besondere Kombination verschiedener Gemüsearten liefert ein ausgewogenes Mineralstoffangebot, es gibt keine irgendwie industriell verarbeiteten Lebensmittel, Getreide wird ein Jahr lang gelagert und frisch gemahlen verarbeitet, Zucker wird durch Lagerung reifen gelassen, besondere Gewürze verbessern die Verdauung, bestimmte Kräuter und Beeren wie die Indische Stachelbeere erhöhen den Mineralstoffgehalt der Nahrung, alle Nachtschattengewächse werden vermieden und der Wasserbüffel liefert die wahrscheinlich nährstoffreichste Milch weltweit. Abhängig von den Jahreszeiten wird die Milch unterschiedlich verarbeitet. Nur sehr wenige, gewöhnlich tief religiös und traditionell verwurzelte Gesellschaften haben Wege gefunden, eine fleischfreie, mineralstoffreiche Ernährung zu schaffen, die auch eine hohe Widerstandskraft gegen Karies mit sich bringt. Diese Art der Ernährung ist in unserer westlichen Welt schwer zu reproduzieren.

Ein Hauptproblem der vegetarischen Ernährung ist die ausreichende Zufuhr von Vitamin D, dem wichtigsten Vitamin zur Mineralisierung der Zähne. Selbst Weidemilch hat häufig nur einen niedrigen Vitamin-D-Gehalt. Es ist gut möglich, dass spezielles Futter oder die Fähigkeit des Wasserbüffels, Sonnenlicht zu verwerten, zu einem recht hohen Vitamin-D-Gehalt der Büffelmilch führt. Da ich mit Sicherheit weiß, dass das Butteröl von Green Pasture (X-Faktor Gold high vitamin butter oil) reich an Vitamin D ist (Butter, selbst wenn es sich um Butter aus Weidemilch handelt, ist das meist nicht), ist die regelmäßige Verwendung dieses Produkts entscheidend und die einzige, mir bekannte Lösung für eine vegetarische Ernährung, die die Zahnremineralisation unterstützen soll.

Das Programm für Vegetarier stützt sich bei der Versorgung mit Mineralstoffen vor allem auf Mineralstoffe aus Gemüse. Wenn man Fleisch und Fisch isst, liefert Fleisch dem Körper die anderweitig fehlenden Mineralstoffe. Beim vegetarischen Programm hat man diesen Sicherheitsspielraum nicht. Der Erfolg dieses Programms hängt aber auch von der Qualität und Frische der verwendeten Gemüse sowie der Qualität der Milchprodukte ab. Je höher die Qualität der Milchprodukte, desto größer die Chancen auf Erfolg.

Tägliche Nahrungszusammensetzung

2-4 Tassen unbehandelte Vollmilch täglich in Form von Milch, Kefir, Molke, Joghurt, Sauermilch oder Buttermilch. Eine Tasse Milch lässt sich auch durch ungefähr 60 Gramm Käse ersetzen. Eine weitere Möglichkeit ist der Smoothie mit Ei, wie im nächsten Kapitel beschrieben.

60-120g Rohmilchkäse

1-4 Eier täglich, roh, weich- oder hartgekocht

Viel Gemüse, wie es zum Beispiel in der ayurvedischen, grünen Gemüsesuppe vorkommt (Rezept im nächsten Kapitel), oder Gemüsesuppe nach anderen Rezepten

Vitamin-C-haltige Lebensmittel wie Brokkoli, Blumenkohl, Paprika, Spinat, Kohl, Sauerkraut oder Kohlrabi

Viel Butter oder Ghee zu jeder Mahlzeit

Mindestens einmal täglich etwas Gesäuertes wie Kefir, Joghurt oder Sauerkraut

Optional: Seetang

Bei diesem Programm muss man sich auf Gemüse als Ernährungsgrundlage verlassen. Das erreicht man am besten durch die Zubereitung von Gemüsesuppen, wie zum Beispiel der ayurvedischen, grünen Gemüsesuppe im nächsten Kapitel. Wenn man weiß, wie man beim Saften eventuell vorhandene Pflanzentoxine entfernt, kann man seinen Mineralstoffbedarf auch über Gemüsesäfte decken. Wie bei den anderen Ernährungsprogrammen auch solltest du zu jeder Mahlzeit in irgendeiner Form Eiweiß essen. Käse ist besonders geeignet, da er hochwertige Eiweiße sowie große Mengen der wichtigen Mineralstoffe Kalzium und Phosphat enthält. Auch Joghurt ist eine gute Ergänzung. Wann immer möglich, sollte man echten Weidemilchkäse wählen. Stark aufpassen muss man beim Verzehr von Getreide. Alles Getreide sollte phytinsäurefrei sein. Wenn man Vollkornreis essen will, muss dieser vorher mit einem Starter eingeweicht werden, wie im nächsten Kapitel beschrieben, und so lange kochen, bis die Körner aufbrechen. *Wenn das Programm für Vegetarier erfolglos bleibt, sollte man in Betracht ziehen, die Ernährung mit fermentiertem Lebertran zu ergänzen, um die Vitamine hinzuzufügen, die für einen Erfolg fehlen.*

Sorge für dich selbst

Bei der Heilung deiner Zähne geht es im Grunde vor allem darum, gut für dich selbst zu sorgen. In natürlichen Ökosystemen, die nicht vom Menschen gestört werden, kann man leicht sehen, wie die Natur für jedes einzelne Geschöpf sorgt. Pflanzen und Tieren stehen in der Regel genug Nahrung und Nährstoffe zur Verfügung und krankmachender Stress ist ihnen unbekannt. Obwohl auch wir ein Teil der Natur sind, ist unsere Gesellschaft von der Überzeugung geprägt, dass wir um Ressourcen kämpfen müssen, und dass wir Mangel leiden, wenn wir nicht unsere Ellenbogen ausfahren und nehmen, was wir meinen zu brauchen, auch wenn wir damit andere und die Erde ausbeuten. Wir vertrauen nicht darauf, dass genug für alle da ist. Anstatt zu geben, will unsere Gesellschaft nur nehmen und noch mehr nehmen. Der Bau und Unterhalt unserer Häuser und Transportmittel verbraucht enorme Ressourcen. Die Regierung verlangt unser Geld in Form von Steuern, wobei man sich fragen kann, wie viel davon tatsächlich dafür genutzt wird, um Bürger und Gemeinschaften zu unterstützen. Diese Kultur des Nehmens schafft Stress, Zwietracht und ist zerstörerisch. Die gesellschaftlichen Umstände, in denen die meisten von uns leben, machen es uns schwer zu entspannen. Kann man entspannen, fällt es viel leichter, auf sich selbst zu achten. Die eigenen Bedürfnisse wichtig zu nehmen ist ein Teil der persönlichen Verantwortung jedes Einzelnen. Wenn du dich unwichtig, unwürdig oder unglücklich fühlst, wird es dir schwerfallen, für dich selbst gut zu sorgen und deinem Körper die Nahrung zu geben, die er braucht. Wenn du willens und fähig bist, für dich selbst zu sorgen, wirst du Heilung finden. Schaffe dir einen Raum, wo deine Bedürfnisse wichtig sind, und gönne dir selbst das Beste, was du dir geben kannst.

Häufige Fehler, die bei der Bemühung um eine gesunde Ernährung gemacht werden

Welche Lebensmittel man wählt, ist eng damit verbunden, welche innere Einstellung man zu sich selbst hat. Wer immer in Eile ist oder keine Lust hat, gut für seinen Körper zu sorgen, der nimmt bei der Nahrungswahl gern Abkürzungen, durch die Gesundheitsprobleme entstehen können. Wer glaubt, gesund zu essen und trotzdem unter Karies leidet, findet im Folgenden die häufigsten Ernährungsfehler aufgelistet. Überprüfe, ob etwas davon auf dich zutrifft.

Minderwertige Nahrungsqualität – Bei fertig abgepackten Lebensmitteln sollte man immer vorsichtig sein, auch wenn „bio" draufsteht, da die Qualität oft nicht die beste ist. Achte auch auf die Qualität der Milchprodukte, vor allem, wenn du größere Mengen davon konsumierst. Milch aus Getreidefütterung, selbst wenn es sich um unbehandelte Milch handelt, kann das biochemische Gleichgewicht des Körpers aus dem Takt bringen. Kaufe wenn immer möglich die besten und frischesten Lebensmittel, die du finden kannst!

Weglassen der fettlöslichen Vitamine – Ich habe deutlich betont, dass die fettlöslichen Vitamine von äußerster Wichtigkeit für die Entwicklung starker Zähne sind. Wer diesen Schritt überspringt, wird Schwierigkeiten dabei haben, seine Zähne zu remineralisieren.

Zu viel Süßes – Süßes ist Süßes. Wer Karies hat, muss diszipliniert sein und seinen Süßigkeitenkonsum einschränken. Deine Zähne sind die Anstrengung wert. Natürliche süße Lebensmittel sind nicht so bedenklich wie solche, die industriell verarbeitet und verändert wurden. Das heißt aber nicht, dass man Unmengen davon essen kann, ohne unter den Folgen zu leiden.

Mangel an Mineralstoffen – Knochenbrühe unterstützt die Nährstoffaufnahme und ist reich an Mineralstoffen. Seetang, Fisch und Schalentiere enthalten ebenfalls sehr viele Mineralstoffe. Wer seinen Eiweißbedarf ausschließlich über Fleisch von Landtieren deckt, dessen Qualität fragwürdig ist, kann möglicherweise hierdurch einen Nährstoffmangel erleiden.

Schlechte Nahrungsabsorption – Es ist auch möglich, dass deine Verdauung nicht optimal funktioniert und Nahrung nicht richtig absorbiert wird. Bei der Verbesserung der Verdauung hilft der regelmäßige Verzehr von gesäuerten Lebensmitteln, Knochenbrühe, Kefir und rohen Eiern. Vielleicht solltest du auch die Unterstützung eines Experten suchen, um deine Verdauungsfähigkeit zum Beispiel mithilfe bestimmter Kräuter zu verbessern und speziell die Leber zu reinigen und zu stärken.

Entschlackung und Fasten

Beim Thema Ernährung müssen wir auch über das Fasten sprechen. Entschlackung kann hilfreich sein. Wenn dazu aber der übermäßige Verzehr von Ahornsirup oder anderen süßen Lebensmitteln gehört, tut das den Zähnen nicht gut. Wenn deine Zähne gesund sind, ist gegen ein kürzeres Fasten nichts einzuwenden. Ich habe von vielen gehört, deren Zähne durch Entschlackung oder Fasten schlechter geworden sind. Hingegen empfinden einige Leute ein kürzeres Fasten, also einen Tag oder weniger, als hilfreich. Ich empfehle eine sanfte Entschlackung, wie zum Beispiel mithilfe von Kräutern, bestimmten Diäten, rohen Eiern oder Gemüsesäften. Wenn du bereits sehr schlank bist oder ein gewisses Hungergefühl dein ständiger Begleiter ist, sind Fasten- oder Entschlackungskuren wahrscheinlich weniger für dich geeignet.

Zahnheilung in sechs Wochen

Wenn man Karies unter Kontrolle hat, hört das Loch im Zahn auf zu wachsen und es bildet sich neues Dentin. Dr. Price war davon überzeugt, dass „gut über 95 Prozent" aller Karies durch ein sorgfältiges Ernährungsprogramm in den Griff zu kriegen seien. Wie ein gebrochener Knochen repariert sich ein kariöser Zahn selbst und wird wieder stark. Wenn der Zahn ein Loch oder ein Grübchen hat, wird das Loch oder Grübchen hart und widerstandsfähig werden, sich aber nicht wieder auffüllen.

Jedes Mal, wenn man einen Bissen zu sich nimmt, werden die Weichen entweder für die Remineralisierung oder die Entmineralisierung der Knochen und Zähne gestellt. Wenn man dem Standardprogramm ein bis zwei Tage folgt, vorausgesetzt, man erhöht auch die Aufnahme fettlöslicher Vitamine, sollte man bereits positive Veränderungen als Folge der beginnenden Remineralisierung bemerken. Zu diesen Veränderungen gehören zum Beispiel eine Abnahme der

Zahnempfindlichkeit und das Gefühl, dass die Zähne sich stabiler und stärker anfühlen. Mithilfe einer chemischen Analyse von Speichelproben stellte Dr. Price zu Beginn des Ernährungsprogramms, das er bei Schulkindern durchführte, fest, ob aktive Karies vorhanden war. Nach einem Zeitraum von sechs Wochen konnte man durch eine erneute Speichelprobe sehen, dass die Karies zum Stillstand gekommen war. Nach fünf Monaten Ernährungsprogramm hatten sich die gemessenen Werte im Speichel noch weiter verbessert.[205] Aus diesen Zahlen lässt sich ableiten, dass wahrnehmbare Ergebnisse innerhalb von sechs Wochen zu sehen sein sollten. Allerdings kann man einen beschädigten Zahn noch lange nach diesen sechs Anfangswochen heilen sehen. Ein sehr stark beschädigter Zahn kann Monate brauchen, um sich vollständig zu reparieren. Die gute Nachricht ist, dass du deine Zähne heilen kannst. Die Weichen dafür stellst du bei deiner nächsten Mahlzeit.

6. Kapitel:

Karies mit der nächsten Mahlzeit stoppen – Rezepte und Essenspläne

Gesund zu essen bedeutet, die eigenen Wurzeln und die Freude am Leben zu entdecken. Ob wir uns im Leben wohlfühlen oder nicht, hängt auch davon ab, was und wie wir essen. Wenn wir an gutes Essen denken – vor allem, wenn es sich um Kindheitserinnerungen handelt –, kommen wir mit unseren Wurzeln in Kontakt. Was fällt dir ein, wenn du an richtig gutes Essen denkst? Vielleicht hat jemand aus deiner Familie ein altes Familienrezept gekocht? Oder du hast, falls du aus einem anderen Land kommst, ein Lieblingsessen aus deiner Heimat, das noch traditionell zubereitet wird? Rezepte und Gerichte, die eine Familie schon immer gekocht hat, wecken Gefühle der Zugehörigkeit und Verbundenheit. Oft bestehen diese Mahlzeiten aus nährstoffreichen Zutaten wie selbstgemachter Brühe, Innereien und hochwertigen Fetten. Ich erinnere mich zum Beispiel an meinen Bruder, der jeden Tag wilden Lachs aß, oder meinen Vater, der ein einfaches Gericht aus Reis, Gemüse und Fisch oder Huhn zubereitete. Meine Großmutter machte Hühnersuppe, bei der sie das ganze Huhn kochte, und ich weiß noch, dass sie Knochenmark aß. Mein Großvater wuchs noch dort auf, wo man Beutel aus Tierhäuten voll mit Ziegenmilch mit sich herumtrug und bei Bedarf daraus trank. Egal, wo du herkommst, können deine Herkunft und Vergangenheit ein Schlüssel zu gesunder Ernährung sein. Vielleicht hast du gute Erinnerungen an ein spezielles Restaurant oder ein unvergessliches Essen bei einem Freund oder Verwandten. Versuche, dich an solche guten, gesunden Dinge aus deiner Vergangenheit zu erinnern. Viele haben Großeltern, die gesund gegessen haben, oder besitzen fast vergessene Kochbücher mit Rezepten für richtig gute Gerichte. Hier findet sich das ungenutzte Wissen früherer Generationen. Egal, wo du lebst, wenn du Kontakt zu deinen Wurzeln aufnimmst, kann dich das mit einer Ernährung in Verbindung bringen, die nahrhaft, gesund und reich an fettlöslichen Vitaminen ist. Egal, wo du herkommst oder lebst, kannst du diesen scheinbar fernen und doch so nahen Kontakt zu gesundem Essen herstellen und ihn im Hier und Jetzt zu einem Teil deines Lebens machen. Suche alte Familienrezepte heraus, befrage Verwandte über ihre Erfahrungen oder schaffe mit ein bisschen Hilfe aus Kochbüchern deine eigenen Kochtraditionen. Das erfordert sicherlich etwas Arbeit, aber der Lohn wird ein Mehr an Lebensfreude und Gesundheit sein.

In diesem Kapitel will ich verschiedene Rezepte und Essenspläne vorstellen, und ich werde die komplexe Frage angehen, wie Getreide so zubereitet werden kann, dass es der Gesundheit zuträglich wird.

Zahnheilungsdiäten, die funktionieren

Der Arzt Julian D. Boyd schuf eine getreidefreie Diät, die kariöse Stellen in Zähnen in harte, glasartige Oberflächen verwandelte. Diese Diät enthielt Milch, Sahne, Butter, Eier, Fleisch, Dorschlebertran, viel Gemüse und Obst. Auf dem täglichen Speiseplan stand ein knapper Liter Milch mit viel Sahne. Weitere Fettlieferanten waren Sahne, Butter und Eigelb. Diese Diät enthielt keinen raffinierten Zucker, kein Brot und auch kein Getreide in anderer Form.

Ich verwende eine getreidefreie Diät als Ausgangspunkt meiner Empfehlungen, weil ich dir ein Werkzeug in die Hand geben will, bei dem ich sicher bin, dass es funktioniert. Es ist sicherlich empfehlenswert, mit einer Ernährung zu beginnen, die kaum oder keine Getreideprodukte enthält, um diese dann nach und nach hinzuzufügen und zu beobachten, wie der Körper darauf reagiert.

Im Folgenden eine leicht modifizierte Übersicht einer Diät, die Dr. May Mellanby zur Kariesheilung geschaffen hat. Zu jeder Mahlzeit des Tages finden sich verschiedene Essensvorschläge. Zu dieser Diät gehört Dorschlebertran, der den Kindern täglich gegeben wurde und in dieser Diät ein Schlüsselelement ist, um Karies zum Stillstand zu bringen.

Frühstück

Omelett, Milchkakao

Rührei, Milch, frischer Salat

Omelett, mit 60g Rinderhackfleisch zubereitet

Fischfrikadellen mit in Ei getauchten und dann gebratenen Kartoffeln

Speck, gebraten oder ganz fein geschnitten, mit Petersilie und Rührei

Eier, gekocht, gebraten oder als verlorene Eier

Fisch, gebraten oder gedünstet

Mittagessen (die Hauptmahlzeit des Tages)

Gedünstetes Hackfleisch mit Kartoffeln und Karotten

Irish Stew (Lamm- oder Hammeleintopf mit Suppenknochen)

Kaltes, in Streifen geschnittenes Fleisch mit rohen, gewürfelten Karotten, Zwiebeln und Kartoffeln, serviert auf einem Salatblatt

Nachtisch (nach dem Mittagessen serviert; eine gute Zeit, etwas Süßes am Tag zu essen)

Gekochtes Obst mit Milch

Obstsalat mit Eierkrem oder Sahne

Bratapfel, vor dem Braten in der Mitte mit goldenem Sirup oder Ahornsirup gefüllt

Obstsalat mit Milchkakao

und warum nicht einmal: Honigwabe, die noch Bienenlarven enthält

Abendessen oder Zwischenmahlzeit

Rinderhackfleisch im Bratensaft mit grünem Salat

Kartoffelpuffer

Fischfrikadellen

Eier, auf verschiedene Weise gekocht

Fisch und Kartoffeln in Rinder- oder Schweineschmalz gebraten

Kartoffelsuppe, mit Milch zubereitet

Linsen- oder Selleriesuppe, mit Milch und Hackfleisch

Käse, auf verschiedene Art serviert

Kartoffeln, gedünstetes Hackfleisch, Karotten, gekochtes Obst, Milch

Griebenschmalz auf Sauerteigbrot

Milch als Getränk

In Dr. Mellanbys Plan ist das Mittagessen die Hauptmahlzeit am Tag. Süßigkeiten werden nach dem Mittagessen und nicht nach dem Abendessen gegessen.

Beispielgerichte zur Unterstützung der Zahnheilung

Im Folgenden habe ich eine Liste schmackhafter, nährstoffreicher Gerichte zusammengestellt. Sie lassen sich zu allen Mahlzeiten des Tages einsetzen. Es sind keine kompletten Mahlzeiten, sondern eher Anregungen, mit denen man arbeiten kann. Idealerweise wechseln Gerichte mit Meeres- und Landtieren einander ab. Wobei mir natürlich bewusst ist, dass nicht jeder Zugang zu beidem hat oder mancher das eine dem anderen vorzieht.

Beispielgerichte Fisch und Meeresfrüchte

selbstgemachte Fischstäbchen aus weißem, in Streifen geschnittenem Fisch, Semmelbrösel aus selbstgemachtem Sauerteigbrot, rohe Eier vermischt mit Pfeffer und Meersalz, Ghee oder Butterschmalz zum Braten, dazu passend selbstgemachte Tatarensauce und Fischsuppe

japanische Miso-Suppe oder Fischsuppe aus Fischbrühe, Fisch und Meeresfrüchten

Sushi-Rollen aus rohem Thunfisch, Karotten, Gurken, Avocado; oder Sushi aus geräuchertem Lachs und Doppelrahmkäse

Ceviche-Fisch (in Limettensaft marinierter, roher Fisch) mit einer Tasse Fischbrühe

roher Thunfischsalat (auch Poke genannt) mit Fischsuppe aus Fischbrühe und Gemüse oder Algen

Hummer-, Muschel- oder Austerneintopf

Fischfrikadellen mit in Ei getauchten und gebratenen Kartoffeln, dazu Fischbrühe

Fischkopfsuppe

Beispielgerichte Landtiere

Hackbraten mit 25 Prozent gehackten oder pürierten Innereien, in Rinderbrühe zubereitet

Hackfleischbällchen in mit Rinderbrühe zubereiteter Tomatensauce, mit Gemüse darin und Käse obendrauf. Man kann auch aus einem Spaghettikürbis Pseudo-Spaghetti machen und zu den Hackfleischbällchen als Beilage servieren.

Kürbissuppe, zubereitet mit Rinderbrühe und saurer Sahne oder Crème fraiche. Für die, die es exotisch mögen, lässt sich statt saurer Sahne Kokoscreme verwenden (dicker als Kokosmilch, dünner als Kokossirup) – aus frischen Kokosnüssen selbst hergestellt oder aus der Dose.

Leber mit gerösteten Zwiebeln oder geröstetem Knochenmark auf Sauerteigbrot.

Tatar aus rohem Rinderhackfleisch, mit italienischen Kräutern und Senf mischen (auf knapp 500 Gramm Hackfleisch kommen zwei Teelöffel Kräuter, ein Teelöffel Senf, zwei Teelöffel fein gehackte, rote Zwiebeln, dazu Meersalz und Pfeffer). Sauerkraut und in kleine Stücke geschnittene Leber als Beilage.

Schaschlik: Krabben, Fleischstücke vom Huhn oder Schaf, Leber, Herz und/oder Nieren, verschiedenes Gemüse (Paprika, Zucchini, Pilze) mit Öl bestreichen, mit Salz und Pfeffer würzen, auf Spieße stecken und dann grillen. Dazu Rinderbrühe.

Frikadellen mit Bratkartoffeln, gebraten in Schmalz oder Butterschmalz.

Vorschläge für Beilagen, Snacks und Zwischenmahlzeiten

Sauerkraut gekocht mit Schweinefett, Fleisch oder kalt. Am besten ist frisches, rohes Sauerkraut, wie man es im Bioladen, beim Metzger oder im Delikatessenladen direkt aus dem Fass bekommt. Sauerkraut aus der Dose oder dem Beutel ist nicht zu empfehlen, da Geschmack und Nährstoffgehalt gegenüber frischem Sauerkraut vermindert sind. Es ist auch nicht schwer, Sauerkraut selbst herzustellen.

Käsekrem mit Früchten: 1 Tasse frischer Käsebruch aus Rohmilch (Käsebruch sind die festen Bestandteile, nachdem die Molke entfernt wurde) wird mit Früchten, zwei rohen Eiern und 1 Teelöffel unbehandeltem Honig gemischt.

Kalbsbries, paniert mit Mehl, Nussmehl oder Semmelbröseln aus Sauerteig, in Butterschmalz, Rinder- oder Schweineschmalz gebraten.

Gemüsesuppe

zahnstärkender **Eier-Smoothie**

sauer eingelegte **rote Bete** oder anderes Gemüse

Omelett mit Pilzen und Käse

weichgekochte Eier mit einer Prise Salz

sauer eingelegte **Heringe** oder **Brateringe**

Käse mit Äpfeln, Birnen oder gerösteten Nüssen

1 Tasse **Rohmilch**

Algensnacks

gekochte Rinderzunge mit gehacktem Knoblauch oder Sahnemeerrettich

Grünkohl: Kleingeschnittenen Kohl zusammen mit gehackten Zwiebeln in Schmalz oder Butter dünsten, selbstgemachte Brühe sowie Fleisch- und fette Wurststücke dazugeben, mit Meersalz und Muskat würzen, weiterkochen, bis das Fleisch gar ist. Wer es exotisch probieren will, kann die Zwiebeln, Brühe, Fleisch und Wurst weglassen und statt Salz und Muskat mit Knoblauch, Ingwer und Tamari-Sojasauce würzen.

Leber mit Zwiebeln und Pilzen: Zwiebeln, Pilze und Leber in Butter- oder anderem Schmalz braten. Dazu selbstgemachte Hühnerbrühe (am besten Hühnerbrühe aus Hühnerfüßen und -köpfen).

gefüllte Eier: Eier hartkochen, schälen und längs halbieren. Das Eigelb entfernen und mit selbstgemachter Mayonnaise, gehacktem Schnittlauch, Meersalz, frisch gemahlenem Pfeffer und einer Prise Senfpulver vermengen. Mit dieser Eigelbmischung die Eier füllen.

Rühreier mit Gemüse: Eier zusammen mit gehackten Zwiebeln und kleingeschnittenen Tomaten dünsten, entweder klassisch mit Pfeffer und Salz würzen oder mit etwas rotem Cayennepfeffer und Kurkuma.

Eggs Benedict (amerikanisches Frühstücksgericht): Je ein Spiegelei oder ein verlorenes Ei zusammen mit selbstgemachter Sauce Hollandaise auf die Hälften eines Sauerteigbrötchens geben. Sauce Hollandaise lässt sich aus Butterschmalz, zwei rohen Eiern, einer Prise Cayennepfeffer und etwas Zitronensaft (alles zusammen schaumig geschlagen und im Wasserbad erhitzt) leicht selbst herstellen.

Beispielspeiseplan Fisch und Meeresfrüchte

Die folgenden Speisepläne sind kreative Entwürfe. Es ist nicht notwendig, gerade diese Mahlzeitenkombinationen in der hier vorgestellten Reihenfolge einzuhalten. Es geht auch nicht darum, sich dazu zu zwingen, etwas Bestimmtes zu essen. Besser man wählt solche Lebensmittel, die einem schmecken und gut tun.

Tag 1:

Frühstück: Rühreier mit Fischeiern, in Butterschmalz gebratene Kartoffeln oder Süßkartoffeln, 1 Tasse Milch

Fermentierter Lebertran vom Dorsch, mit Butteröl kombiniert oder Lebertran vom Rochen

Mittagessen: geräucherter Lachs mit gekochtem Grünkohl, dazu Leber mit Zwiebeln

Zwischenmahlzeit: Pfirsiche mit Joghurt aus unbehandelter Milch

Abendessen: japanische Miso-Suppe oder Fischsuppe, zubereitet mit Fischbrühe; Sushi-Rollen aus Thunfisch (roh oder gekocht), Reis und Gemüsesalat

fermentierter Lebertran vom Dorsch, mit Butteröl kombiniert oder Lebertran vom Rochen

Tag 2

Frühstück: Rührei mit Käse überbacken, dazu Kartoffelbrei aus Kartoffeln oder Süßkartoffeln; eine Tasse Rohmilch

fermentierter Lebertran vom Dorsch, mit Butteröl kombiniert oder Lebertran vom Rochen

Zwischenmahlzeit: Hüttenkäse mit Brombeeren

Mittagessen: Fischkopfsuppe

Abendessen: Gemüsesuppe mit grünen Bohnen und Zucchini; dazu Fleisch (Huhn, Fisch oder Würstchen), Kartoffeln oder Reis

fermentierter Lebertran vom Dorsch, mit Butteröl kombiniert oder Lebertran vom Rochen

Beispielspeiseplan Landtiere

Tag 1:

Frühstück: Kürbissuppe, zubereitet mit Rinderbrühe und saurer Sahne oder auch Kokoscreme

fermentierter Lebertran vom Dorsch, mit Butteröl kombiniert oder Lebertran vom Rochen

Mittagessen: Hackfleischfrikadellen (mit Nierenfett gemischt oder in Schmalz gebraten) mit gebratenen Zwiebeln und Pilzen; dazu fermentierter Ketchup, eingelegtes Gemüse oder saure Gurken, Sauerkraut und Senf; serviert auf einem Salatblatt; daneben rohe Leber oder gebratene Leber mit Zwiebeln

Zwischenmahlzeit: Obst mit einer Sauce aus 1 Tasse Käsebruch (aus Rohmilch), 2 rohen Eiern und einem Teelöffel unbehandeltem Honig

Abendessen: Hackfleischbällchen in selbstgemachter Tomatensauce (aus Tomatenmark und Rinderbrühe) gekocht; dazu Kürbisspaghetti oder andere Kürbisgerichte, am besten mit viel Käse darauf; daneben etwas Leber mit Zwiebeln

fermentierter Lebertran vom Dorsch, mit Butteröl kombiniert oder Lebertran vom Rochen

Tag 2:

Frühstück: weichgekochte Eier oder Rührei mit Ziegenkäse und Bio-Babyspinat; dazu Innereien wie Leber oder Niere

Mittagessen: Tatar aus rohem Rindfleisch, roten Zwiebeln, italienischen Kräutern, Meersalz und Senf; dazu Sauerkraut und fein geschnittene, rohe Leber

Zwischenmahlzeit: selbstgemachtes Vanilleeis aus Rohmilch und roher Sahne, leicht gesüßt mit unbehandeltem Honig/Ahornsirup und/oder Banane (Wir verwenden ungefähr ein bis zwei Esslöffel Ahornsirup auf einen Liter Eis, eine zerdrückte Banane und Vanille-Extrakt. Honig lässt sich etwa im gleichen Mischungsverhältnis wie der erwähnte Ahornsirup verwenden.)

Abendessen: Schaschlikspieße (am besten geklopft und über Nacht mariniert); dazu eine Tasse Brühe und gekochte Maiskolben

fermentierter Lebertran vom Dorsch, mit Butteröl kombiniert oder Lebertran vom Rochen

Rezepte, die die Zahnheilung fördern

Knochenbrühe

Zur Erinnerung: Knochenbrühen sind sehr effektiv bei der Verbesserung der Zahngesundheit und fördern die Zahnremineralisation. Sie sollten am besten täglich in irgendeiner Form auf dem Speiseplan stehen.

1. Knochen (von Huhn, Fisch, Meeresfrüchten, Rind oder Schaf): Normale Knochen sind ausreichend. Vom Huhn sind im Idealfall die Füße und der Kopf mitzuverwenden. Vom Rind oder Schaf eignen sich die Knochen mit Gelenk besonders gut, beim Fisch sollte möglichst der Kopf dabei sein.

2. evtl. ein paar ganze Pfeffer- und Pimentkörner, 1-2 Lorbeerblätter für die Würze

3. Knochen mit Wasser bedecken

4. nach Wunsch: Suppengrün

Brühe selbst zu machen, ist nicht schwer. Die Knochen und die Gewürze in einen Topf legen, mit Wasser auffüllen, so dass die Knochen gut bedeckt sind, und das Ganze 30 bis 60 Minuten stehenlassen. Danach die Flüssigkeit zum Kochen bringen, entstehenden Schaum abschöpfen, dann bei niedrigster Hitze für 6 bis 48 Stunden leicht köcheln lassen. Das Suppengrün eine Stunde vor Ende der Kochzeit hinzufügen. Am Schluss die Knochen aus der Brühe entfernen, das Fleisch an den Knochen und das Knochenmark sind essbar.

Bieler-Suppe

Dies ist das Originalrezept von Dr. Henry Bielers Heilsuppe. Sie soll helfen, das Hormonsystem zu stärken und bei einer Ernährung, die reich an tierischen Lebensmitteln ist, ausgleichend auf den Körper wirken.

500g grüne Bohnen

1 kg Zucchini, kleingeschnitten

1 Handvoll gekrauste Petersilie*

genug Wasser, um das Gemüse zu bedecken

Wasser zum Kochen bringen, Gemüse hinzufügen und 10 bis 15 Minuten kochen (auf jeden Fall so lange, bis sich die Haut der Zucchini mit einer Gabel leicht durchstechen lässt). Das Ganze bis zur gewünschten Konsistenz pürieren. Das Wasser nicht weggießen, sondern weiterverwenden, da es Vitamine und Mineralstoffe enthält.

Dieses Rezept wurde entworfen, um den Körper bei der Genesung zu unterstützen. Es lässt sich durch Hinzufügen verschiedener anderer Gemüsesorten frei nach Wunsch und Vorlieben variieren.

* Stillende Frauen sollten nicht zu viel Petersilie essen, da Petersilie die Milchmenge reduzieren kann.

Eier-Smoothie – ein zahnstärkendes Getränk

Allen, die Schwierigkeiten haben, Nährstoffe aus der Nahrung zu absorbieren, können rohe Eier von guter Qualität und/oder aus ökologischer Haltung helfen, dieses Problem zu beheben. Dieses Rezept mit rohen Eiern war für mich sehr hilfreich, als ich Schwierigkeiten hatte, andere Arten von Lebensmitteln zu verdauen. Die Kombination aus rohen Eiern und unbehandelter Milch macht es dem Körper möglich, ein Maximum an Nährstoffen aus der Rohmilch aufzunehmen. Diese Mischung hilft, die Darmschleimhaut zu erneuern und eine krankhaft durchlässige Darmwand (auch als „Leaky Gut Syndrome" bezeichnet) zu heilen.

Ein einfaches Rezept:

1 Tasse Rohmilch, Kefir oder Joghurt

1-2 rohe Eier

nach Wunsch auch noch:

50 ml rohe Sahne

½ Teelöffel unbehandelter Honig

1 Prise Zimt oder Muskat

1-2 Tropfen Vanille-Extrakt

Kakaopulver

Zur besseren Verdauung die Zutaten bei Raumtemperatur verarbeiten.

* Schwangere sollten nach fünf Tagen Roheiverzehr eine zweitägige Pause einlegen.[206]

Eier essen: Manche meinen, man sollte nur das Weiße des Eies essen. Andere sagen, man sollte nur oder hauptsächlich das Eigelb essen und den Eiweißkonsum aufgrund des Risikos, einen Biotinmangel zu erleiden, einschränken. Nur das Eigelb zu essen, halte ich für eine annehmbare Möglichkeit. Persönlich bevorzuge ich es, das ganze Ei zu essen.

Ein warnender Hinweis: Wenn man rohe Eier zu essen beginnt, ist es gut möglich, dass man sich erst einmal schlechter fühlt. Rohe Eier können eine Entgiftungsreaktion im Körper anstoßen und zu entsprechend starken Entgiftungssymptomen führen. Als ich zum Beispiel anfing, rohe Eier frisch vom Bauernhof zu essen, befreite sich mein Körper auf einmal von Diazepam-Rückständen, einem Medikament, das ich 15 Jahre zuvor gegen Schmerzen eingenommen hatte. Wegen der typischen Symptome wie Übelkeit und Entfremdungsgefühlen wusste ich, dass es sich um Diazepam handeln musste, und einen Tag lang war ich richtig krank, während mein Körper sich der Reste dieses Medikaments entledigte. Hinterher aß ich die gleichen Eier, roh und gekocht, ohne irgendwelche gesundheitlichen Probleme oder Ekelgefühle dabei zu haben.

Würziges Tatar gegen Zahnentzündungen

Dieses Rezept mit rohem Fleisch wurde schon erfolgreich zur Heilung bei Zahninfektion eingesetzt.

500g rohes Hackfleisch von Weidetieren (Rind, Schaf, Bison etc.)

100g gelbe Butter

1 Teelöffel Cayennepfeffer oder frisches Chili oder klassisch Pfeffer und Salz

1 Esslöffel roher, unbehandelter Honig

Butter, Gewürze und rohen Honig in ein Glasgefäß geben. Das Gefäß ins Wasserbad mit heißem Wasser eintauchen. Das Gemisch darf nicht zu heiß werden (nicht über 43°C), damit die Enzyme erhalten bleiben. Wenn das Butter/Gewürz/Honig-Gemisch geschmolzen ist, das Hackfleisch dazugeben und umrühren. Das Ergebnis ist ein gesundes Rohkostgericht.

Mit gekochtem Fleisch wird dieses Gericht längst nicht den Erfolg haben, den es mit rohem Fleisch hat.

Cayennepfeffer wird in vielen natürlichen Heilmitteln verwendet und kann die Heilung von Zahninfektionen unterstützen.

Fischkopf-Suppe

Fischkopf-Suppe ist in vielen Teilen der Welt eine beliebte Delikatesse. Dabei werden Fischköpfe und Gewürze zusammen gekocht. Diese Suppe ist nährstoffreicher, wenn sie mit Fischbrühe zubereitet wird, Wasser reicht aber auch. Ich habe hier ein Rezept gewählt, bei dem die Fischköpfe am Ende entfernt werden, aber für mehr Spaß bei Tisch kann man die Köpfe natürlich auch in der Suppe belassen.

250-500g Fischköpfe. Die Kiemen entfernen und die Köpfe gut mit Wasser säubern, im Topf knapp mit Wasser bedecken,

mit 1-2 Esslöffeln in dünne Streifen geschnittenem Ingwer (oder einem anderen Gewürz oder Gemüse) ungefähr 15-30 Minuten köcheln lassen,

die Brühe abseihen,

Fleisch und alle weichen Bestandteile von den Knochen lösen und wieder zur Suppe hinzufügen. Alles, was weich ist, ist essbar.

Von dieser Suppe gibt es unzählige Varianten. Man kann die folgenden Zutaten kurz in Sesamöl, Fischsauce oder Wein anbraten oder dünsten und dazugeben: Zwiebeln, Knoblauch, Porree, Bambussprossen oder Paprika. Während die Suppe kocht, lassen sich Kohl oder andere Gemüsearten hinzufügen. Alternativ kann man mit Sahne und Kartoffeln auch einen Fischkopfeintopf kreieren.

Ayurvedische grüne Gemüsesuppe

Viele traditionelle Vorstellungen, inklusive Ayurveda, gehen davon aus, dass das meiste Gemüse gekocht gegessen werden sollte, nicht roh. Dieses Rezept ergibt eine Suppe, die sehr kalziumhaltig und nährstoffreich ist.

¼ Teelöffel naturbelassenes Salz

¼ Teelöffel Kurkuma

1 Teelöffel Garam Masala (eine indische Gewürzmischung aus verschiedenen Gewürzen wie schwarzem Kardamom, Zimt, Gewürznelken, Kreuzkümmel)

1 Teelöffel Butterschmalz

250 ml Wasser

500g frisches Gemüse

175g Quark (heißt in der indischen Küche Panir), kann mit oder ohne Erhitzen der Milch hergestellt werden

1. Quark herstellen

2. Kurkuma, Wasser, Salz, Butterschmalz/Ghee hinzufügen und 15 Minuten kochen

3. Gemüse und Garam Masala hinzufügen und zugedeckt kochen lassen. Achte auf die schöne, grüne Farbe des Gemüses. Wenn es richtig leuchtend grün aussieht, ist es fertig. Das Gemüse nun mit dem Quark vermischen und mit Limette servieren.

Quark aus erhitzter Milch

4 Tassen frische, unbehandelte Vollmilch

3-4 Teelöffel Säure von frischer Zitrone, Limette oder Essig

1. Die Milch unter ständigem Rühren erhitzen. Kurz vor dem Kochen vom Herd nehmen.

2. Säure teelöffelweise unter ständigem Rühren hinzufügen. Die Milch fängt bei der richtigen Menge sofort an zu stocken.

3. Mit einem Käsetuch oder saubere Quark aus erhitzter Milch n Geschirrtuch abseihen, um den Käsebruch von der Molke zu trennen.

4. Käsebruch in ein Tuch wickeln und eine Stunde über eine Schüssel hängen, damit die verbleibende Flüssigkeit abtropfen kann. Das so entstandene Produkt entspricht dem deutschen Quark oder auch dem indischen Panir, der im Originalrezept für diese Suppe verwendet wird. Er lässt sich in Würfel pressen und im Gefrierschrank aufbewahren. Die Molke kann gemischt mit Limetten- oder Zitronensaft getrunken oder als Basis für Suppen verwendet werden.

Quark aus nicht erhitzter Milch

Wer für die Panir- oder Quarkherstellung die Milch nicht erhitzen will, kann sie säuern lassen, indem er sie bei Zimmertemperatur in einem Gefäß für mehrere Tage stehen lässt, bis die Molke sich von den festen Bestandteilen trennt. Die Molke mit einem Tuch abseihen. Die festen Bestandteile der so gesäuerten Milch können anstatt des oben beschriebenen Panirs verwendet werden, das Ergebnis ist allerdings nicht genauso fest.

Poke – hawaiianischer, roher Thunfischsalat

500g frischer oder tiefgefrorener Thunfisch (bei letzterem darauf achten, dass er nicht riecht und wirklich frisch ist), in kleine Stücke geschnitten

2-3 gehackte Frühlingszwiebeln

½ Tasse Sojasauce

2 Esslöffel Sesamöl

1 Esslöffel geriebener, frischer Ingwer

1 Spritzer Essig, Salz und Pfeffer

nach Wunsch auch noch: 2 Esslöffel Olivenöl, feingeschnittene Paprika, geröstete Sesamkörner, kleingeschnittener Sellerie, Avocadostücke und Gurke

Alle Zutaten in eine Schüssel geben und vorsichtig verrühren. Zugedeckt zwei Stunden oder mehr im Kühlschrank ziehen lassen. Kann auf einem Salatblatt serviert werden.

Allgemeine Hinweise zum Kochen

Ich empfehle nicht, eine Mikrowelle zu benutzen. Mikrowellen sind die einzigen Kochvorrichtungen, die eine Abschirmung brauchen. Auch normale Backöfen haben eine Hitzeabschirmung, aber man kann sie immer noch problemlos während des Garvorganges öffnen. Studien deuten daraufhin, dass in der Mikrowelle zubereitete Lebensmittel ein größeres Gesundheitsrisiko darstellen als herkömmlich zubereitete Lebensmittel.[207] Man sollte sich auch vor Kochgeschirr aus Aluminium in Acht nehmen. Wir benutzen zu Hause Kochgefäße aus Gusseisen oder hochwertigem Edelstahl. Bei anderen Kochmethoden werden zur Erhaltung des Geschmacks Tontöpfe oder zinnbeschichtete Kupfergefäße verwendet. Diese Kupfertöpfe sind sehr teuer und wenn die Zinnbeschichtung beschädigt und das Kupfer somit freigelegt wird, kann das Essen im Topf durch chemische Reaktionen mit dem Kupfer giftig werden.

Getreide so zubereiten, dass es weder Karies noch andere Krankheiten verursacht

Das Vorkommen von Lektinen, Phytinsäure und anderen Antinährstoffen in Getreide und Bohnen verlangt (wenn diese Lebensmittel nicht kariesauslösend wirken sollen) eine sorgfältige Zubereitung. Ich kann nicht hundertprozentig dafür garantieren, dass Getreide, wenn es auf die hier beschriebene Art und Weise zubereitet wird, wirklich nie Karies auslöst. Bei der Betrachtung traditioneller Getreidezubereitungstechniken in Kapitel 4 fällt nämlich auf, dass für die Zubereitung gesundheitlich verträglichen Getreides das Verwenden bestimmter Getreidearten, das frische Mahlen, Lagern, Sieben und Sonnentrocknen gehört. Jeden einzelnen dieser Schritte nachzumachen, ist für die meisten von uns jedoch schwierig. Wie unbedenklich der Verzehr von handelsüblichem Getreide für dich ist, hängt auch davon ab, wie gesund du im Allgemeinen bist und wie gut du Getreide verdauen kannst.

Außerdem ist der Aufwand, den du bei der Zubereitung von Getreide betreiben musst, von der Menge an Getreideprodukten abhängig, die du regelmäßig verzehrst. Je mehr Getreide und Bohnen du isst, desto sorgfältiger musst du bei der Zubereitung sein.

Es gibt nämlich eine Obergrenze, wie viel Phytinsäure der Körper ohne negative Auswirkungen auf die Zähne und Knochen verträgt, egal wie viel Vitamin D und A durch die Nahrung zur Verfügung stehen. Um Getreide für die Gesundheit zuträglich zu machen, müssen möglichst viel Phytinsäure und Lektine entfernt werden.

Der Phytasegehalt von Getreide

Phytase ist jenes Enzym, das benötigt wird, um Phytinsäure durch Gärprozesse in Phosphat umzuwandeln. Um durch Säuerung Phytinsäure aus Getreide entfernen zu können, wird eine beträchtliche Menge Phytase benötigt. Im Folgenden sind die verschiedenen Getreidearten nach ihrem Phytasegehalt aufgelistet: Roggen, Weizen, Buchweizen und Gerste enthalten relativ viel Phytase. Amarant und Quinoa haben einen mittleren Gehalt. Mungbohnen, Linsen, Hirse, Erbsen, Reis, Mais, Sorghum und Hafer haben einen sehr niedrigen Gehalt an Phytase, der nicht ausreicht, um durch Säuern oder Einweichen ohne einen Starter die enthaltene Phytinsäure zu entfernen. Drei Tage Keimenlassen unter Laborbedingungen erhöht allerdings den Phytasegehalt von Mungbohnen, Linsen, Hirse und Mais beträchtlich.[208]

Zusammenfassung zur Phytinsäureeliminierung

Um Phytinsäure aus Getreide zu entfernen, wird Wärme, Feuchtigkeit und das Enzym Phytase benötigt, außerdem dürfen keine größeren Mengen Kalzium vorhanden sein. Fügt man die Menge Kalzium, die zum Beispiel in zwei Esslöffeln Joghurt enthalten ist (40 Gramm Kalzium), zu 85 Gramm Mehl hinzu, wird nur 50 Prozent der Phytinsäure entfernt, die ohne die Anwesenheit von Kalzium neutralisiert worden wäre.[209]

Ohne auf die einzelnen Zahlen einzugehen, ist es wichtig, zu verstehen, dass alle Vollkorngetreide, alle Nüsse, Samen und Bohnen beträchtliche Mengen

Phytinsäure enthalten. Es gibt kein im Laden erhältliches, phytinsäurearmes Vollkorngetreide. Deshalb ist es ratsam, bei der Zubereitung von Vollkorngetreide keine Kompromisse zu machen.

Lebendiger Sauerteig

Benutze dein eigenes Sauerteigrezept als Vorlage. Ich denke, der beste Sauerteig entsteht, wenn man Roggen zwei bis drei Tage keimen und dann trocknen lässt. Vor der Zubereitung sollte man ihn frisch mahlen und die groben Bestandteile aussieben (ungefähr 25 Prozent der Mischung). Danach muss man den Teig gut kneten und mindestens 16 Stunden bei 24°C oder mehr gehen lassen.

Die Zubereitung von Hafer

Ist man bei der Haferzubereitung nachlässig, kann dieser eine deutliche Entmineralisierung der Zähne verursachen. Man sollte mit Hafer also vorsichtig sein. Wenn er die Gesundheit fördern soll, beginnt man mit dem Keimenlassen keimfähigen Hafers. Diesen erhält man zum Beispiel als Nackthafer im Bioladen. Traditionell wurde Hafer auf dem Feld gelagert und dort 15 bis 30 Tage trocknen gelassen. Wer Hafer erwerben kann, der auf dem Feld getrocknet wurde, kann diesen ersten Schritt überspringen. Das Keimenlassen kann nämlich die Feldtrocknung ersetzen, auch wenn es nicht genau dasselbe ist. Dabei wird der Hafer zum Keimen angeregt, so wie man es auch mit anderem Getreide macht, wobei eine detaillierte Beschreibung des Vorgangs den Rahmen an dieser Stelle sprengen würde. Nach der Keimung lässt man den Hafer trocknen, dann wird er gemahlen und die Kleie mit einem feinen Mehlsieb ausgesiebt. Dabei werden 15 bis 25 Prozent des Vollkornhafermehls entfernt. Zur Herstellung von Haferflocken weicht man die gekeimten und getrockneten Haferkörner über Nacht ein, wobei auf eine Tasse Hafer drei Tassen Wasser und ein halber Teelöffel Salz kommen. Dann gießt man die Flüssigkeit weg und lässt das Ganze in frischem Wasser noch einmal 15 Minuten stehen. Anschließend entfernt man mit einem Sieb eventuelle Spelzen und grobe Partikel und kocht den Hafer, wie es bei der Zubereitung von Haferflocken allgemein üblich ist. Es ist zu empfehlen, Hafer mit Milch oder anderen, fetthaltigen Milchprodukten wie Sahne oder Butter zu servieren.

Die Zubereitung von Quinoa

25 Minuten kochen bei 100°C entfernt 15-20% der Phytinsäure.

12-14 Stunden bei 20°C einweichen und dann kochen, eliminiert Phytinsäure zu 60-77%.

16-18 Stunden bei 30°C mit Molke gesäuert und dann gekocht, verringert den Phytinsäuregehalt um 82-88%.

12-14 Stunden eingeweicht, für 30 Stunden gekeimt, anschließend 16-18 Stunden Säuerung und 25 Minuten lang kochen bei 100°C entfernt die Phytinsäure zu 97-98%.

Die Zubereitung von Vollkornreis / Naturreis

Wer regelmäßig Vollkornreis (auch als Naturreis bezeichnet) isst, dem empfehle ich, die Phytinsäure mit der unten beschriebenen Methode zu entfernen. Da Vollkornreis nur einen niedrigen Phytasegehalt aufweist, wird hier eine Startkultur benutzt, um den Enzymgehalt zu erhöhen und damit den Phytinsäureabbau anzuregen. Vollkornreis muss gut durchgekocht werden, das heißt bis die Körner aufplatzen. Besser noch als mit Vollkornreis zu kochen, ist teilweise geschliffener Reis, also Reis, von dem bereits ein Teil der äußeren Kornschicht entfernt wurde. Solchen Reis findet man am ehesten in Eine-Welt-Läden, ethnischen Lebensmittelläden oder auch online, zum Beispiel den Bio-Basmati-Reis von Gepa.

1. Vollkornreis bei Zimmertemperatur für 16 bis 24 Stunden in sauberem Wasser einweichen, ohne dabei das Wasser zu wechseln. Zehn Prozent der Einweich-Flüssigkeit aufbewahren (sollte sich sehr lange im Kühlschrank halten). Die restliche Flüssigkeit wegschütten. Reis in neuem Wasser kochen. Dadurch werden ungefähr 30 bis 50 Prozent der Phytinsäure entfernt.

2. Beim nächsten Mal, wenn Vollkornreis zubereitet werden soll, genauso vorgehen wie unter erstens beschrieben, dem Einweichwasser aber dieses Mal die aufbewahrten zehn Prozent Flüssigkeit vom letzten Mal hinzufügen. Dadurch wird der Phytinsäuregehalt stärker reduziert.

3. Wiederhole den unter zweitens beschriebenen Vorgang bei jedem weiteren Mal Reiskochen. Schließlich werden nach 24 Stunden Einweichen 96 oder mehr Prozent der Phytinsäure entfernt. Bis man dies erreicht, braucht es ungefähr vier Durchgänge.[210]

Hinweis: Wenn man den Reis mit dem höheren Phytinsäuregehalt nicht essen möchte, kann man auch zuerst einen phytasereichen Starter mit kleinen Mengen Vollkornreis herstellen.

In der traditionellen altindischen (vedischen) Küche wurde Reis stets mit Kurkuma, Kardamom, Zimt, Nelken und anderen scharfen Gewürzen zubereitet, die einen die Phytinsäure hemmenden Effekt haben sowie die Verdauung allgemein günstig beeinflussen.

7. Kapitel:

Zahnremineralisation und die deutsche Küche

Gesundheit ist ein wertvolles Gut. Aber um wirklich gesund zu werden und zu bleiben, müssen wir den Zusammenhang zwischen vergessenen Traditionen und einer trotz Wohlstand schwindenden Gesamtgesundheit, von der die Zahngesundheit ein bedeutender Teil ist, erkennen. Die Völker der deutschsprachigen Länder lebten mehrere tausend Jahre mit nahezu perfekten Zähnen und Knochen, wie alte Schädel immer noch belegen. Dieser hohe Grad an Perfektion war die natürliche Folge eines Lebens, das sich im Einklang mit dem Land und seinen Gegebenheiten befand, und ließ sich über unzählige Generationen aufrechterhalten. Auch wenn Armut, Krieg und Krankheiten im Laufe der Geschichte die Gesundheit der Menschen zeitweise stark beeinflussten, so erfreute sich doch die Mehrheit in Friedenszeiten über viele Jahrhunderte guter Gesundheit.

Die tiefgreifendsten Veränderungen von Ernährung und Gesundheit fanden mit der industriellen Revolution statt. Neue Technologien ersetzten althergebrachte Traditionen. Dabei wurde unter anderem ursprüngliches, mit Zeit und Geduld zubereitetes Essen immer mehr durch industriell gefertigte Lebensmittel verdrängt. Mit der Industrialisierung der Lebensmittel begannen Werbung und Vermarktung. Anstatt das traditionelle Wissen über gute Rezepte und Heilmittel von Eltern und Großeltern zu erwerben, begannen die nachfolgenden Generationen auf jene Unternehmen zu hören, die ihre Werbung in Fernsehen und Zeitung schalteten. Schließlich gewann die Industrie auch die Regierung für ihre Zwecke, die nun Gesetze erlässt, die der Industrie dienen, aber traditionelle Lebensmittel, traditionelle Medizin und ökologische Anbaumethoden erschweren. Industriell gefertigte Lebensmittel werden möglichst profitabel produziert, und selten, um Gesundheit und ein ökologisches Gleichgewicht zu fördern.

Ich bin der Meinung, dass man an das traditionelle Wissen anknüpfen muss, um echte Gesundheit zu erlangen. Und man muss sich von den Gedanken, Vorstellungen und Produkten freimachen, die für das industrielle Lebensmittelsystem stehen. Das heißt auch, die Esstraditionen der eigenen Großeltern und Urgroßeltern zu erforschen. Für uns erscheinen diese Traditionen oft wie Ausstellungsstücke in einem Museum. Wir finden es interessant, uns in diesem Museum umzusehen, aber für unseren Alltag haben die dort gezeigten

Exponate wenig Relevanz. Wichtige Traditionen werden auf diese Weise bildlich gesprochen weggeschlossen und als altmodisch und irrelevant abgestempelt. Ein tragischer Fehler. Gesunde Esstraditionen wieder aufleben zu lassen, ist ein wichtiger Schritt hin zu besserer Gesundheit.

In Deutschland waren die industriellen Veränderungen besonders in den 1950er und 1960er Jahren massiv: Während der Zeit des Wirtschaftswunders wurden neuartige Anbau- und Fütterungsmethoden in der bis dahin traditionell arbeitenden Landwirtschaft eingeführt. Chemische Düngemittel, Pestizide und die Fütterung mit Soja und Mais sind nur einige Beispiele. All das sind keine gesundheitsfördernden Methoden. Sie stehen nicht im Einklang mit der Natur und schädigen Umwelt, Tiere und Menschen. Naiv und fortschrittsgläubig wurden giftige oder gesundheitlich bedenkliche Chemikalien in beinahe allen Lebensbereichen eingeführt, auch in der Landwirtschaft. Im Zuge der Entwicklung zerfielen kleinere Familienbetriebe und Bauernhöfe. Nur wer mit der Industrialisierung Schritt hielt, überlebte. Ein Prozess, der bis heute anhält. Im Zuge der Neuorientierung und damit einhergehenden Desorientierung gingen traditionelle Werte verloren. Statt Butter sollte man nun Margarine essen. Reiner, raffinierter Zucker und weißes Mehl wurden Grundnahrungsmittel. Unsere Urururgroßeltern besaßen keine Zahnbürsten – sie brauchten einfach keine. Wenige Generationen später schon gilt es als ganz normal, dass alte Leute ein künstliches Gebiss tragen. Etwas ist daran falsch und kann so nicht bleiben.

Die traditionelle Küche im deutschsprachigen Raum variiert je nach Region und eine vollständige Liste über alle Gerichte würde den Rahmen dieses Buches sprengen. Im Folgenden habe ich einige übergreifende, typische Merkmale der traditionellen Küche des deutschsprachigen Raums zusammengetragen. Anhand dieser Merkmale erläutere ich, was an der Ernährung in diesen Ländern gesund ist. Diese Informationen kann jeder als Vorlage verwenden, um alte Esstraditionen wiederzubeleben. Um herauszufinden und zu erleben, welche Gerichte den Menschen früher zu einem gesunden Leben verholfen haben, kann es hilfreich sein, eine traditionelle Fleischerei oder ein Restaurant zu besuchen, das echte Hausmannskost kocht, mit einem Bauern zu sprechen oder die eigene (Ur-)Großmutter anzurufen – der Kreativität sind keine Grenzen gesetzt.

Verschlechterungen der Moderne

Heutzutage versuchen viele Menschen, sich gesundheitsbewusst zu ernähren. Wie von Medien, Ernährungsgurus und Ärzten propagiert, streben sie eine fett- und fleischarme Kost mit einem hohen Anteil an Vollkornprodukten und Nüssen an. Diese Bestrebungen führen zur Schwächung der Gesundheit und auch zu Karies, da die propagierten Lebensmittel Anti-Nährstoffe und unverdauliche Kleie enthalten. Die alten Leute sprechen noch von „der guten Butter", nicht einfach nur von Butter. Sicherlich auch, um den Qualitätsunterschied zur Margarine hervorzuheben. Margarine ist nicht gesund, wie wir bereits im Kapitel 5 gesehen haben.

Es kann von Vorteil sein, für gewisse Zeit auf Fleisch und tierische Fette zu verzichten, wenn man den Körper entschlacken will. Auf lange Sicht ist es aber keine Lösung, dem Körper das vorzuenthalten, was er braucht und für dessen Verdauung er geschaffen ist: gesunde tierische Fette und Eiweiße. Die in jüngerer Zeit als gesund vermarkteten industriellen Pflanzenfette sind es, die unserer Gesundheit schaden.

Es gibt derzeitig noch einen Trend, der den Verzehr von ausschließlich rohen Lebensmitteln propagiert. Ich denke, es ist weise und sicherer, den lange erprobten Traditionen unserer Vorfahren zu folgen als einem neuen Trend, der sich noch nicht an seinen Langzeitergebnissen messen lässt. Das bedeutet eine Ernährungsweise, die beides einschließt: Rohes und Gekochtes.

Kraut und Rüben haben mich vertrieben

Es gibt kaum etwas, das stärker mit traditioneller deutscher Küche in Zusammenhang gebracht wird als Sauerkraut. Früher besaß jede Familie ihr eigenes Sauerkrautfass, in dem im Herbst das Sauerkraut eingestampft wurde, das den ganzen Winter lang als vitaminreicher Vorrat diente. Sauerkraut wurde wegen seines hohen Vitamin-C-Gehalts auch von der deutschen Marine verwendet, um Skorbut vorzubeugen.

Sauerkraut kann man roh essen, gekocht mit Speck und Zwiebeln oder Räucherfleisch. Achte beim Sauerkrautkauf darauf, rohes (nicht pasteurisiertes), fermentiertes Sauerkraut zu kaufen. Der natürliche Fermentierungsprozess baut die Pflanzenfasern ab, macht das Kraut leichter verdaulich und erhöht die Nährstoffaufnahme.

Neben Sauerkraut wurden traditionell auch andere Gemüse sauer eingelegt: Ackerbohnen, grüne Bohnen, Rüben, Gurken und was der Acker sonst hergab.

Schweinefleisch von weidenden Schweinen

Jedes Gericht, das die Innereien oder das Blut von Schweinen enthält, die frei weiden durften, fördert die Gesundheit der Knochen und die Remineralisation der Zähne, da Innereien und Blut in großem Umfang fettlösliche Vitamine und Mineralstoffe enthalten.

Traditionell wurde beim Schlachten das Blut der Tiere aufgefangen und verarbeitet. Ein bekanntes Beispiel ist die Blutwurst, in der nicht nur das Blut, sondern auch Innereien wie Lunge und Herz Verwendung fanden. Tierisches Blut ist reich an Vitamin D. Innereien (vorzugsweise aus biologischer Weidehaltung) sind reich an Mineralstoffen und fettlöslichen Vitaminen wie Vitamin A.

Woher aber bekommt man Schweinefleisch aus Weidehaltung? Über viele Jahrhunderte war es in Deutschland üblich, Schweine frei auf Weiden und in Wäldern unter der Aufsicht von Schweinehirten weiden zu lassen. Dieser Tradition wurde im 19. Jahrhundert mit der Abschaffung der Waldweide (und der damit verbundenen Eichelmast im Herbst) und der Auflösung der Allmende (der Gemeinschaftsweide) die Existenzgrundlage entzogen. In Ländern wie Kroatien oder Spanien existieren aber bis heute Schweineweiden. Erst in den letzten Jahren gibt es auch in Deutschland wieder Bestrebungen, Schweine weiden zu lassen. Aus diesem Grund ist der Erwerb von Fleisch aus Weidehaltung noch immer eher schwierig. Eine gute Alternative ist das Fleisch von Tieren aus Stallhaltung, das von kleinen Höfen und Schlachtereien kommt und wo man sich bei Bedarf selbst ein Bild davon machen kann, wie die Tiere gehalten und geschlachtet werden.

Schweinefleisch sollte vor dem Verzehr gepökelt oder gesalzen werden. Dadurch werden Giftstoffe, die sich im Schweinefleisch befinden, reduziert oder entfernt. Traditionell wurde das gepökelte Schweinefleisch im kühlen Kellergewölbe des Hauses aufbewahrt, damit es nicht verderben konnte. Oder es wurde über dem Herd aufgehängt, wo es langsam räucherte. Heute kauft man gepökeltes Fleisch meist fertig beim Fleischer oder Metzger. Leider wird heutzutage zum Pökeln meist Nitritpökelsalz verwendet und nicht wie früher reines Salz. Aufgrund der damit verbundenen gesundheitlichen Risiken lohnt es sich, jene Metzger ausfindig zu machen, die auf Nitritpökelsalz verzichten und traditionell mit Salz pökeln.

Wurzelgemüse

Während der Zeit Friedrichs des Großen wurde in Deutschland die Kartoffel eingeführt und ergänzte bald den Speisezettel des gemeinen Mannes. Auch vorher wurden verschiedene Wurzelgemüse gegessen und ich neige zu der Ansicht, dass diese älteren, traditionelleren Gemüse gesünder sind als die Kartoffel. Zu diesem alten Wurzelgemüse gehören: Pastinaken, verschiedene Rüben, Radieschen, Petersilie und Löwenzahn. Pastinaken und Speiserüben wurden meist in Suppen und Eintöpfen gekocht und zerstampft gegessen. Rüben wurden auch sauer eingelegt und aus manchen machte man Sirup. Petersilienwurzeln fanden in Suppen und Eintöpfen Verwendung. Die grünen Blätter waren eine beliebte Ergänzung in Salaten und Suppen oder als Dekoration. All das gilt auch heute noch.

Löwenzahn kann man als Salat essen, bevor die Knospen zu sprießen beginnen und wenn die Blätter noch sehr jung sind. Wenn die Knospe hervorkommt, werden die Blätter bitter und hart und sind nicht länger essbar. Junge Löwenzahnblätter ergeben einen feinen Salat, der unter Kräuterkundlern geschätzt wird, da er als reinigend für die Leber gilt. Die Wurzeln können mit gleicher Wirkung als Tee zubereitet werden. Auch die Blüten sind essbar und wer will, kann die Knospen einlegen und wie Kapern benutzen.

Buchweizen als traditionelles Getreide

Ein beliebtes Gericht war Buchweizen, zubereitet mit viel geräuchertem oder gepökeltem Schweinefleisch. Traditionell wurde Buchweizen, wie andere Getreide auch, in der örtlichen Mühle gemahlen. Buchweizenkörner sahen früher grüner aus als die, die heute als Buchweizen im Handel erhältlich sind. Vielleicht lag das an der Frische oder der Lagerung. Modernes Buchweizenmehl fällt auseinander, während traditionelles mehr zusammenklebt. In jedem Fall gilt: Für die Herstellung von Buchweizengerichten sollte man so frisch wie möglich gemahlenes Mehl verwenden.

Buchweizen lässt sich auf verschiedene Art und Weise zubereiten. Er kann zum Beispiel nach dem Kochen mit viel Ei, Wasser und Salz zu einem hellen, weichen Teig (Brandteig) verarbeitet werden. Traditionell stellt man diese Masse über Nacht an einen warmen Ort und portioniert und frittiert sie am nächsten Tag. Man kann den Teig auch mit ausgelassenem Speck oder warmer Milch übergossen essen.

Ein beliebtes, oft serviertes Gericht war Buchweizen mit geräuchertem Bauchspeck. Wird der Teig über Nacht stehengelassen, wird er schneidfähig und kann in Würfel geschnitten und anschließend in Schweinefett frittiert werden.

Für Buchweizen-Pfannkuchen wird das Buchweizenmehl mit Eiern, Milch und Salz verrührt und als dünne Fladen in Schmalz gebraten.

Roggensauerteig

Roggenmehl wurde traditionell in der örtlichen Mühle gemahlen und dann sorgfältig ausgesiebt. Die Geschicklichkeit des einzelnen Müllers spielte dabei offenbar eine besondere Rolle, denn in den Familien war es üblich, mit Roggen und Buchweizen zu einem Müller zu gehen, mit Weizen zum nächsten und mit Hafer zum übernächsten. Wahrscheinlich waren die Mühlsteine auch genau auf die jeweilige Getreideart abgestimmt.

Für den Haushalt wurden große Brotlaibe hergestellt. Der Teig wurde über Nacht säuern gelassen und es war üblich, am nächsten Tag frische Hefe unterzukneten. Dann ließ man den Teig in speziellen Gehkörben aufgehen. Zeigte der Brotlaib Risse, wurde er auf die Brotschaufel umgestülpt und im heißen Ofen gebacken.

Die Reichen hatten ihre eigenen Backhäuser. Es gab auch Backhäuser für ganze Nachbarschaften und Kommunen, für die jede Familie eine Zeit zum Backen zugeteilt bekam. Den Ofen zu reinigen und anzuheizen war viel Arbeit, weshalb man nur alle zwei Wochen buk, mit Ausnahme von Feiertagen, wo auch gesäuerte Kuchen gebacken wurden. Wenn das Brot fertig war, wurden oft noch Früchte im abkühlenden Ofen getrocknet.

Es kann kaum genug betont werden, dass zuträgliches Roggenmehl immer gesiebt ist und so Kleie und Keimling entfernt wurden. Ungesiebtes

Vollkornroggenmehl hingegen dient auf lange Sicht nicht der Gesundheit. Das ganze Korn lässt sich jedoch sehr gut verwenden, um ein beliebtes Getränk herzustellen: Bier.

Fisch für starke Zähne

Fisch ist ein weiterer Bestandteil der gesunden, traditionellen Küche. Je nach Region wurden Austern, Krabben, Aal, Forelle und alle möglichen Süßwasserfische gegessen. Gesalzener Hering mit saurer Sahne war ein beliebtes Winteressen. In Norddeutschland aß man den Hering gern als Salat mit eingelegten Gurken und roter Bete.

Gesunde Fette

Traditionell verwendet wurden Butter, Schmalz, Gänse- und Rinderfett. Tierische Fette liefern für die Zähne wichtige Vitamine. In neuerer Zeit ist es üblich geworden, tierische Fette durch Pflanzenfette zu ersetzen, was durchaus als ein Grund für die Karieszunahme mitten im Wohlstand anzusehen ist. Viel tierisches Fett zusammen mit ausreichend Kohlenhydraten und Eiweißen in der Ernährung sorgt außerdem für ein lang anhaltendes Sättigungsgefühl.

Kochbücher

Die Rezepte in den Kochbüchern, die von den Großmüttern noch benutzt wurden, betonten die großzügige Verwendung von Butter, Schmalz, Gänsefett und Eigelb, und enthielten außerdem Rezepte für Gerichte aus Innereien und für die Herstellung von Wurst. Ein empfehlenswertes Kochbuch ist das im Verlag Weltbild erschienene *Großmutters Kochbuch*, das nach dem Original von 1894 aktuell wieder aufgelegt wurde.

Die Mahlzeiten

Üblicherweise wurde bei jeder Mahlzeit etwas Warmes serviert, auch wenn das Mittagessen die Hauptmahlzeit des Tages war. Je nach Jahreszeit variierte der Speisezettel stark.

Frühstück: Traditionell kamen Grütze oder eine Form von Buchweizen auf den Tisch. Eier und Speck oder Pökelfleisch waren den Wohlhabenden vorbehalten, Grütze oder Brei aß der gemeine Mann. Immer gab es Milch und verschiedene Milchprodukte sowie entweder Brühe oder Kräutertee als Getränk. In jüngerer Zeit ist es üblich geworden, zum Frühstück entweder weiße Brötchen mit Marmelade oder Schokoladencreme, beziehungsweise Müsli oder Cornflakes mit Milch zu essen. Eine gesunde Alternative lässt sich leicht zum Beispiel aus Sauerteigbrot, Butter und einem weichgekochten Ei kreieren.

Mittagessen: Zur Hauptmahlzeit des Tages gehörte in verschiedenen Formen Knochenbrühe, etwas Fleisch und Gemüse oder Salat sowie Kompott als Nachtisch.

Als Vorspeise wurden herzhafte Suppen gereicht. Außer freitags, einem traditionell fleischfreien Tag, gab es gewöhnlich irgendeine Art Fleisch: Schwein, Rind, Schaf, Geflügel, oder Wurst. Dazu wurden je nach Jahreszeit variierend Gemüse oder Salatbeilagen gereicht. Im Winter dominierte Kohl in verschiedenen Formen: als Sauerkraut, gekochtes Rotkraut mit Äpfeln und Zwiebeln, Kohlrabi, Rosenkohl, Grünkohl und Wirsingkohl. Dabei ist Grünkohl eher ein norddeutsches Gericht. In Süddeutschland baute man den Grünkohl vorwiegend als Winterfutter für die Hühner und Kaninchen an.

Kartoffeln haben in den letzten 250 Jahren Rüben und Getreide von den Tellern verdrängt und werden seitdem zu allen Mahlzeiten, besonders aber mittags, in verschiedenen Formen serviert. In Hinblick auf die Zahnremineralisation sind weiße Kartoffeln kein ideales Nahrungsmittel, da sie zur Gruppe der Nachtschattengewächse gehören. Für die meisten sind sie aber, in Maßen gegessen, ein akzeptables Lebensmittel.

In Zeiten des Internets ist es nicht schwer, Rezepte für die meisten traditionellen Gerichte aufzutreiben. Mit Knochenbrühe, frischen Zutaten wie Innereien, Fisch und Gemüse lassen sich viele verschiedene wohlschmeckende Eintöpfe, Suppen und andere Gerichte komponieren, die dem Körper gut tun und die Zahnheilung fördern.

Abendessen: Je nach Jahreszeit und Verfügbarkeit konnte eine Vielzahl von Lebensmitteln auf den Tisch kommen. Stets zur Verfügung standen Brot, Reste vom Mittagessen, Frischkäse, Eier, Wurst, Schinken und so weiter. Ein gesundes Abendessen lässt sich in Anlehnung an diese Tradition recht leicht zusammenstellen. Oft genügt das Weglassen von Wurstwaren und Käsezubereitungen mit fragwürdigen Zutaten und das Ersetzen von Margarine durch (am besten gelbe) Butter. Das Brot kauft man bevorzugt bei kleinen Bäckern, die noch traditionell, ohne die Verwendung von chemischen Zusätzen, arbeiten. Solches Brot erkennt man daran, dass es auch nach ein paar Tagen noch gut und frisch schmeckt. Will man ganz sicher sein, bäckt man sein eigenes Sauerteigbrot. Das ist nicht so schwer, wie man glauben mag, und wenn man mehrere Brote auf einmal bäckt und einfriert, hält sich der erforderliche Aufwand in Grenzen.

Traditionelle Gerichte – Beispiele

Beachte, dass die Mengen so bemessen waren, dass sie eine Großfamilie satt machen konnten. Früher war es üblich, dass Familien zusammenlebten, -arbeiteten und -aßen – was die ganze Familie bei guter Gesundheit erhielt.

Beispiele für die Bestandteile eines Frühstücksmenüs:

Brot, Butter, Honig und Marmelade (Wobei man mit Süßem vorsichtig sein muss, wenn man Karies hat.)

Aufschnitt: Schinken, Zunge, Salami, Aspik

weichgekochte Eier

Brühe mit getoastetem Brot

französisches Omelett

Beispiele für die Bestandteile eines Mittags- oder Abendmenüs (Zutaten variieren je nach Jahreszeit):

Rinderbraten mit pikanter Soße

Kräuter- oder Krabbensuppe

Koteletts mit Spargel, Spinat oder anderem Gemüse

Taube oder Kalbsbries im Teigmantel

gebackener Fisch oder gefüllte Wildhühner mit Eiern und Salat

Hühnersuppe, gekocht aus einem ganzen Huhn

blanchierte Forellen in Frikassee-Soße

Sardellen auf Brot

Radieschen- oder Kressesalat

8. Kapitel:

Gesundes Zahnfleisch – die Voraussetzung für gesunde Zähne

Gesundes Zahnfleisch ist genauso wichtig für die Zahngesundheit wie für die allgemeine Gesundheit und die Widerstandskraft gegen Krankheiten. Krankes Zahnfleisch ist ein Risikofaktor bei der Entstehung von Herz-Kreislauf-Erkrankungen und Schlaganfällen.[211]

Die meisten sind sich nicht einmal bewusst, dass ihr Zahnfleisch sich im Anfangsstadium einer Zahnfleischerkrankung befindet. Krankes Zahnfleisch äußert sich in zurückgehendem, geschwollenem und blutendem Zahnfleisch, lockeren Zähnen, Vergrößerung der Zahnfleischtaschen, absterbendem Zahnfleisch und Zahnausfall. Gingivitis, Parodontitis, Zahnfleisch- und Knochenschwund sind Bezeichnungen für verschiedene Stadien und Erkrankungsarten des Zahnfleisches und des Zahnhalteapparates. Nach einer Untersuchung von Brown & Löe im Jahr 1993 litten 50 Prozent der Gesamtbevölkerung in Deutschland an einer Form von Zahnfleischerkrankung, der sogenannten Parodontitis, wobei 30 Prozent der Betroffenen an einer schweren Form erkrankt waren. Laut der vierten deutschen Mundgesundheitsstudie von 2007 leiden in Deutschland bereits mehr als die Hälfte aller 35 bis 44-Jährigen an Parodontitis, 20 Prozent an einer schweren Form.

Wie Karies nimmt Parodontitis mit dem Alter zu.[212] Nicht, weil Zahnfleischerkrankungen ein Teil des Alterungsprozesses sind. Sie sind vielmehr ein Symptom des körperlichen Verfalls und der Degeneration als Folge unseres modernen Lebensstils.

Parodontitis ist eine Krankheit des modernen Menschen. Weston Price berichtet:

> *Viele Ureinwohner erfreuen sich nicht nur bis ins hohe Alter eines vollständigen Gebisses, sie haben auch sehr gesundes Zahnfleisch, das ihre Zähne schützt. Und das trotz der Tatsache, dass diese Ureinwohner keine Zahnärzte haben, die ihnen Zahnstein entfernen können und ohne die Möglichkeit, das selbst zu tun.*[213]

Viele alte Schädel, die man weltweit gefunden hat, weisen ein vollständiges oder beinahe komplettes Gebiss auf, bei dem alle Zähne immer noch fest verankert sind. Zahnausfall aufgrund von Parodontitis muss also bei unseren Vorfahren entweder sehr selten oder gar nicht bekannt gewesen sein.

Der Zahnarzt Dr. Miller, Begründer der allgemein akzeptierten Theorie zur Kariesentstehung, glaubte, dass ein Schlüssel für die Widerstandskraft gegen Karies „der Schutz der Zahnhälse durch gesundes Zahnfleisch" ist. Selbst wer keine wahrnehmbare Zahnfleischerkrankung hat, kann in diesem Kapitel lernen, wie er sein Zahnfleisch gesund erhalten kann. Denn gesundes Zahnfleisch ist eine Voraussetzung für gesunde Zähne und einen gesunden Körper.

Ich will hier die besten mir bekannten Lösungen präsentieren, die in der Anwendung schnelle Heilungserfolge an krankem Zahnfleisch gezeigt haben. Wie immer gibt es aber keine Garantie dafür, dass die genannten Maßnahmen bei wirklich jedem anschlagen, und nicht alle Vorschläge werden für jemanden mit zum Beispiel schwerer Parodontitis oder drohendem Zahnausfall passend oder richtig sein.

Zahnbelag, Zahnstein und Parodontitis

Zahnbelag entsteht, wenn die Körperchemie aus dem Gleichgewicht geraten ist. Mit Zahnbelag meine ich die Entstehung von an den Zähnen ungesund anhaftenden Ablagerungen. Besonders scheint gekochtes, tierisches Eiweiß, das nicht richtig verdaut wurde, zu Zahnbelag zu führen.

Zahnstein wird von einem hohen Kalziumspiegel verursacht.[214] Der Kalziumspiegel wird davon beeinflusst, welche Kalziumquellen durch die Nahrung zur Verfügung stehen und wie gut der Körper in der Lage ist, das zur Verfügung stehende Kalzium zu verwerten. Zahnstein entsteht dann, wenn das Verhältnis von Kalzium zu Phosphat in Richtung des Kalziums verschoben ist.[215] Vermehrte Zahnsteinbildung kann auch dadurch verursacht sein, dass das Kalzium aus der Nahrung in einer nicht absorbierbaren Form vorliegt. Dies führt zu freiem Kalzium im Blut, welches sich an verschiedenen Stellen im Körper ablagern kann.

Das heißt, Zahnbelag und Zahnstein sind nicht der eigentliche Grund für die Erkrankung des Zahnfleisches. Beide entstehen aber, wenn das biochemische Gleichgewicht des Körpers aus dem Gleichgewicht geraten ist. Das wiederum hat seine Ursachen in einer mangelhaften Ernährung mit hohem Zuckeranteil und nicht ausreichend zubereitetem Vollkorn, außerdem in umweltbedingtem Stress und Giften.

Parodontitis und fettlösliche Vitamine

Der Begriff Parodontitis fasst verschiedene Stadien des erkrankten Zahnfleisches zusammen, bei dem sich der Zahnhalteapparat und der Knochen rund um den

Zahn entzünden. Dieser Vorgang entsteht zum Teil dadurch, dass wichtige Nährstoffe nicht aufgenommen werden können, weil sie dem Körper durch eine mangelhafte Ernährung fehlen. Wenn die Biochemie unseres Körpers nicht im Gleichgewicht ist, weil wir zu viele Süßigkeiten und industriell verarbeitete Lebensmittel essen, zu wenig Mineralstoffe zu uns nehmen oder in unserem Körper Gifte angesammelt haben, kann das Zahnfleisch krank werden. Dr. Price schreibt:

> *Das, was wir Parodontitis nennen, also wenn der Knochen rund um den Zahn zunehmend schwindet und der Zahn locker wird, ist eine der häufigsten Formen des Nährstoffleihprozesses. Das abwehrgeschwächte Zahnfleisch entzündet sich schnell und wir betrachten diesen Vorgang hauptsächlich als bakterielle Infektion. Zum lokalen Geschehen gehört auch die Bildung von sogenanntem Zahnstein. Dieser enthält giftige Substanzen, die das Zahnfleisch stark reizen und eine Entzündungsreaktion hervorrufen. Im Licht unserer neueren Erkenntnisse ist Parodontitis aber größtenteils ein Ernährungsproblem.[216]*

Laut Dr. Melvin Page sind Kalziummangel oder Phosphatüberschuss die spezifischen Ursachen für die Erkrankung des Zahnfleisches.

> *Parodontitis, ein entzündlicher Zustand des Zahnfleisches, entsteht normalerweise dann, wenn die hormonelle Steuerung gestört ist, was zu einem hohen Phosphatspiegel führt. Indem man den Phosphatspiegel wieder in das richtige Verhältnis zum Kalziumspiegel bringt, verschwindet auch die Entzündung.*

Wenn der Phosphatspiegel im Verhältnis zum Kalziumspiegel im Blut zu hoch ist, entsteht freies Phosphat, das ebenfalls zu Zahnstein und gereiztem Zahnfleisch führen kann. Reduziert man den Phosphatspiegel auf sein normales Verhältnis zum Kalzium, verschwindet gewöhnlich auch die Reizung des Zahnfleisches (Gingivitis).[217]

Vitamin D bewirkt eine Senkung des Phosphatspiegels und die Anhebung des Kalziumspiegels. Vitamin-D-Mangel kann außerdem für Probleme mit den harten Geweben unter dem Zahnfleisch, wie dem Kieferknochen und dem Zahnhalteapparat, verantwortlich sein.[218]

Auch Vitamin A beeinflusst die Entstehung und Entwicklung des Zahnfleisches, wie Dr. Mellanby bei seinen Experimenten an Hunden herausfand. Es stimuliert bestimmte Wachstumsfaktoren, möglicherweise auch in Bezug auf das Zahnfleisch. Wenn man jungen Hunden zum Beispiel Futter gab, dem es an Vitamin A mangelte, schwoll das Zahnfleisch der Hunde an und begann zu wuchern. Sobald das Zahnfleisch geschwollen war, fanden sich dort auch jede Menge Mikroorganismen.[219]

Eine wirksame Strategie zur Behandlung kranken Zahnfleisches liegt also darin, Vitamin A für die weichen Gewebe wie das Zahnfleisch und Vitamin D für härtere Gewebe und Knochen über die Nahrung zu ergänzen. Wer das Gefühl hat, mehr Vitamin A zu brauchen, dem ist der Verzehr von Leber zu empfehlen.

Erkrankungen des Zahnfleisches können auch mit einem dysfunktionalen Hypophysenvorderlappen zusammenhängen. Eine der Hauptaufgabe dieses Organs ist die Bildung von Wachstumshormonen, die für die Bildung gesunden Zahnfleisches wichtig sind. Der Mangel an Wachstumshormonen steht somit in engem Zusammenhang mit der Erkrankung des Zahnfleisches. Die Geschlechtshormone Testosteron und Östrogen halten den Hypophysenvorderlappen hormonell im Gleichgewicht. Durch moderates, körperliches Training, durch das Anstreben eines Körpergewichts im Normalbereich, einer Vielzahl von Heilkräutern und durch die Vermeidung von Alkohol lassen sich diese beiden Hormone in den Normalbereich bringen.

Parodontitis, Vitamin C und Skorbut

Wenn man Meerschweinchen Vitamin-C-armes Futter gab, erkrankten sie an Skorbut, wobei sich auch ihr Zahnfleisch krankhaft veränderte. Ihre Zähne erschienen durch das zurückgehende Zahnfleisch länger, das Zahnfleisch wurde rot und schwammartig. Folglich sind Berichte über die erfolgreiche Behandlung von Zahnfleischerkrankungen mit Vitamin C (zum Beispiel aus der Camu-Camu-Beere) nicht verwunderlich. Andere Nahrungsmittel mit hohem Vitamin-C-Gehalt sind die Amalakibeere, die Acerolakirsche und Hagebutten. Man kann bis zu zwei Teelöffel pulverisierte, Vitamin-C-reiche Beeren am Tag einnehmen. Diese liefern ungefähr 225 Milligramm Vitamin C. Zur Aufrechterhaltung gesunden Zahnfleisches reicht eine deutlich niedrigere Dosis, vor allem wenn die Nahrung nicht zu viel Vollkorn enthält. Künstliches Vitamin C in Form von Ascorbinsäure ist in seiner Struktur nicht zu hundert Prozent identisch mit natürlich vorkommendem Vitamin C. Es kann auf erkranktes Zahnfleisch günstig wirken, aber wie effektiv es letztendlich ist, lässt sich schwer sagen.

Früher behandelte man beginnenden Skorbut bei kleinen Kindern mit Rohmilch und rohem Fleisch. Beide Nahrungsmittel enthalten leicht verdauliche Formen von Phosphat und sind auch bei der Heilung von Zahnfleischerkrankungen nützlich. Man muss nicht unbedingt rohes Fleisch essen. Eine Alternative ist Fleisch in Eintöpfen, die mit Knochenbrühe zubereitet wurden.

Zahnfleisch natürlich heilen

Vergiss aufwändige Zahnfleischchirurgie. Der kürzlich verstorbene Zahnarzt Dr. Joseph Phillips entdeckte eine recht einfache, aber wirkungsvolle

Behandlungsmethode für krankes Zahnfleisch. Von ihm stammen auch ein paar interessante Bemerkungen zu den Ursachen von Parodontitis. Anstatt Zahnstein für die Ursache zu halten, war Dr. Phillips davon überzeugt, dass es genau andersherum war und Zahnstein eine Folge von erkranktem Zahnfleisch sei.[220] Dr. Phillips ging sogar so weit zu sagen, dass Zähneputzen und die Verwendung von Zahnseide Zahnfleischerkrankungen verursachten. Der Grund dafür ist, dass die normale Zahnputzbewegung den Zahnbelag an den Zahnfleischrand schiebt, wo er liegenbleibt und anhaftet. Der Bereich am Zahnfleischrand, auch Zahnfleischfurche genannt, ist bekanntermaßen der Bereich, der nach dem Zähneputzen am schmutzigsten ist.[221] Wenn diese reizenden Substanzen dauerhaft mit dem Zahnfleisch in Kontakt kommen, führt das dazu, dass das Zahnfleisch sich entzündet und/oder immer weiter zurückgeht. Wenn dieser Bereich nicht nach dem Zähneputzen sorgfältig gereinigt wird, entweder durch eine weiche Zahnfleischbürste oder eine Munddusche, dann begünstigt Zähneputzen Parodontitis.

Zahnfleischpflege für zu Hause

Die Technik der Zahnfleischreinigung ist so wirksam, dass man in einem Großteil der Fälle innerhalb von drei Wochen einen sichtbaren Erfolg erwarten kann. Zu dieser Technik gehört die Verwendung einer Zahnfleischbürste – einer speziellen, weichen Bürste, die zur Reinigung aller weichen Oberflächen im Mund verwendet werden kann (erhältlich in meinem Shop www.kariesheilen. de/shop). Die vollständige Technik ist schwer als Text wiederzugeben. Unter www.kariesheilen.de/Zahnfleischreinigung habe ich im Internet ein Video eingestellt, wo sich jeder anschauen kann, wie man das Zahnfleisch mit einer Zahnfleischbürste reinigt.

Meersalz für das Zahnfleisch

Der Zahnarzt Dr. Robert Nara entdeckte während seiner Zeit als Militärzahnarzt, dass er bei der Behandlung von Zahnfleischerkrankungen die Probleme seiner Patienten bessern oder gar gänzlich lösen konnte, wenn seine Patienten ihre Zähne mit einer Meersalzlösung putzten und spülten. Das war deutlich weniger zeitaufwändig als Zahnfleischchirurgie. Diese Arbeit führte schließlich zu dem Buch *How to become dentally self sufficient* (Wie man zahnmedizinisch unabhängig wird). Die Grundbotschaft dieses Buches lautet, dass gute Mundhygiene, inklusive der Benutzung einer Munddusche und Meersalz, die meisten Zahn- und Zahnfleischprobleme vorbeugt oder deutlich reduziert.

Eine Munddusche ist ein Gerät, das einen Wasserstrahl durch eine kleine Düse spritzt und zur Reinigung rund um den Zahn bis unterhalb der Zahnfleischlinie verwendet wird. Zahnseide oder Zwischenraumzahnbürsten können diese Stellen nicht erreichen. Eine Munddusche erhält man in der

Apotheke. Die Benutzung einer solchen Munddusche wie des Waterpik® ist sehr nützlich bei der Behandlung von Zahnfleischerkrankungen.

Die wirksamste Methode, um Zahnfleischprobleme zu bekämpfen, ist die Mundspülung mit Meersalz unter Verwendung einer solchen Munddusche. Meersalz oder anderes, entsprechend hochwertiges Salz ist dafür ideal. Handelsübliches Tafelsalz ist nicht zu empfehlen. Warme Meersalzlösung aus der Munddusche ist eine der besten, vor Zahnfleischproblemen schützenden Maßnahmen. Gelegentlich wird behauptet, dass die Verwendung von Meersalz in der Munddusche deren Lebensdauer verkürzt. Das ist natürlich möglich, aber hier überwiegt der Nutzen bei weitem die Kosten.

Alternativ kann man einen oder zwei Teelöffel Apfelessig in das Wasser der Munddusche geben. Auch Kräuterextrakte, die man damit tief unter das entzündete Zahnfleisch sprühen kann, lassen sich gegen Zahnfleischerkrankungen in der Munddusche verwenden.

• •

Nie wieder Mundgeruch

Mundgeruch wird häufig von verfaulendem Essen hervorgerufen, das unter dem Zahnfleischrand eingeschlossen ist. Eine Munddusche mit warmem Salzwasser oder die Verwendung einer Zahnfleischbürste kann auch dieses Problem in vielen Fällen lösen oder verbessern, weil dabei die fauligen Essensreste entfernt werden.

• •

Verwende eine Munddusche entsprechend der Packungsbeilage. Die Spitze der Sprühdüse soll auf die Zahnbasis zeigen und um den Zahn herumgeführt werden. Bei Schmerzen oder wenn das Zahnfleisch zu bluten beginnt, musst du den Strahl zurückdrehen. Wenn das Zahnfleisch heilt, sollten diese Beschwerden nach und nach verschwinden.

Der Heilungserfolg durch diese Behandlung zeigt sich schrittweise. Manche berichten von einer Erholung ihres Zahnfleisches innerhalb von wenigen Wochen oder Monaten. Aber auch wenn es etwas länger dauert, sind die Ergebnisse in der Regel sehr gut.

Zahnfleisch mit Kräutern behandeln

Es gibt viele Berichte darüber, wie Kräuteranwendungen bei erkranktem Zahnfleisch Wunder gewirkt haben. Solche Behandlungen können auch die Zähne und den Zahnhalteapparat stärken. Bestimmte Kräuter sind hervorragende Mittel zur Zahnfleischheilung. Dazu gehören:

Rindenpulver aus der amerikanischen Weißeiche kann die Notwendigkeit einer Zahnfleischoperation abwenden und heilt blutendes und entzündetes Zahnfleisch.

Myrrhe (pulverisiert) heilt Zahnfleischinfektionen.

Kräuterpulver für Zahnfleisch und Zähne von Dr. John Christopher (Rezept in Kapitel 9)

Es gibt noch viele andere, hier nicht erwähnte Kräuter, die die Heilung der Zähne und des Zahnfleisches unterstützen können. Auch alternative Behandlungen, wie Triggerpunkttherapie oder Akupressur, können hilfreich sein.

Ölziehen für die Mundgesundheit

Ölkur oder Ölziehen ist eine alte, aber einfache Methode, bei der der Mund mit Öl gespült wird. Man verwendet einen Esslöffel Öl, möglichst eines Bio-Öls. Kokosnuss- oder Sesamöl, aber auch Olivenöl ist gut geeignet. Spüle den Mund mit dem Öl, solange du kannst. 10 bis 20 Minuten wären ideal. Spucke das Öl nach dem Spülen aus und spüle den Mund gründlich mit Wasser nach. Man nimmt an, dass das Öl Giftstoffe aus dem Zahnfleisch zieht und dabei hilft, tiefliegende Essensreste zu lösen – eine wirksame Behandlung gegen Zahnfleischprobleme, Mundgeruch und zur Verbesserung der allgemeinen Mundgesundheit.

· ·

Quecksilber und Zahnfleischprobleme
Ein häufiges Symptom von Quecksilbervergiftung sind blutendes Zahnfleisch und lockere Zähne.[222]

· ·

Programm zur Zahnfleischheilung

Da Skorbut, Vitamin-C-Mangel und damit einhergehende Zahnfleischprobleme leicht durch eine vollkornlastige Kost verursacht werden können, ist für eine Ernährung, die Zahnfleischprobleme beheben soll, große Vorsicht bei der Verwendung von Kleie und Vollkornprodukten geboten. Zusätzlich unterstützt auch die Vermeidung der in den früheren Kapiteln erwähnten ungesunden Lebensmittel die Heilung. Wer die unten erwähnten Nahrungsergänzungsmittel bereits anwendet, braucht sie natürlich nicht doppelt zu nehmen. Bei wem die Zahnfleischprobleme verschwunden sind, der kann aus diesem Programm einzelne Punkte nach Belieben auswählen und damit fortfahren, um sein Zahnfleisch dauerhaft gesund zu halten. Benötigt werden täglich:

1-2 Teelöffel von natürlichem Vitamin C aus Camu-Camu-Beere, Acerolakirsche, Amalaki oder Hagebutte

¼-½ Teelöffel fermentierter Dorschlebertran 2 bis 3-mal täglich (angegebene Dosierung gilt für Jugendliche und Erwachsene) insgesamt ½-1½ Teelöffel, um das für die Zahnfleischheilung nötige Vitamin D und A zu liefern.

Rohmilch und/oder rohes Fleisch (als zweite Wahl Fleisch in Eintöpfen)

Zudem:

1. Vermeide Vollkorn, sofern es nicht frisch gemahlen, gesäuert und ausreichend gesiebt wurde.

2. Verwende mindestens zweimal täglich eine Zahnfleischbürste mit der dazugehörigen Technik oder eine Munddusche mit warmem Wasser oder Meersalz.

3. Gönne deinem Zahnfleisch mindestens einmal täglich eine Ölkur.

4. Wähle zur Stärkung des Zahnfleisches eine Kräutertherapie oder eine andere, zusätzliche Behandlung.

5. Lass kontrollieren, ob eine Quecksilbervergiftung durch Amalgafüllungen vorliegt, und ziehe in Betracht, Amalgamfüllungen ersetzen zu lassen (mehr über Quecksilbervergiftung in Kapitel 9).

6. Iss eisenhaltige Lebensmittel sowie solche, die die Eisenaufnahme verbessern, wie Rind- und Schaffleisch, Leber, Muscheln oder grünes Blattgemüse.

7. Vermeide chemikalienhaltige, antibakterielle Mundspülungen. Sie töten auch die nützlichen Bakterien.

8. Putze deine Zähne schonend und vermeide, dabei das Zahnfleisch zu verletzen oder durch zu starkes Bürsten zu reizen.

9. Kapitel:

Die Zahnmedizin und der hohe Preis, den wir dafür zahlen

Die moderne Zahnmedizin ist durch gründliches Versagen gekennzeichnet. Das von ihr verursachte Leid und die von ihr ausgelösten Krankheiten sind schwerwiegender, als allgemein angenommen. Die üblicherweise verwendeten Methoden und Behandlungen von Karies basieren auf der irrigen Annahme, Bakterien seien die Ursache für diese Erkrankung. Dabei schadet das Bohren und Füllen den Zähnen oft mehr, als dass es ihnen nutzt. Einige der verwendeten Materialien sind so giftig, dass man sie mit vielen ernsthaften, heute weit verbreiteten Krankheiten in Verbindung bringt. Der gängigen Praxis konventioneller Zahnmedizin ist es geschuldet, dass beispielsweise Quecksilber in Hundertmillionen von Mündern eingesetzt wurde. Die hohe Quecksilberbelastung, denen Zahnärzte ausgesetzt sind, und das Leid, dass dadurch angerichtet wurde und wird, mag teilweise erklären, warum Zahnarzt eine der Berufsgruppen mit der höchsten Selbstmordrate ist. Viele weitere Tragödien sind die Folge gängiger zahnärztlicher Praxis: geschätzte Zehnmillionen unnötige Wurzelbehandlungen; das Wegbohren gesunden Zahngewebes von mehreren Millionen Zähnen unter der fragwürdigen Behandlungspolitik „Ausdehnung zur Vorbeugung"; Schädigung unzähliger Zahnwurzeln durch zu schnell drehende Bohrer; vielfache, ohne jeden medizinischen Grund durchgeführte Zahnbehandlungen; geschätzte mehrere Millionen Kinder mit Vergiftungen durch lokale und systemische Fluorapplikation und sogar Todesfälle bei Kindern durch die Langzeitfolgen invasiver Behandlungen; Fluorvergiftungen oder die Nebenwirkungen von Metallimplantaten. Wenn dieses zahnärztliche Massaker einen Nutzen vorweisen könnte, ließe es sich vielleicht entschuldigen. Aber es hat keinen. Bei einem modernen Durchschnittsmenschen über sechzig sind mehr als die Hälfte aller Zähne von Karies betroffen. Mehr als acht Zähne sind bereits verloren gegangen, die Weisheitszähne nicht eingerechnet.

Viele von uns tragen die Spuren dieses Krieges gegen die Bakterien in Form von quecksilberhaltigen Füllungen mit uns herum. Auch ich bin ein Opfer dieser Auseinandersetzung. Als Jugendlicher bekam ich sieben Amalgamfüllungen. Keiner dieser Zähne bereitete mir vor der Schlachterei mit dem Bohrer

Schmerzen. Bei einer Kontrolle wurden auf dem Röntgenbild ein paar kleine Punkte entdeckt, woraufhin völlig unnötig große Löcher in meine Zähne gebohrt wurden. Jeder einzelne dieser Zähne ist seitdem dauerhaft und unwiderruflich durch die Aushöhlungen des Bohrers beschädigt. (Auf das Desaster moderner Kieferorthopädie gehe ich im nächsten Kapitel ein.) In diesem Licht betrachtet, wundert es mich nicht, wenn jemand zögert, zum Zahnarzt zu gehen oder wenn er Angst vor dem Zahnarzt hat. Wie kann man vor dem Zahnarzt keine Angst haben?

In diesem Kapitel will ich Hilfestellung dabei geben, wie man sich durch den Sumpf schlechter Zahnmedizin navigieren kann, und auf folgende Fragen eingehen:

Welche Gefahren verstecken sich hinter den gängigen Zahnbehandlungen und wie geht man diesen Gefahren am besten aus dem Weg?

Wie findet man einen der wenigen wirklich guten Zahnärzte, der einem helfen kann, Schäden, die durch schlechte Zahnbehandlungen entstanden sind, zu reparieren?

Wie kommuniziert man so mit seinem Zahnarzt, dass er den eignen Bedürfnissen gerecht werden kann?

Wie lassen sich bestehende Zahnprobleme richtig einschätzen und beurteilen, damit man abwägen kann, ob eine Ernährungsumstellung, ein Zahnarztbesuch oder beides nötig ist, um Abhilfe zu schaffen?

Auf all diese Fragen will ich versuchen, eine Antwort zu finden.

Giftige Materialien in der Zahnmedizin

Zahnärzte, die nach den gängigen Regeln der Zahnmedizin arbeiten, werden dafür bezahlt, dass sie Löcher in Zähne bohren und (nicht selten giftige Amalgam-) Füllungen einsetzen, damit die gefürchteten Bakterien dort keine größeren Löcher verursachen.

Die Methodenwahl moderner Zahnmedizin ist so unbefriedigend, dass einige ehrliche Zahnärzte sich an die Öffentlichkeit wenden, um vor ihrem eigenen Berufsstand zu warnen. Die Mehrheit ganzheitlich orientierter Zahnärzte hatte diese alternative Orientierung ursprünglich gar nicht im Sinn. Meist wurde ihr Umdenken durch die eigene Quecksilbervergiftung oder durch die (für Patienten wie Zahnarzt gleichermaßen) enttäuschenden Resultate durchgeführter Behandlungen ausgelöst. Als Folge davon haben viele der Zahnärzte, die sich der Probleme moderner Zahnmedizin bewusst sind, ein schlechtes Gewissen für all die Jahre, die sie im Dienst der herkömmlichen Zahnmedizin gearbeitet haben. Und einige der Zahnärzte, die es als ihre Pflicht ansehen, den beschämenden Behandlungsmethoden von heute ein Ende zu machen, geben ihr Bestes, um die Öffentlichkeit über die durch die Zahnmedizin ausgelösten Krankheiten zu informieren. Einige haben Bücher geschrieben, um ins Bewusstsein zu rücken, welche gesundheitlichen Gefahren in behandelten Zähnen lauern können. Leider gibt es die meisten dieser Bücher nur auf dem englischen Markt wie *Whole Body Dentistry* (Ganzkörperzahnmedizin) des Zahnarztes Dr. Mark Breiner, 1999; *Uninformed Consent* (Gedankenloses Einverständnis) des Zahnarztes Dr. Hal Huggins, 1999; *The Key To Ultimate Health* (Der Schlüssel zu echter Gesundheit) von der Anwältin und Journalistin Ellen Brown und dem Zahnarzt Dr. Richard Hansen, 1998; *It's All In Your Head: The link between mercury amalgam and illness* (Alles nur in deinem Kopf: Der Zusammenhang zwischen Amalgamfüllungen und Krankheit) von Dr. Hal Huggins, 1993; *Are Your Dental Fillings Poisoning you?* (Vergiften dich deine Zahnfüllungen?) des Zahnarztes Dr. Guy Fasciana, 1986, und *Dental Infections* (Zahninfektionen) von Dr. Weston Price. Diese Bücher sind wertvolles Zusatzmaterial, besonders für den, der sich eingehender mit den Problemen verschiedener Füllungsmaterialien und der Zahnmedizin auseinandersetzen will. Im deutschsprachigen Raum kann das Buch *Amalgam – Risiko für die Menschheit: Quecksilbervergiftungen richtig ausleiten* von Dr. med. Joachim Mutter hilfreich sein. Das Buch *Fasten heilt Karies* von Robert Römer bezieht sich stellenweise auf Dr. Weston Price und ist vielleicht eine interessante Zusatzlektüre. Die meisten Bücher im Handel allerdings konzentrieren sich bei der Kariesdebatte auf die üblicherweise beschuldigten Bakterien und sind als Ratgeber wenig zu empfehlen, auch wenn das eine oder andere Buch gute Ansätze aufweist.

Quecksilber

Der erste Fall eines Hodgkin-Lymphoms wurde 1832 festgestellt, kurz nachdem man begonnen hatte, Amalgamfüllungen zu verwenden. Im Jahre 1973 präsentierte Dr. Olympio Pinto seine Arbeiten über die Giftigkeit von Quecksilber seinem Kollegen Dr. Hal Huggins. Das gleiche Thema war auch Gegenstand von Pintos Magisterarbeit an der Georgetown-Universität gewesen. Seine These wurde allerdings nie veröffentlicht, weil das National Institute of Dental Research (das Nationale Institut für Zahnmedizinische Forschung) davon hörte und das Projekt stoppte.[223] Im Jahr 1976 publizierte Dr. Huggins das Material schließlich selbst in der Fachzeitschrift der International Academy of Preventive Medicine (Internationale Akademie für Präventive Medizin).

Quecksilberhaltige Füllungen sind ohne Frage giftig. Laut der US-Behörde für toxische Substanzen und dem US-Seuchenregister ist Quecksilber die Nummer drei unter den giftigsten Chemikalien und Metallen, die es auf der Erde gibt. Nur Arsen und Blei gelten als etwas giftiger, aber selbst Chloroform, Zyanid und Plutonium werden für den Menschen als weniger giftig angesehen als Quecksilber.[224] Quecksilberhaltige Füllungen werden gern als Amalgam- oder Silberfüllungen bezeichnet, was ihren Hauptinhaltsstoff Quecksilber verschleiert. Eine Amalgamfüllung besteht zu ungefähr 50 Prozent aus Quecksilber. Man stelle sich vor, dass eine Plutonium- oder Zyanidfüllung wahrscheinlich unbedenklicher für die Gesundheit wäre als eine quecksilberhaltige Füllung, abhängig natürlich davon, wie schnell die giftigen Substanzen aus diesen Füllungen freigesetzt würden.

Ein Bericht der US-amerikanischen Agency for Toxic Substances and Disease Registry (Agentur für toxische Substanzen und Seuchenregistratur) legt die für den Menschen als sicher geltende Konzentration für Quecksilberdampf auf 0,82 Mikrogramm fest. Verschiedene Studien zeigen aber, dass die durchschnittliche Aufnahme von Quecksilberdämpfen aus quecksilberhaltigen Füllungen zwischen 4 und 19 Mikrogramm liegt, mit anderen Worten also mindestens viermal höher als der als sicher geltende Schwellenwert für Quecksilberdämpfe von 1 Mikrogramm.[225] Untersuchungen an zehn Jahre alten Füllungen zeigen, dass am Ende dieses Zeitraums ein Großteil des Quecksilbers freigesetzt und verdampft ist – direkt in den Körper. Leider wird die Füllung durch die Freisetzung von Quecksilber mit der Zeit nicht ungefährlicher, da Quecksilber viele Jahre lang in gleich hohen Dosen aus der Füllung austritt. Relativ neuen Gerichtbeschlüssen zufolge muss die US-Behörde FDA (Food and Drug Administration) nun zugeben, dass quecksilberhaltige Füllungen „einen nervenschädigenden Effekt auf sich in der Entwicklung befindende Kinder und Ungeborene haben können".[226]

Quecksilber ist so giftig, dass es, auch als Bestandteil von Füllungen, bekannt dafür ist, Fehlbildungen bei Ungeborenen, chronische Müdigkeit, Verdauungsprobleme, Leukämie, Hormonstörungen, Fibromyalgie, epileptische Anfälle, Arthritis, Fazialislähmung, Allergien und Multiple Sklerose zu verursachen.[227] In vielen Ländern sind quecksilberhaltige Zahnfüllungen inzwischen verboten, unter anderem in Schweden, Norwegen und Japan. In Deutschland, Österreich und der Schweiz wird weiterhin Amalgam verwendet, ein Verbot wird seit Jahren diskutiert, konnte aber bisher nicht durchgesetzt werden. In Deutschland gibt es bei der Verwendung lediglich gewisse Einschränkungen, wie zum Beispiel ein Verzicht auf Amalgam bei der Behandlung Schwangerer und Kinder.

Was tun mit vorhandenen Amalgamfüllungen?

Es besteht kein Zweifel daran, dass quecksilberhaltige Füllungen sehr giftig sind. Trotzdem können viele Menschen eine ganze Zeit lang der toxischen Wirkung widerstehen. Die höchste Quecksilberdosis wird beim Einsetzen und beim Entfernen einer Amalgamfüllung frei. Ein gesunder Organismus ist mit hohen Spiegeln an Glutathion – einem Antioxidantium, das die Zellen schützt – und anderen Substanzen ausgestattet, die auf natürliche Weise der Giftigkeit von Quecksilber entgegenwirken. Im Alter oder wenn ein Mensch sich anderweitig in schlechtem gesundheitlichen Zustand befindet, schwindet die Widerstandskraft gegen die Giftigkeit von Quecksilber und Krankheiten können entstehen. Wenn du das Gefühl hast, dass deine Füllungen die Ursache für bestimmte Beschwerden sein könnten, suche bei jemandem Rat, der auf diesem Gebiet kundig ist, zum Beispiel bei einem ganzheitlichen oder naturheilkundlichen Arzt oder Zahnarzt. Dieser kann einen Amalgam-Quecksilbertest durchführen, um festzustellen, ob dein Körper tatsächlich Quecksilber speichert.

Der Ersatz von Amalgamfüllungen muss mit großer Vorsicht und gut geplant vorgenommen werden. Wenn der Zahnarzt nicht sorgfältig bestimmte Schutzmaßnahmen ergreift, wozu eine Staubsperre, eine Schutzmaske und die Verwendung eines Saugers für Dämpfe gehören, dann kann die Belastung mit mikroskopisch kleinen Quecksilberpartikeln und Dämpfen sehr hoch werden.

Zudem haben mich mehrere Personen kontaktiert und geklagt, dass sie seit dem Entfernen ihrer Amalgamfüllungen unter schlimmen Zahnschmerzen leiden. Vielleicht kam der Bohrer zu nah an den Nerv, der davon überreizt wurde. Bei jemandem, der empfindlich ist, kann das für die Amalgamentfernung notwendige Behandeln mehrerer Zähne diese unerwünschten Folgen haben. Wenn der Biss nicht optimal schließt, ist das Nervensystem dadurch ohnehin oft gereizt und empfindlich. Diese Sensibilität kann sich durch das Bohren und Entfernen der Amalgamfüllungen noch verstärken. Im ungünstigsten Fall gerät dann das ganze System aus dem Gleichgewicht.

Ein weiteres Problem, das gelegentlich auftritt, wenn sich jemand seine Amalgamfüllungen entfernen lassen hat, ist, dass sich gar kein gesundheitlicher Unterschied feststellen lässt. Eigentlich sollte das Entfernen der Füllungen für die meisten Menschen zu einer spürbaren Verbesserung ihres Energiehaushaltes und einem entspannteren Körpergefühl führen. Der wahrscheinliche Grund, warum manche Personen keine Verbesserung erleben, könnte darin liegen, dass die Füllungen nicht fachgerecht entfernt wurden oder das neue Ersatzmaterial ebenfalls giftig ist.

Ein nicht unwichtiges Detail bei der Entfernung von Amalgamfüllungen ist außerdem möglicherweise die Reihenfolge, in der die Füllungen entfernt werden. Jede quecksilberhaltige Füllung induziert einen elektrischen Strom. Wenn die fünf verschiedenen Metalle in der Füllung mit Speichel in Kontakt kommen, entsteht ein Batterieeffekt. Dieser ist stärker als der Strom, der in unserem Nervensystem fließt, und kann die Gehirn- und Herzfunktion beeinflussen.[228] Die Ladungen der einzelnen Füllungen sollten die Reihenfolge bestimmen, in der sie entfernt werden. Dabei bestimmt man die Ladungen mit einem von Dr. Reinhard Voll entwickelten Gerät, das zur Messung von Schwachströmen im Körper eingesetzt wird.

Wenn jemand deutlich spürbare positive Veränderungen durch die Entfernung der Füllungen erfährt, dann liegt das oft daran, dass sich die elektrischen Strömungen verändert haben und das Nervensystem wieder ungestört funktionieren kann.[229]

Ja, quecksilberhaltige Füllungen sind giftig und müssen mit großer Vorsicht entfernt werden. Aber nicht für jeden ist es die beste Entscheidung, sich sofort von den Füllungen zu trennen. Setze dich mit einem Spezialisten (zum Beispiel von der Liste in diesem Kapitel) in Verbindung. Es sollte sichergestellt sein, dass die Entfernung der Füllungen einen nicht kränker macht, und dass dabei nach einem sinnvollen Zeitplan vorgegangen wird. Als Schutz vor der Quecksilberbelastung, die bei der Behandlung entsteht, kann die zusätzliche Einnahme von Aktivator-X-haltiger Butter und Lebertran sinnvoll sein. Um den Körper vor der Belastung durch Quecksilber zu schützen, wird bei einer ganzheitlichen Amalgamentfernung außerdem Vitamin C intravenös verabreicht.

Kronen und Wurzelbehandlungen – die Folgen von Amalgamfüllungen

Quecksilberhaltige Füllungen erhöhen die Wahrscheinlichkeit, in der Zukunft eine Wurzelbehandlung oder eine Krone zu brauchen. Amalgam als Füllmaterial trägt nämlich nicht zur Stabilität des Zahns bei. Durch die Philosophie des „Ausdehnens zur Vorbeugung" wird gesunder Zahn weggebohrt, um eine keilförmige Füllung einsetzen zu können. Mehrere tausend Fälle zeigen deutlich, dass Zähne, die mit Amalgamfüllungen saniert wurden, solche sind, die schließlich Kronen oder Wurzelbehandlungen brauchen.[230] Wenn 30 Prozent eines Zahns weggebohrt werden, um eine Amalgamfüllung einzusetzen, kann der Zahn dabei bis zu 80 Prozent seiner Stabilität einbüßen. Selbst mit der Amalgamfüllung gewinnt er die verlorene Festigkeit nicht zurück. Die Zähne sind in ihrer Kaufunktion enormen Kräften ausgesetzt. Beim Kauen mit einem Zahn, der eine Amalgamfüllung hat, kann es passieren, dass die Kaukräfte auf die falschen Stellen wirken und es zu Rissen im Zahn oder dem stückweisen Abplatzen an der Übergangsstelle zwischen Zahn und Füllung kommt. Der Verlust von Zahnstruktur zusammen mit einer Ernährung, die verhindert, dass der Zahn sich von dem erlebten Stress erholen kann, lässt den Zahn schließlich brechen. Dabei wurde noch nicht erwähnt, dass das aus der Füllung austretende Quecksilber die zahnsubstanzbildenden Zellen im Zahn vergiftet. Mit der Zeit wird der quecksilberhaltige Zahn somit schwächer und der entstandene Schaden muss, soll der Zahn gerettet werden, umfangreich repariert werden – mit einer Krone oder durch eine Wurzelbehandlung.

Weitere giftige Materialien

Wenn der Mund zur Batterie wird

Der Körper und das Nervensystem arbeiten mit einer sehr niedrigen Eigenspannung. Metallfüllungen können elektrische Spannungen erzeugen, die exponentiell stärker als diese körpereigene Spannung sind. Wenn man bedenkt, dass die Zähne mit dem größten sensorischen Nerv des Körpers, dem

Trigeminus, verbunden sind, fällt es nicht schwer, sich vorzustellen, dass zu große elektrische Spannungen in ihnen Schaden anrichten können. Die Kombination verschiedener Metalle im Mund kann das Problem der elektrischen Spannungen durch Zahnfüllungen noch verstärken. Es kommt zum Beispiel vor, dass sich Goldfüllungen oder Edelstahlkronen zusammen mit quecksilberhaltigen Füllungen im Mund befinden. Ein solcher Metallmix kann sogar die Ursache für neurologische Beschwerden inklusive Migräne sein.

Auch Kunststofffüllungen beeinflussen die körpereigene elektrische Spannung. Da Kunststoff den elektrischen Strom nicht weiterleitet, wird diese durch Kunststofffüllungen gedämpft und nicht verstärkt.

Goldfüllungen und -kronen

Reines Gold ist von Natur aus recht weich. Deshalb ist es als Füllmaterial für Zähne schlecht geeignet. Es muss mit anderen Metallen vermischt werden, damit es härter wird. Während das Immunsystem der meisten Leute wahrscheinlich nicht auf Gold selbst negativ reagieren würde, können Goldlegierungen mit Metallen wie Palladium für das Immunsystem eine echte Herausforderung sein.[231] Zahngold zieht aufgrund seiner chemischen Eigenschaften gelöstes Quecksilber aus Amalgamfüllungen an. Wird es dann Hitze ausgesetzt, zum Beispiel durch ein heißes Getränk, wird giftiger Quecksilberdampf aus den Goldfüllungen oder -kronen frei.[232]

Um eine Krone aus Gold (oder einem anderem Material) einzusetzen, muss der Zahn stark abgeschliffen werden. Das ist notwendig, damit der als Bindemittel verwendete Zahnzement mit seiner relativ schwachen Bindekraft halten kann. Zahnärzte, die neue Klebetechniken verwenden, können oft vermeiden, dass eine Krone notwendig wird, oder sie entfernen beim Einsetzen derselben deutlich weniger Zahnmaterial.[233]

Edelstahl und Nickel

Edelstahl enthält Nickel. Dieses wird auch in Zahnspangen, Brücken, Teilprothesen und Kronen verwendet. Es versteckt sich auch in Kronen und Mantelkronen, mit denen man kariöse Zähne bei Kindern versorgt, und erzeugt im Mund eine negative elektrische Spannung.[234]

Es ist ein Metall, das für den Körper eigentlich ziemlich giftig ist. Nickel lässt sich mit Arthritis und manchen Krebsarten wie Lungen- oder Brustkrebs in Verbindung bringen.[235] Bei Laborratten lässt sich Krebs gezielt durch Nickel auslösen.[236]

Porzellan

Porzellan enthält Aluminium in Form von Aluminiumoxid. Aluminium ist für den menschlichen Körper giftig. Genauso wie offiziell beteuert wird, dass

Quecksilber aus Amalgamfüllungen fest an andere Materialien gebunden ist und nicht freigesetzt wird, behauptet man dasselbe auch von Aluminium in Porzellanfüllungen. Sehr wahrscheinlich ist aber das Gegenteil der Fall.[237] Dazu kommt, dass Porzellankronen oft mit billigem, nickelhaltigem Edelstahl verstärkt werden.[238]

Sichere Füllmaterialien

Bei der Bewertung, was sichere Füllmaterialien sind, gibt es je nach Zahnarzt recht unterschiedliche Meinungen. Am besten entscheidet man nach eigener Recherche selbst, was sich als gute Wahl anfühlt. Mindestens genauso wichtig, wenn nicht wichtiger als das verwendete Füllmaterial, ist die Qualität der ausgeführten Arbeit.

Bei der Entscheidung zu den verwendeten Stoffen halte ich es für wichtig, zuerst einen Zahnarzt zu finden, zu dem man Vertrauen hat und der sich dem Prinzip der Biokompatibilität verpflichtet. Ein Zahnarzt, der auf diese Weise arbeitet, setzt nicht irgendein Material in den Körper seiner Patienten ein und hofft, dass alles gutgehen wird. Das Ziel biokompatibler Zahnmedizin ist es, vor Anfertigung einer Füllung Tests durchzuführen, um sicherzustellen, dass die verwendeten Füllmaterialien vom Körper vertragen werden. Ein mögliches, meiner Meinung nach recht genaues Verfahren zur Testung der Biokompatibilität ist, Proben von den vorgesehenen Materialien mit zu einem Osteopathen oder Craniosakraltherapeuten zu nehmen, der überprüfen kann, wie der Craniosakralrhythmus durch diese Materialien beeinflusst wird. Hautwiderstandsmessungen, Blutuntersuchungen und Muskelspannungstests sind andere alternativmedizinische Verfahren, mit denen die Verträglichkeit von Füllmaterialien untersucht werden kann.

Einen guten Zahnarzt finden

Bei einer Konferenz sprach ich mit einem Zahnarzt, der minimalinvasive Zahnbehandlung wirklich verstanden zu haben schien. Als ich ihn fragte, ob ich ihn auf meine Online-Liste mit empfehlenswerten Zahnärzten setzen dürfe, wehrte er ab. Seine Praxis sei bereits voll. Bei einem weiteren beliebten, ganzheitlichen Zahnarzt in der Gegend von Los Angeles muss man drei Monate auf einen Termin warten. Der ganzheitliche Kieferorthopäde, zu dem ich gehe, hat für neue Patienten eine Warteliste von einem Monat und länger.

Gute Zahnärzte nehmen sich für ihre Patienten Zeit. Sie eilen nicht durch die einzelnen Behandlungsschritte, sondern stellen sicher, dass jeder Schritt sorgfältig ausgeführt wird. Das bedeutet aber auch, dass sie keine großen Patientenzahlen auf einmal abfertigen können. Gute Zahnärzte erhalten gute Beurteilungen, weil sie Menschen zu Wohlbefinden verhelfen. Ihre Praxen sind schnell voll, da es nur wenige dieser guten Zahnärzte gibt. Sie haben gewöhnlich keine vollen Warteräume, da sie nicht, wie der typische Arzt, auf eine rasche Abfolge von Behandlungen aus sind. Solchen Zahnärzten liegt die Gesundheit ihrer Patienten wirklich am Herzen, auch wenn sie das nicht immer betonen. Man merkt es. Wenn man die Praxis eines guten Zahnarztes verlässt, bleibt ein gutes Gefühl.

Unter den guten Zahnärzten sind einige hervorragende, aber selbst sie sind nicht hinsichtlich jeder Behandlungsmethode gleich kompetent. Zum Beispiel kann ein Zahnarzt sehr gut darin sein, Wurzelbehandlungen mit Endocal (eine als schonend geltende Art der Wurzelbehandlung) durchzuführen, ein anderer macht vielleicht gute Brücken, ein dritter kann gut Zähne retten oder minimalinvasiv bohren.

Vorbemerkung zur Zahnarztliste: Nur weil ein Zahnarzt sich auf einer dieser Listen befindet, bedeutet das nicht, dass er komplett giftfreie Zahnmedizin betreibt. Es bedeutet auch nicht, dass jeder der angeführten Zahnärzte jeden Patienten optimal behandeln wird, nur biokompatible Füllmaterialien benutzt oder nur Behandlungen durchführt, die man selbst gutheißt oder die in jedem Fall vorteilhaft sind. Nicht jeder gute Zahnarzt befindet sich auf diesen Listen und nicht jeder aufgelistete Zahnarzt mag gut für jeden einzelnen Patienten sein. Trotzdem sind diese Listen eine Möglichkeit, die Chancen, einen guten Zahnarzt zu finden, deutlich zu erhöhen. Auf manchen dieser Seiten muss man sich ein bisschen orientieren, bis man die Zahnarztliste findet.

www.gzm.org – Internationale Gesellschaft für Ganzheitliche Zahnmedizin e.V.

www.bzn.de – Bundesverband der naturheilkundlich tätigen Zahnärzte in Deutschland e.V.

www.dguz.de – Deutsche Gesellschaft für Umwelt-Zahnmedizin e.V.

www.dialog-ganzheitlicher-zahnersatz.com

Einen Zahnarzt finden, der die Ernährung berücksichtigt

Einige Leser haben mich gebeten, ihnen Zahnärzte zu nennen, die Ernährungserkenntnisse in ihrer Arbeit berücksichtigen und Kenntnis von dem Wissen haben, das ich in diesem Buch vermittle. Es gibt zwar ein paar Zahnärzte, die gute Ernährung und gesunde Gewohnheiten in Übereinstimmung mit diesem Buch unterstützen, aber das spiegelt sich im Normalfall nicht in ihrer Art zu praktizieren wider.

Wenn es Zahnärzte gibt, die das anders handhaben, machen sie dafür normalerweise nicht explizit Werbung. Es gibt beispielsweise ein paar Zahnärzte, die bei Dr. Hal Huggins gelernt haben, Blutanalysen (basierend auf den Arbeiten des Zahnarztes Dr. Melvin Page) zu verwenden, um die passende Ernährung für den Einzelnen zu finden. Näher wird man bei der Suche nach einem Zahnarzt, der nach den Prinzipien dieses Buches arbeitet, mit ziemlicher Sicherheit nicht kommen. In den meisten Fällen ist es einfacher, von einem naturheilkundlich orientierten Therapeuten Unterstützung in Ernährungsfragen einzuholen und die Aufgabe des Zahnarztes darauf zu beschränken, die Gesundheit der Zähne zu überwachen.

Minimalinvasive Zahnmedizin

Minimalinvasiv arbeitende Zahnärzte versuchen bei einer Behandlung so wenig wie möglich vom Zahn zu entfernen. Ein konventioneller Zahnarzt bohrt und bohrt und entfernt dabei oft mehr Zahnsubstanz, als eigentlich nötig. Minimalinvasive Techniken können auch die Benutzung von Laser oder Behandlungsmethoden einschließen, die das Bohren nicht oder nur begrenzt nötig machen. Wenn gebohrt werden muss, ist die beste Art der Behandlung eine, bei der ein möglichst kleines Loch gebohrt (dafür ist Laser gut geeignet) und eine kleine Kunststofffüllung eingesetzt wird. Dadurch wird die Integrität des Zahns bewahrt. Laser eignet sich aufgrund seiner Schneidgenauigkeit gut für minimalinvasive Behandlungen. Laser oder Sandstrahl kann auch ohne Betäubung verwendet werden und verhindert, dass der Zahn durch die Erschütterungen des Bohrers traumatisiert wird.

· ·

Nichtinvasive Zahnmedizin

Hat man nur ein kleines Loch im Zahn, würde ein nichtinvasiv arbeitender Zahnarzt über die Heilkräfte von Dorschlebertran aufklären: „Nehmen Sie zwei Teelöffel davon am Tag und kommen Sie nächste Woche wieder."

Die meisten Löcher könnten so ausschließlich durch die Ernährung remineralisiert werden.

· ·

Eine zweite Meinung einholen

Vor fünf Jahren hatte ich mehrere schmerzhafte Stellen an meinen Zähnen. Ich machte einen Termin beim Zahnarzt und von meinen Zähnen wurden Röntgenbilder angefertigt. Ich hatte kein gutes Gefühl dabei, weil ich die schädigende Wirkung der Strahlung förmlich spüren konnte. Dieser Zahnarzt sagte mir, dass ich vier Löcher hätte, die gefüllt werden müssten. Seltsamerweise war an den Zähnen, die mir mit ihrer Empfindlichkeit Beschwerden machten, auf dem Röntgenbild gar nichts zu sehen und der Zahnarzt konnte auch bei der

Untersuchung nichts an ihnen feststellen. Stattdessen wollte dieser Zahnarzt in Zähne bohren, die gar nicht wehtaten. Er konnte weder durch Untersuchung noch durch Röntgen feststellen, wo mein Zahnschmelz schwach war und wo meine Zähne schmerzten. (Darüber habe ich ihn auch nicht informiert, weil ich nicht noch mehr Füllungen wollte.) Dies passierte, bevor ich mich über Zahngesundheit und Zahnmedizin informierte. Ich ging ebenfalls zu einem anderen Zahnarzt an einem College, um mir die Zähne reinigen zu lassen. Dieser Zahnarzt hatte nicht das Ziel, Gewinn zu machen, da er bezahlt wurde, um Zahnhygieniker auszubilden, nicht um Füllungen zu machen. Er sagte mir basierend auf den Röntgenbildern (die ich vom letzten Zahnarzt mitgebracht hatte) und den gleichen Untersuchungsmethoden, dass ich *ein* Loch hätte. Dieser Zahnarzt war aber der Meinung, dass es nicht gefüllt werden müsse, sondern dass man abwarten und beobachten könne, ob es größer werde. Diese Begebenheit ist ein gutes Beispiel dafür, wie der in Aussicht stehende finanzielle Gewinn einer Behandlung den Zahnarzt Löcher sehen lässt, wo gar keine sind. Geld lässt viele Zahnärzte vergessen, dass nicht jedes Loch behandelt werden muss, da es auch remineralisiert werden und der Zahn dadurch geheilt werden kann. Schlussendlich bat ich noch einen Freund um Rat, der Zahnarzt ist. Anhand desselben Röntgenbildes befand er, dass ich drei Löcher hätte, die gefüllt werden müssten. Er zeigte sie mir auf dem Röntgenbild. Einen der Brüche im Zahnschmelz konnte ich deutlich erkennen. Bei den anderen war ich nicht sicher, dass sie wirklich existierten.

Wenn man irgendwelche Zweifel an seinem Zahnarzt hat, sollte man sich nicht nur auf eine Person verlassen. Auch wenn man seinem Zahnarzt völlig vertraut, aber unsicher ist, was man als Nächstes tun soll, ist eine andere Meinung Gold wert, und ebenso dann, wenn etwas, das der Zahnarzt gesagt hat, nicht plausibel klingt. Man sollte diesem Gefühl vertrauen, das einem sagt: „Vielleicht sollte ich besser eine zweite Meinung einholen."

Nur falls sich jemand fragt: Ich habe keine empfindlichen Stellen mehr an den Zähnen. Es gibt auch kein Anzeichen mehr für Karies, obwohl ich die Zähne, die vor fünf Jahren angeblich Löcher hatten, nicht habe zahnärztlich behandeln lassen. Meine Zähne fühlen sich heute stark und gesund an. Ich habe von zwei verschiedenen Zahnärzten digitale Röntgenbilder machen lassen und meine Zähne sind heute kariesfrei.

Wie mit dem Zahnarzt reden?

Es ist ein herausfordernder Balanceakt, ein informierter Patient zu sein und gleichzeitig seinem Zahnarzt zu vertrauen. Einerseits hat jeder Patient ein begründetes Recht darauf, alle Details der Behandlung, die der Zahnarzt durchführen will, zu kennen. Andererseits lähmt es den Zahnarzt bei seiner Arbeit und er kann keine gute Behandlung durchführen, wenn man jede einzelne seiner Bewegungen mit Argusaugen überwacht und hinterfragt.

Die Zahnarztpraxis kann ein angsteinflößender Ort sein. Wer Angst hat oder unsicher ist, dem schlage ich vor, zum Behandlungsgespräch einen Freund mitzunehmen.

Ein Freund kann Fragen stellen, an die man selbst nicht gedacht hat oder ein Auge auf einen haben, falls man nach einer Zahnbehandlung unter dem Einfluss bestimmter Medikamente steht. Sich von jemandem zum Zahnarzt fahren und wieder abholen zu lassen, ist in solchen Fällen eine gute Idee.

Wenn man beim Zahnarzt ist, sollte man ehrlich über seine Gefühle sprechen. Der Zahnarzt darf ruhig erfahren, dass man Angst hat oder unsicher ist. Man sollte ehrlich benennen, was man möchte und was nicht. Allgemeine Fragen lassen sich oft schon vorab am Telefon klären und so kann man unnötig unangenehme Situationen vermeiden. Normalerweise kann die Sprechstundenhilfe am Telefon beispielsweise bereits Auskunft darüber geben, ob ein Zahnarzt zum Beispiel mit biokompatiblen Materialien arbeitet oder Bluttests durchführt, um Unverträglichkeiten auszuschließen. Wenn man dem Zahnarzt gegenübersitzt, sollte man deutlich sagen, was man will und erwartet. Zum Beispiel: „Bitte sagen Sie mir ehrlich, was Sie über meine Zähne denken, damit ich mich für die richtige Behandlung entscheiden kann."

Eine weitere Möglichkeit ist, einen Termin allein für ein Beratungsgespräch zu vereinbaren. Das bedeutet, dass der Zahnarzt eine Diagnose stellt und seine Meinung darüber darlegt, was am besten zu tun sei, dabei aber weiß, dass man bei dieser Sitzung keine Behandlung braucht oder wünscht. Ein Beratungsgespräch ist eine gute Möglichkeit, den Zahnarzt kennenzulernen und anhand seiner Diagnosen und Vorschläge festzustellen, wie gut er ist. Mehrere Zahnärzte zu konsultieren kostet möglicherweise etwas mehr. Dies ist aber immer auch eine gute Gelegenheit, Fragen zu stellen und Informationen einzuholen. Hat man ein wirklich akutes Problem, kann es allerdings schwierig sein, nur die Meinung des Zahnarztes einzuholen, denn in so einem Fall wird der Zahnarzt einen, den Vorschriften und auch seiner moralischen Verpflichtung folgend, auch sofort behandeln wollen.

Kariesdiagnose mittels Röntgen

Einer meiner Leser war überglücklich, seine Zahnfleischprobleme geheilt zu haben. Dann ging er zu einer Kontrolle zum Zahnarzt und war schockiert, als ihm dieser mitteilte, er brauche eine Wurzelbehandlung. „Wie kann das sein?", fragte er sich, da sich der angeblich betroffene Zahn gesund anfühlte.

Der Zahnarzt stellte die Diagnose mit einer älteren Röntgentechnik, bei der leicht Schatten oder verschwommene Bilder entstehen können. Die Bilder zeigten einen großen, schwarzen Fleck unter einer seiner Zahnfüllungen, von dem der Zahnarzt behauptet, dass es ihn auf dem Bild, das sechs Monate früher gemacht worden war, nicht gab. Ich empfahl dem Leser, eine zweite Meinung bei einem vertrauenswürdigen, ganzheitlichen Zahnarzt einzuholen. Dieser arbeitete mit einem modernen digitalen Röntgengerät, das ein klareres Bild erzeugt. Jetzt zeigte das Röntgenbild überhaupt keine Karies. Es stellte sich heraus, dass der vorige Zahnarzt den Schatten, den eine Füllung auf dem Röntgenbild hinterließ, für ein großes Loch gehalten hatte. Dieser Zahnarzt war offensichtlich froh gewesen, seinem Patienten ein großes Loch zeigen zu können, weil er gut an der Wurzelbehandlung verdient hätte. Es ist sogar möglich, dass der Zahnarzt wusste, dass es sich um einen Schatten handelt, aber der in Aussicht stehende Gewinn unterlief seinen Entscheidungsprozess, so dass er Karies sah, wo keine war. Den Schluss, den ich aus dieser und ähnlichen Geschichten ziehe, ist, dass jährlich wahrscheinlich Zehntausende, wenn nicht Millionen Zahnbehandlungen unnötig durchgeführt werden. Nicht nur sind sie verzichtbar, weil man die Zähne mit einer Ernährungsumstellung hätte heilen können, sondern völlig sinnlos, weil von Anfang an überhaupt kein behandlungsbedürftiger Zustand vorlag.

Wenn der Zahnarzt eine falsche Diagnose gestellt und erst einmal ein Loch in einen Zahn gebohrt hat, wird er kaum sagen: „Oh, ich sehe gar keine Karies. Entschuldigen Sie." Stattdessen wird er weiterbohren, eine Füllung einsetzen und so tun, als sei alles wie erwartet verlaufen.

Ein guter Zahnarzt sollte also zunächst eine weitere Untersuchung durchführen, um seine Diagnose zu sichern. Das bedeutet, dass ein Röntgenbild nicht allein als Entscheidungsgrundlage für den Einsatz des Bohrers dienen darf. Andere Untersuchungsmethoden sind der Einsatz einer Zahnsonde, die visuelle Inspektion oder die Verwendung von Geräten, die die Sensibilität und Stärke von Zähnen testen können.

Das einvernehmliche Stillschweigen der Zahnärzte

Mit dem einvernehmlichen Stillschweigen der Zahnärzte meine ich, dass ein Zahnarzt, der bei einem Patienten die Folgen schlechter Zahnbehandlung eines Kollegen sieht, den Patienten kaum über seinen Fund aufklären wird. Möglicherweise kommentiert der Zahnarzt einmal eine ältere Zahnbehandlung, wenn sie wirklich sehr schlecht gemacht ist oder wenn sie im Ausland durchgeführt wurde. Die vorherrschende Erinnerung, die uns von Zahnarztbesuchen bleibt, ist im Zahnarztstuhl zu liegen, den Mund unterschiedlich weit aufzusperren, während uns der Kopf vom Bohrer brummt. Wir haben keine Ahnung, ob der Zahnarzt die bestmögliche, sauberste Füllung macht, oder ob er gesunden Zahn für immer wegbohrt und die Füllung schlecht einsetzt.

Das Stillschweigen der Zahnärzte macht es möglich, dass Zahnbehandlungen weiterhin mit geringer Qualität ausgeführt werden können, da die Patienten nie darüber informiert oder aufgeklärt werden, was gute und was schlechte Zahnbehandlungen sind. Schlechte Zahnärzte werden nie zur Rechenschaft gezogen, sondern liefern weiter minderwertige Arbeit. Amalgamfüllungen sind ein anderes Beispiel für das einvernehmliche Stillschweigen der Zahnärzte. Solange Zahnärzte nicht gegen die Tyrannei zahnärztlicher „Ethik"-Kommissionen aufstehen, die die Giftigkeit und den von Quecksilber und giftigen Metallfüllungen angerichteten Schaden kleinreden, erlauben sie dem System ungehindert weiter zu existieren.

Wurzelbehandlungen

Dr. George Meinig, Facharzt für Zahnchirurgie, war einer der Gründer der American Association of Endodontists, der Amerikanischen Gesellschaft für Endodontie (Spezialorganisation der Experten für Wurzelbehandlungen). Als er in der Zahnmedizin anfing, war es üblich, Zähne mit weit vorgeschrittener Karies einfach zu ziehen. Dr. Meinig und ein paar andere hatten die großartige Idee, den Zahn, selbst wenn die Zahnpulpa entzündet war, lieber zu retten, als ihn zu entfernen. Endodontisten befassten sich damals mit einem Randgebiet der Zahnmedizin, aber sie haben hart daran gearbeitet, sich als Spezialisten in der breiten Mitte zu etablieren.

Derzeit werden jedes Jahr allein in den USA mehr als 30 Millionen Wurzelbehandlungen durchgeführt, eine 30 Billionen-Dollar-Industrie. Nachdem Dr. Meinig sein Leben lang Wurzelbehandlungen durchgeführt hatte, ließ ihn die auf 1174 Seiten präsentierte, detaillierte Forschung von Weston Price und seinem 60-köpfigen Team umdenken. Er kam zu dem Schluss, dass

> *ein hoher Prozentsatz chronisch-degenerativer Erkrankungen durch wurzelbehandelte Zähne verursacht wird. Die häufigsten sind Herz- und Kreislauferkrankungen, die zweithäufigsten solche der Gelenke wie Arthritis und Rheuma.*[241]

Dr. Meinig lag es am Herzen, darüber aufzuklären, dass Wurzelbehandlungen den Körper in vielen Fällen anfällig für chronisch-degenerative Erkrankungen machen. Wenn jemand an einer degenerativen Erkrankung wie koronarer Herzkrankheit, schweren Kopfschmerzen, Arthritis oder Ähnlichem leidet, kann ein wurzelbehandelter Zahn zu diesem Zustand beitragen oder sogar die Ursache dafür sein. Die mitunter giftige Wirkung wurzelbehandelter Zähne erklärt sich aus den ungefähr mikroskopisch kleinen Zahnkanälchen, die sich in jedem Zahn befinden. Würde man diese Kanälchen aus einem Zahn aneinanderreihen, käme man auf eine Länge von fünfzig Kilometern. Nach einer Wurzelbehandlung ist der Fluss der körpereigenen Zahnflüssigkeit zur Reinigung der Zahnkanälchen unterbrochen. Ein kranker Zahn kann so in den Zahnkanälchen leicht giftige Stoffe ansammeln. Das können Essensreste sein, genauso wie totes, faulendes Material – Abfallprodukte der in den Zahnkanälchen befindlichen Zellen. Diese für den Körper giftigen Stoffe können durch kleine Risse aus dem Zahn heraussickern und in den Blutstrom übergehen. Dr. Price stellte fest, dass das aus wurzelbehandelten Zähnen gewonnene Material noch giftiger wurde, wenn man die Bakterien herausfilterte und sie so entfernte. Die Bakterien, die sich in einem wurzelbehandelten Zahn befinden, sind also wahrscheinlich nicht die Ursache für die entstehenden Krankheiten, sondern leben von verrottendem Material, das sie versuchen zu beseitigen. Die Schlussfolgerung aus Dr. George Meinigs Buch *Root Canal Cover-Up* (Das Verschleiern der Wurzelbehandlung) ist, dass Wurzelbehandlungen nichts Gutes sind und nicht selten schwere Erkrankungen verursachen können.

Nicht alle wurzelbehandelten Zähne infizieren sich oder lösen gesundheitliche Beschwerden aus. Die neuesten Studien zeigen, dass wurzelbehandelte Zähne nach fünf beziehungsweise zehn Jahren nur in kläglichen 30 bis 40 Prozent der Fälle ohne sichtbare Nebenwirkungen bleiben. Zu Weston Prices Zeit lag die Rate der Wurzelbehandlungen, die keine sichtbaren Nebenwirkungen hatten, bei 25 Prozent.[242]

Ein Zahn, der eine Wurzelbehandlung braucht, ist also ein Dilemma ohne erfreuliche Alternative. Wurzelbehandelte Zähne, die langfristig keine Probleme machen, sind normalerweise die, die vor der Behandlung nur wenig entzündet waren. Diese nur kaum entzündeten Zähne wären es gewesen, die man leicht auf natürliche Weise hätte heilen können und die nicht zwangsweise eine Wurzelbehandlung gebraucht hätten. Die am meisten entzündeten und zerstörten Zähne sind auch die, die am schwersten heilen und am ehesten eine Wurzelbehandlung brauchen, um gerettet zu werden. In solchen Fällen versagt jedoch auch eine Wurzelbehandlung oft. Kurz gesagt: Wurzelbehandlungen haben den besten Erfolg an Zähnen, die nicht unbedingt eine Wurzelbehandlung brauchen, und den schlechtesten an den Zähnen, für die diese Behandlung als letzter Rettungsversuch nötig wird.

Wie Zahnentzündungen entstehen

Ein Zahn entzündet sich, weil er geschwächt und beschädigt ist. Dabei dringt Material aus der Mundhöhle tief in die Zahnpulpa ein. Der betroffene Zahn reagiert auf das eindringende Material und versucht, sein Inneres dagegen zu schützen. Zu diesem Schutzmechanismus gehören die Entzündungsreaktion und schließlich der Abszess. Das Gewebe rund um den Fremdkörper schwillt an, der Körper schickt weiße Blutkörperchen an den Ort des Geschehens, um das fremde Material entweder aufzulösen oder aufzunehmen, damit es als Eiter aus dem Zahnfleisch hinausbefördert werden kann. Der Schutzmechanismus des Körpers, die Schwellung, wird normalerweise von Schmerz begleitet. Schmerz ist ein zusätzlicher Schutz. Er verhindert, dass auf der betroffenen Stelle gekaut wird, und verringert so die Wahrscheinlichkeit, dass mehr fremdes Material an der schwachen Stelle eindringt. Schmerz macht das Kauen auf dem betroffenen Zahn unmöglich und befreit den Zahn so auch vom Stress, der durch die beim Kauen wirkenden Kräfte entsteht.

Was bei einer Wurzelbehandlung passiert

Bei einer Wurzelbehandlung wird die weiche Pulpa des Zahns entfernt. Dabei wird ein großes Loch oben in den Zahn gebohrt, bevor dann das weiche Innere des Zahns entfernt wird. Die Pulpahöhle wird danach mit Chemikalien gereinigt. Wenn das geschehen ist, wird der nun teilweise tote Zahn mit einem synthetischen Material aufgefüllt, bevor er oben mit einer Krone verschlossen wird.

Es ist leicht nachzuvollziehen, warum es niemanden gibt, der über eine Wurzelbehandlung besonders glücklich ist. Sie trägt normalerweise nicht zu erhöhtem Wohlbefinden bei.

Bei der Wurzelbehandlung reinigt der Zahnarzt das Innere des Zahns manuell – etwas, wozu der Körper aufgrund seines biochemischen Ungleichgewichts nicht mehr in der Lage war.

Entzündungen entwickeln sich bei gesunden Menschen nicht einfach so. Wenn sie doch entstehen, ist der Körper in der Lage, sie schnell zu heilen. Bei Menschen mit schwacher Gesundheit oder solchen mit durchschnittlicher Gesundheit, aber schlechten Ernährungsgewohnheiten heilen Entzündungen schlecht oder gar nicht. Deshalb muss der Zahnarzt dem Körper bei der Heilung der Entzündung helfen. Zahnentzündungen entstehen außerdem häufiger bei Personen mit einem schlecht funktionierenden Biss, weil die Zähne übermäßigen Belastungen beim Kauen ausgesetzt sind.

Das Problem von Wurzelbehandlungen ist, dass die Ursache der Entzündung nicht mitbehandelt wird. Die Ursache für die Entzündung ist in vielen Fällen wenigstens zum Teil eine minderwertige Ernährung. Als entscheidende Ursache gelten zudem übermäßige Kaukräfte, die auf traumatisierte oder beschädigte Zähne wirken. Eine Entzündung kann sich auch zuerst unbemerkt unter der Zahnwurzel entwickeln. Das Innere des Zahns auszuräumen, packt das Problem jedenfalls nicht bei der Wurzel.

Sollte man einen wurzelbehandelten Zahn ziehen lassen?

Fast jeder wurzelbehandelte Zahn enthält giftiges Material. Nur bei einer Minderheit der Patienten kann der Körper sich gegen diese Infektionsquelle abschotten, wodurch diese Menschen relativ unbeeinträchtigt durch ihren wurzelbehandelten Zahn sind. Wer unter ernsten oder chronisch-degenerativen Beschwerden leidet, sollte sich überlegen, ob er einen Experten zu Rate zieht, der ihm dabei helfen kann herauszufinden, ob seine Probleme etwas mit seinen wurzelbehandelten Zähnen zu tun haben. Infizierte, wurzelbehandelte Zähne werden im Röntgenbild oft nicht erkannt, können aber der Gesundheit ordentlich zusetzen.

Wie hoch die Wahrscheinlichkeit ist, dass ein wurzelbehandelter Zahn die Gesundheit gefährdet, hängt davon ab, wie krank der Zahn vor der Wurzelbehandlung war. Wurzelgefüllte Zähne lassen sich mit verschiedenen Tests wie dem TOPAS-Test untersuchen, um festzustellen, ob und wie stark dieser Zahn die Gesundheit beeinträchtigt.

Eine Wurzelbehandlung kaschiert nämlich häufig nur den Schmerz der Entzündung, aber sie erreicht nicht den Knochen und die Wurzelspitzen des Zahns, wo sich der Infektionsherd befinden kann. Und natürlich behebt eine Wurzelbehandlung auch nicht die eigentliche Ursache für die Entzündung im Zahn. So können Infektionen in wurzelbehandelten Zähnen versteckt weiterexistieren.

Wenn die Gesundheit davon nicht spürbar beeinträchtigt wird, sind viele Zahnärzte der Meinung, dass man seinen wurzelbehandelten Zahn behalten sollte.[243] Bis heute gibt es keinen natürlichen Ersatz für einen fehlenden Zahn. Auch wenn es bereits Ansätze gibt, gesunden, natürlichen Zahnersatz herzustellen, ist nicht zu erwarten, dass diese Technologie innerhalb der nächsten zwanzig Jahre verfügbar, erschwinglich und erfolgreich in der Anwendung sein wird. Wenn ein Zahn einmal entfernt ist, gibt es kein Zurück.

Der Biss und die Kaufähigkeit sind von jedem Zahn abhängig, auch von dem, der eine Wurzelfüllung hat. Aus Gesprächen erfahre ich häufig, dass jemand deshalb das Ziehen seines wurzelbehandelten Zahn bereut. Eine Alternative zum Zahnziehen kann sein, den Zahn mit einer neueren Technologie, wie zum Beispiel Endocal, neu versorgen zu lassen.

Wie erwähnt gibt es aber Umstände, die das Ziehen eines wurzelbehandelten Zahns notwendig machen, und es gibt sogar einige Fälle, wo das Zahnziehen einem Menschen das Leben gerettet hat.

Alternative Wurzelbehandlungen – Wurzelbehandlungen vermeiden

Bei Endocal, früher bekannt unter dem Begriff Biocalex, wird Kalziumhydroxid als Wurzelfüllmaterial verwendet. Ganzheitlich orientierte Zahnärzte berichten von guten Ergebnissen mit diesem Stoff. Vor der Verwendung dieses Materials muss die Zahnwurzel sorgfältig gegen eindringende Substanzen versiegelt werden.

Als Alternative zur Wurzelbehandlung können Zahnärzte Präzisionslaser verwenden, um Infektionen in Zähnen zu bedampfen, ohne dabei den Nerv zu schädigen.[244] Dieses Vorgehen kann Zähne auch vor der Notwendigkeit einer

Wurzelbehandlung oder einer Krone bewahren. Anstatt den ganzen Zahnnerv herauszureißen, lässt der Zahnarzt ihn im Zahn und hilft ihm dabei zu heilen. Um die Heilung anzuregen, können Zahnwurzelentzündungen manchmal auch durch homöopathische Injektionen an einer bestimmten Stelle des Kiefers gelindert werden. Diese Behandlungsmethoden sind auf jeden Fall angenehmere Alternativen als die klassische Wurzelbehandlung.

Wann ist eine Wurzelbehandlung wirklich notwendig?

Eine Wurzelbehandlung ist ein letzter heroischer Versuch, einen Zahn zu retten, dessen Leben eigentlich zu Ende ist. Bei einer Wurzelbehandlung wird entzündliches Gewebe entfernt, das nicht auf natürlichem Wege heilt. Wenn man nicht unter starken Schmerzen oder Entzündungen leidet, ist ein Zahn, selbst wenn er ein Loch hat, mit hoher Wahrscheinlichkeit immer noch bei relativ guter Gesundheit. In solchen Fällen will man nicht, dass der obere Teil des Zahns und seine inneren Bestandteile entfernt werden. Das muss den Fällen vorbehalten bleiben, wo es absolut notwendig ist.

Die überwiegende Zahl der durchgeführten Wurzelbehandlungen ist unnötig. Ich finde diese Behandlung generell nicht empfehlenswert. Aber in einem Fall, wo es absolut keine andere Möglichkeit mehr gibt, sollte man zusammen mit seinem Zahnarzt entscheiden, ob man den Versuch mit einer sorgfältig ausgeführten Wurzelbehandlung wagen will oder der Zahn lieber gezogen werden soll. Wenn es noch nicht so weit gekommen ist, dass es keine Behandlungsalternativen mehr gibt, dann ist auch keine Wurzelbehandlung notwendig. Bei einem zerbrochenen Zahn, der geklebt werden kann, oder wenn es Entzündungsherde am Zahn gibt, bei denen es sich wahrscheinlich um eine beginnende Parodontitis und keine Zahnwurzelentzündung handelt, ist eine Wurzelbehandlung normalerweise nicht nötig. Wenn ein Zahn noch nie zahnmedizinisch behandelt worden ist und auch nicht schwer traumatisiert wurde, ist die Wahrscheinlichkeit groß, dass keine Wurzelbehandlung benötigt wird. Wenn der Zahn entzündet ist, lässt er sich durch eine verbesserte Ernährung und mit Kräutern behandeln. Ganzheitlich orientierte Zahnärzte verfügen über verschiedene Möglichkeiten, Entzündungen zu hemmen, wie zum Beispiel durch homöopathische Injektionen oder Laser, um die Heilung anzuregen.

Wenn einem mitgeteilt wird, dass man eine Wurzelbehandlung braucht, aber weder Schmerzen, Schwellungen noch eine Entzündung hat, dann braucht man diese Behandlung mit ziemlicher Sicherheit nicht. Mein abschließender Rat, wenn es darum geht, sich für oder gegen eine Wurzelbehandlung zu entscheiden, ist, sich selbst zu fragen: „Braucht mein Körper diese Behandlung wirklich?" und „Würde eine Wurzelbehandlung meine Gesundheit verbessern?"

Zahnwurzelentzündungen / Zahnabszesse heilen und Wurzelbehandlungen vermeiden – Richtlinien für Erwachsene

Viele entzündete Zahnwurzeln können auf natürlichem Wege heilen. Aber es gibt auch Fälle, wo das nicht möglich ist und die Hilfe eines Zahnarztes benötigt wird, um eine Heilung herbeizuführen. Besonders bei Zähnen, die überkront oder stark beschädigt sind oder eine große Amalgamfüllung haben, kann es schwer sein, durch Ernährung allein eine Heilung zu erreichen. Das liegt daran, dass ein solcher Zahn viele Jahre unter dem bestehenden Trauma gelitten hat. Dieses Trauma kann durch die Kaubelastung, durch Zähneknirschen oder -pressen und durch schlechte Ernährung bedingt sein. Nach mehreren Jahren unter solchen Bedingungen versagt der Zahn schließlich den Dienst. Es ist nicht leicht, einen Zahn, bei dem es so weit gekommen ist, allein durch Ernährung zu heilen, da es Monate dauert, bis sich die Struktur eines solchen Zahns neu gebildet hat.

Je mehr Vorschläge man von der folgenden Liste befolgen kann, desto größer sind die Chancen, den betroffenen Zahn zu heilen.

Anleitung zur Heilung von Zahnwurzelentzündungen / Abszessen

1. Befolge das in Kapitel 6 erläuterte Ernährungsprogramm.

2. Nimm täglich 2 Teelöffel Dorschlebertran oder die Mischung aus Dorschlebertran und vitaminhaltigem Butteröl zu dir.

3. Verringere die auf den Zahn wirkenden Beißkräfte durch das Tragen einer Nachtschiene.

4. Verringere den durch die wirkenden Beißkräfte erzeugten Stress durch zusätzliche Behandlungen wie craniosakrale Osteopathie, chiropraktische Behandlungen des Kiefers, Akupressur, Akupunktur, muskuläre Tiefenmassage, um nur einige Möglichkeiten zu nennen.

5. Verzichte auf alle getreidehaltigen Lebensmittel.

6. Verzichte auf Süßigkeiten und Obst.

7. Benutze lokale Kräuteranwendungen (dazu mehr unter der Rubrik „Zahnschmerzen heilen" in diesem Kapitel).

8. Verwende Natto (speziell fermentierte Sojabohnen) oder das Enzym aus Natto, die Nattokinase, denn es steigert die Durchblutung und kann zum Rückgang der Infektion beitragen.

9. Nutze Gebet oder Meditation, um den Teufelskreis aus Stress und ungesunder Ernährung zu durchbrechen.

Es muss einem bewusst sein, dass man, wenn man eine Zahnwurzelentzündung hat, an einem heiklen Punkt im Hinblick auf die eigene Zahngesundheit angelangt ist. Schreitet die Entzündung fort, was schnell passieren kann, wenn man nicht aufpasst, dann riskiert man den Zahn und seine Gesundheit. Man sollte sich im Klaren darüber sein, dass die Erfolgrate zur Heilung von Zahnwurzelentzündungen niedriger ist als die für Karies, da eine Zahnwurzelentzündung auf ein größeres biochemisches Ungleichgewicht des Körpers hindeutet. Die Chancen, eine Zahnwurzelentzündung in den Griff zu bekommen, lassen sich durch den Verzehr roher, tierischer Produkte aus Fett und Eiweiß erhöhen.

Bei wem die Gesundheit auch anderweitig beeinträchtigt ist, zum Beispiel durch eine chronisch-degenerative Erkrankung, der wende sich bitte an einen minimalinvasiv arbeitenden Zahnarzt, da die hier vorgestellten Methoden allein wahrscheinlich nicht ausreichend helfen werden.

Werden die richtigen Handlungsschritte eingeleitet, sollte die Zahnwurzelentzündung nicht weiter fortschreiten und der Schmerz nicht zunehmen. Innerhalb von 12 bis 24 Stunden lässt sich eine moderate Verbesserung erwarten, eine deutlichere Besserung mit spürbarer Schmerzabnahme sollte innerhalb von 24 bis 48 Stunden eintreten. Wenn sie nicht eintritt, ist eine sofortige zahnärztliche Behandlung notwendig.

Zahnwurzelentzündungen verstehen

Wie sich eine Entzündung im Einzelfall darstellt, kann recht verschieden sein, deshalb ist es möglich, dass die folgende Beschreibung nicht auf jeden konkreten Fall zutrifft. Die verschiedenen Stadien der Zahnwurzelentzündung lassen sich wie folgt grob unterteilen:

1. Rötung und Schwellung des Zahnfleisches über/unter dem Zahn

2. Beulen oder besonders geschwollene Stellen am Zahnfleisch über/ unter dem Zahn

3. Bildung kleiner, weißer Eiterbeulen am Zahnfleisch

4. Bildung einer großen Eiterbeule am Zahnfleisch

5. Schwellungen im Gesicht und am Hals

6. Fieber und starke Schwellung im Gesicht, am Hals oder anderen Körperregionen

Ob eine solche Entzündung vorliegt, lässt sich leicht anhand der Schmerzstärke feststellen. Eine Schwellung, begleitet von starken Schmerzen, ist ein deutlicher Hinweis auf eine Zahnwurzelentzündung. Die Entzündung kann durch die verschiedenen Stadien fortschreiten oder zurückgehen.

Wenn keine Entzündung mehr äußerlich sichtbar ist und man auch auf dem Röntgenbild nichts mehr erkennt, dann ist die Entzündung im Hinblick auf die Notwendigkeit einer konventionellen Zahnbehandlung verschwunden. Die Entzündung kann allerdings versteckt weiterexistieren und ihr vollständiges Verschwinden verlangt möglicherweise die Veränderung der Ernährungsweise, den Einsatz von Kräutern, Homöopathie und / oder manueller Therapie.

Äußere Behandlungen für entzündete Zähne

Die Chancen, Zahnwurzelentzündungen zu heilen, steigen durch den Einsatz von Kräuterbehandlungen.

Wegerich: Lege ein frisches, zerriebenes oder zerkautes Blatt auf die entzündete oder geschwollene Stelle. Wegerich ist ein Heilkraut, dem man nachsagt, dass es totes und krankes Material aus dem Gewebe zieht.

Echinacea-Tinktur: Diese Tinktur aus dem Roten Sonnenhut lässt sich in der Apotheke erwerben und wird auf das entzündete Gebiet aufgetragen. Echinacea hat die Fähigkeit, Entzündungen zu heilen, und kann auch entsprechend der Packungsaufschrift innerlich angewendet werden.

Kartoffel gegen den Abszess: Lege eine Scheibe rohe weiße Kartoffel auf den Abszess und lasse sie dort ein paar Stunden einwirken.

Herdinfektionen

Die Herdinfektionstheorie besagt, dass eine Infektion, die sich irgendwo im Körper befindet, wandern und sich selbst in ferne Gebiete des Körpers absiedeln kann. Das geschieht über die Verbreitung von Toxinen durch den Blutstrom oder über andere Transportwege. Es hat sich gezeigt, dass Herdinfektionen mit einer ganzen Reihe von Gesundheitsproblemen in Verbindung stehen. Dazu gehören Erkrankungen des Blutes und der blutbildenden Organe, Verdauungsprobleme, Rückenschmerzen, Unfruchtbarkeit, Arthritis, Abszesse und Infektionen überall im Körper (auch in der Haut), Herz-Kreislauf-Erkrankungen, Allergien, Nierenschäden, Gehirntumore, Krebs, Trigeminusneuralgie. Sogar Todesfälle treten auf.[245]

Herdinfektionen beginnen oft im Mundraum. Ursachen dafür können entzündetes Zahnfleisch, tote Zähne (besonders wurzelbehandelte) und Knochennekrosen im Kiefer (NICO) sein. Infektionen im Mundraum können sich auch in Kavitäten verstecken. Kavitäten nennt man Hohlräume im Kieferknochen, die nach der Entfernung eines Zahns – häufig eines Weisheitszahns – zurückgeblieben sind. Diese können mit Eiter, Toxinen oder verfaulenden Zahnresten gefüllt sein. So bildet sich ein eiternder Herd im

Mundbereich, der für die Reinigungsvorgänge des Körpers unzugänglich ist.

Ich erwähne das, weil man gerade bei einer guten Ernährung sicher sein will, dass es kein verfaulendes Material im Mund gibt, das im Körper Krankheiten erzeugt. Niemand sollte mit unbehandelten Entzündungsherden im Mund leben müssen. Viele Infektionen lassen sich durch eine veränderte Ernährung behandeln. Aber in manchen Fällen reicht das allein nicht, besonders dann, wenn ein Zahn bereits durch frühere Zahnbehandlungen – eine große Füllung, eine Krone oder eine Wurzelbehandlung – beschädigt ist. In solchen Fällen ist es besser, eine veränderte Ernährung mit homöopathischen Injektionen oder chirurgischen Eingriffen zu kombinieren, um den Entzündungsherd auszuräumen und die Stelle vor weiteren Entzündungen zu schützen.

Zahnentzündungen als Grund für Zahnextraktionen

Zähneziehen destabilisiert den Biss, schwächt den Kiefer und kann zur Bildung von Narbengewebe führen.[246] Oft werden Zähne aufgrund einer Entzündung gezogen, ohne dass der Knochen unter dem entzündeten Zahn danach eine Sanierung erfährt. An einer solchen Stelle kann sich eine Herdinfektion entwickeln und zu chronischen Hüft- oder Rückenschmerzen sowie Migräne führen.[247] Meiner Meinung nach sollten Zähne nur als allerletzter Ausweg und wenn es absolut medizinisch notwendig ist gezogen werden, nicht generell, um verschiedene Arten von Zahnentzündungen zu behandeln. Jeder Zahn ist einfach zu wichtig für ein funktionierendes Gebiss.

Zahnimplantate

Das Vorhandensein eines Zahnimplantats gibt Toxinen die Möglichkeit, ins Zahnfleisch vorzudringen, weil das Bindegewebe des Zahnhalteapparats sowie das Zahnfleisch sich nicht ausreichend mit dem Implantat verbinden, um diesen Zugangsweg zu verschließen. Es gibt bisher fast keine wissenschaftlich verfügbaren Daten über die Langzeiteffekte von Titanimplantaten. Metall direkt in den Kieferknochen einzupflanzen, birgt ein hohes Risiko für eine unerwünschte Reaktion des Immunsystems.[248] Der Körper reagiert auf jede Art von implantiertem Material ungünstig. Studien, die am Karolinska-Institut in Schweden durchgeführt wurden, konnten zeigen, dass die meisten Menschen sehr schnell auf jedes Metall allergisch reagieren, egal ob es sich dabei um Quecksilber, Titan oder Gold handelt. Ein meist nicht beachtetes Problem von Titanimplantaten ist der im Mund entstehende Batterieeffekt, der dann auftritt, wenn Titan auf andere Metalle an restaurierten Zähnen trifft.

Eine weitere Option neben Titanimplantaten sind Keramikimplantate aus Zirkoniumdioxid. Zirkoniumoxid ist ein nichtmetallisches Material und deshalb auch ein schlechter elektrischer und chemischer Leiter. Das Material gilt nicht als allergieauslösend.

Wie bei jeder Zahnbehandlung müssen auch hier Kosten und Nutzen gegeneinander abgewogen werden. Natürlich will man zuerst alle Anstrengungen darein investieren, die eigenen Zähne zu behalten, da keine der angebotenen Alternativen dazu gleichwertig ist, ganz zu schweigen von den Kosten.

Missbrauch im Zahnarztstuhl

Mit wenigen Ausnahmen ist die moderne Zahnmedizin ein unmenschliches System. Viele Zahnärzte nötigen Patienten Behandlungen auf, die diese gar nicht brauchen. Teil dieses Nötigungsprinzips ist es, den Patienten als Versager hinzustellen, weil er angeblich wegen Vernachlässigung der Mundhygiene Karies bekommen hat. Solche Beschuldigungen schwächen das Selbstbewusstsein und können den Patienten dazu bringen, sich unnötigen Behandlungen zu unterwerfen.

Man merkt, dass ein Zahnarzt persönliche Grenzen missbräuchlich überschreitet, wenn man sich in seiner Gegenwart unwohl oder schlecht fühlt oder er zu einer Behandlung drängt, bei der man nicht sicher ist, ob man sie will. Die Mehrheit der Zahnärzte arbeitet vor allem in diesem Beruf, um Geld zu verdienen. Viele sind durch den Geschäftsaspekt so korrumpiert, dass sie sich dabei unverantwortlich verhalten.

Missbrauch im Zahnarztstuhl beinhaltet auch körperlichen Missbrauch, denn Zahnbehandlungen, die nicht wirklich notwendig sind, fügen dem Körper Schaden zu. Zahnärzte, die giftige Metalle einsetzen, lösen dadurch Krankheiten, Schmerz und Leid aus. Auch das ist eine Form körperlichen Missbrauchs und damit unethisch.

Tipps zur Überwindung von zahnärztlichem Missbrauch

1. Nimm an! Erkenne das Trauma der Vergangenheit an, das dir und deinen Zähnen zugefügt wurde, als du es nicht besser wusstest. Lass die Gefühle zu, die dabei hochkommen. Fühle den Ärger darüber, dass du unfair behandelt oder ausgenutzt wurdest, die erlebte Unsicherheit oder andere mit diesen Ereignissen verbundenen Gefühle, die du vielleicht bis jetzt betäubt hast. Gib diesen Gefühlen Raum und eine Stimme. Schau dem Leid, das dir durch die Zahnmedizin zugefügt wurde, in die Augen.

2. Vergib! Wenn das Problem erkannt ist, dann bitte um Heilung und Vergebung. Kannst du diesen kleinen Funken in dir finden, der dazu in der Lage ist, dir selbst zu vergeben, dass du ein Opfer warst, und dem Zahnarzt, dass er dich mit Ignoranz und Arroganz behandelt hat? Vergebung bedeutet übrigens nicht, dass du den Zahnarzt oder die Zahnmedizin allgemein für ihr vernachlässigendes Verhalten von aller Verantwortung lossprechen sollst.

3. Informiere dich! Wenn du in der Lage bist, die durch schlechte Zahnmedizin verursachten Traumata nach und nach hinter dir zu lassen,
ist es Zeit, sich mit positiver Zahnmedizin vertraut zu machen, die
einen Teil des angerichteten Schadens reparieren kann. Mache Zahnärzte ausfindig, die ganzheitlich und minimalinvasiv arbeiten!

4. Informiere Freunde und Familie! Damit zahnärztlicher Missbrauch überwunden werden kann, muss die Gesellschaft über die
weitreichenden Probleme im Zusammenhang mit der konventionellen Zahnmedizin aufgeklärt werden. Erlebter zahnärztlicher Missbrauch lässt sich auch dadurch überwinden, dass man seine Freunde
und Familie über die Gefahren und Risiken informiert, die die Zahnmedizin in sich birgt.

Wie geht man nun in der Praxis am besten gegen Missbrauch vor? Man sollte
deutlich sagen, wenn man bei einer Sache kein gutes Gefühl hat. Lässt sich die
Unsicherheit nicht zufriedenstellend beseitigen, ist es besser, die Zahnarztpraxis
ohne Behandlung zu verlassen und sich eine zweite Meinung einzuholen.

Hab' ich ein Loch? – Karies verstehen

Karies ist eine Schwächung der Zahnstruktur, die den Zahn gegenüber den im
Mund wirkenden Kräften wie Speichel, Essen und Kauen empfindlich macht.
Karies ist jede strukturelle Schwäche in einem Zahn, die seine Funktion
einschränkt. Schmerz, Unbehagen, weiße oder manchmal schwarze Flecken auf
dem Zahn, Empfindlichkeit gegenüber Heißem und/oder Kaltem oder auf einem
Zahn nicht kauen zu können, sind Folgen von Karies. Um herauszufinden, ob
man ein Loch hat, ist es für die meisten am einfachsten, zu einem guten Zahnarzt
zur Kontrolle zu gehen. Er kann mit seiner Kompetenz dein Verbündeter werden.
Wer will, kann das aber auch zu Hause selbst feststellen.

Die Auflistung unten ermöglicht eine allgemeine Übersicht darüber,
welche Zahnprobleme auftreten und was sie bedeuten können. Sie ist dafür
da, vorliegende Probleme besser einschätzen zu können, garantiert aber keine
akkurate Diagnose. Wer eine exakte Diagnose braucht, sollte auf jeden Fall
professionelle zahnärztliche Hilfe in Anspruch nehmen.

*Zahnschmerz: Vorübergehende Empfindlichkeit gegenüber Kaltem oder
Heißem, ohne dass der Zahn schon einmal behandelt wurde.*
Bedeutung: Aktive Karies. Der Zahnschmelz ist schwach und Empfindungen
werden schneller zum Nerven weitergeleitet. Dies kann aber auch Zeichen
einer beginnenden Parodontitis sein.

Zahnschmerz: Dauerhafte Schmerzempfindlichkeit oder größere Empfindlichkeit gegenüber Kaltem oder Heißem, ohne dass der Zahn schon einmal behandelt wurde.
Bedeutung: Möglicherweise ist die Zahnpulpa entzündet, der Zahn gerissen oder angeschlagen oder es liegt Parodontitis im Anfangsstadium vor.

Zahnschmerz: Vorübergehende Empfindlichkeit gegenüber Kaltem oder Heißem nach einer Zahnbehandlung.
Bedeutung: Eine Zahnbehandlung kann zur Entzündung der Pulpa führen, was zu intensiven, aber nicht lang anhaltenden Schmerzen führt. Die Pulpa sollte innerhalb von zwei bis vier Wochen nach der Zahnbehandlung geheilt sein.

Zahnschmerz: Dauerhafte oder länger anhaltende Schmerzempfindlichkeit und ständige Empfindlichkeit gegenüber Kaltem oder Heißem nach einer Zahnbehandlung.
Bedeutung: Möglicherweise war das Loch zu nah an der Pulpa, sodass diese bei der Zahnbehandlung in Mitleidenschaft gezogen wurde. Dies ist leider ein häufiges Problem, das durch ungenaues oder zu tiefes Bohren entsteht.

Zahnschmerz: Scharfer Schmerz beim Kauen.
Mögliche Bedeutung: Lockere Füllung, Karies, angeschlagener oder zerbrochener Zahn, Zahnentzündung

Zahnschmerz: Dauerhafter, starker Schmerz, der durch Druck auf den Zahn ausgelöst wird, Zahnfleischschwellung und Berührungsempfindlichkeit
Bedeutung: Es existiert ein Zahn- oder Zahnfleischabszess (Zahnentzündung).

Zahnschmerz: Der Zahn schmerzt, wenn man seitlich mit dem Finger dagegen klopft.
Bedeutung: Der Zahnhalteapparat ist degenerativ verändert oder entzündet.

Zahnschmerz: Dumpfer Schmerz, begleitet von Kopfschmerzen, Kalt-Heiß-Empfindlichkeit, die länger als ein paar Sekunden anhält.
Bedeutung: Der Zahnnerv ist beschädigt oder stirbt. Möglicherweise liegt eine versteckte Infektion vor.

Karies auf den Zahnspitzen oder Zahnstein
Bedeutung: Es gibt zu viel freies Kalzium im Blut, Kalzium wird nicht effektiv verwertet. Die aufgenommene Kalziumform könnte nicht absorbierbar sein.

Karies an bzw. unter dem Zahnfleischrand oder rotes, empfindliches und entzündetes Zahnfleisch.

Bedeutung: Es ist zu viel freies Phosphat im Blut, der Körper nutzt vorhandenes Phosphat nicht effektiv. Ein weiterer Grund können zu große Kaukräfte sein, die Stress auf die Zahnwurzeln ausüben.

Eine bestehende Karies beobachten

Es ist empfehlenswert, zusammen mit einem Zahnarzt zu beobachten, wie sich eine vorhandene Karies unter der Behandlung nach den Methoden dieses Buches entwickelt. Obwohl es nicht zwingend notwendig ist, einen Fachmann hinzuzuziehen, wenn man das nicht möchte, kann es eine große Hilfe sein, das Wissen und die Fähigkeiten eines vertrauenswürdigen Zahnarztes auszunutzen. Beobachtet man ein vorhandenes Loch sorgfältig, lässt sich feststellen, ob die vollzogene Ernährungsumstellung dem Zahn hilft oder nicht. Wenn die bisher vorgenommenen Veränderungen nicht reichen, sind weitere notwendig oder man lässt den Zahn vom Zahnarzt behandeln. Die Zähne regelmäßig zu kontrollieren hilft, sich des Zustandes der eigenen Zähne bewusst zu bleiben. Die in diesem Buch vorgestellten Programme sind nicht dafür gedacht, dass man einfach nur gesundes Essen isst. Vielmehr geht es darum, der Gesundheit der eigenen Zähne sowie jeder diesbezüglich stattfindenden Veränderung aufmerksam zu folgen. Mit guten, digitalen Röntgenbildern lässt sich remineralisiertes Zahnbein sehr schön und überzeugend darstellen.

Zahnärzte kontrollieren die Zähne aber nicht nur mithilfe von Röntgenbildern auf Karies, sondern auch mit einer Zahnsonde. Mit dieser Zahnsonde testet der Zahnarzt die Zähne auf weiche oder klebrige Stellen und untersucht die Zahnhälse auf versteckte Wurzelkaries. Manche Zahnärzte bieten einen Speicheltest an, mit dem man feststellen kann, ob Karies aktiv ist.

Für den Laien gibt es verschiedene Möglichkeiten, die eigene Zahnremineralisation zu überwachen und je nach Art des Problems können dabei unterschiedliche Strategien angewendet werden. Eine Möglichkeit ist, etwas Heißes oder Kaltes zu essen oder zu trinken, das normalerweise Schmerzen auslöst. Eine andere ist, den Zahn an verschiedenen Stellen mit dem Fingernagel zu drücken. Wem das nicht präzise genug ist, der kann sich eine Zahnsonde und einen Zahnarztspiegel kaufen und mit der Zahnsonde vorsichtig die verdächtigen Stellen untersuchen. Findet man weiche Stellen oder solche, die schmerzhaft sind, handelt es sich um Karies. Kariöse Stellen sind meist leicht klebrig oder fühlen sich wie vermoderndes Holz an. Auf diese Weise lässt sich gut überprüfen und verfolgen, ob die Ernährungsveränderungen etwas erreichen und der Zahn wieder härter wird oder nicht.

Eine gute Idee ist es, seine Zähne selbst einmal genau anzuschauen. Dazu braucht man gutes Licht und einen Spiegel, zum Beispiel den Spiegel im Bad.

Ein kleiner Zahnarztspiegel ist zusätzlich hilfreich, um die Zähne aus allen Winkeln betrachten zu können. Sich selbst in den Mund zu schauen, hilft bei der Beurteilung, ob die eigenen Zähne gesund sind oder nicht. Wenn möglich sollte man Fotos von seinen Zähnen machen. Es ist gut, wenn man sich für die Beobachtung der eigenen Zahngesundheit selbst verantwortlich fühlt. Ich bin definitiv dafür, dass jeder aktiv an der Verbesserung seiner Zahngesundheit arbeiten sollte. Aufgrund der Strahlenbelastung ist zu häufiges Röntgen nicht zu empfehlen. Digitales Röntgen hat eine geringere Strahlenbelastung als herkömmliches, aber eine gewisse Strahlung benötigt die Untersuchung dennoch. Indem man seine Zähne selbst beobachtet, ist man in der Lage festzustellen, ob die eigene Ernährung zur Zahnheilung beiträgt oder nicht, und kann rechtzeitig Veränderungen vornehmen, bevor sich das Problem verschlimmert.

Zahnremineralisation verstehen

Der Körper versucht immer, kranke Zähne zu reparieren, um sein inneres Gleichgewicht wiederherzustellen. Dieses Prinzip habe ich in einem früheren Kapitel als *vis medicatrix naturae* (Die Heilkraft der Natur) beschrieben. Das Ziel ist, sich und die eigenen Handlungen mit diesem von der Natur vorgegebenen Prinzip in Einklang zu bringen. Jeder Zahn hat das Potential, sich zu remineralisieren. Für wen es abstrakt klingt, dass Zähne heilen können, der denke an Knochenheilung. Zahnheilung und Knochenheilung sind sich sehr ähnlich. Wenn der Gehalt an Mineralstoffen und fettlöslichen Vitaminen in der Ernährung eine gewisse Schwelle überschreitet, werden Zähne wieder hart und sogar glasartig. Risse werden versiegelt und der Zahnhalteapparat erholt sich und wird wieder stark. Im Inneren bildet der Zahn neues Dentin, sogenanntes Sekundärdentin, um den Zahnnerv zu schützen. Wie beim Knochen auch, wird ein Loch im Zahn gewöhnlich nicht wieder aufgefüllt. Aber die Bereiche rund um das Loch werden stark und extrem hart. Die verlorene Zahnstruktur bildet sich normalerweise nicht wieder nach. Löcher in Zähnen füllen sich für gewöhnlich nicht wieder auf und die Zähne werden auch nicht wieder in ihre Ausgangsform zurückversetzt, selbst mit optimaler Ernährung nicht. Trotzdem können Löcher versiegelt und die Zähne wieder hart werden, so dass der Nerv geschützt ist.

Was tun mit einem kariösen Zahn?

Ich werde regelmäßig gefragt, was im Einzelfall bei Zahnkaries zu tun ist. Meine Antwort ist einfach: Versuch das Beste mithilfe der Ernährung! Beurteile daraufhin zusammen mit deinem Zahnarzt, ob der Zahn weitere kosmetische oder chirurgische Behandlung braucht. In jedem Fall schadet es nie, seine Ernährung zu verbessern.

Wie du mit dem Zahn weiter verfährst, hängt davon ab, wie schwerwiegend das Problem ist. Das wiederum lässt sich daran erkennen, wie ausgeprägt die Schmerzen sind, ob ein großes, sichtbares Loch vorliegt oder ob der Zahn in der Vergangenheit aufgebohrt oder auf andere Weise traumatisiert wurde. Wenn du weißt, was für eine Geschichte dein Zahn mitbringt, kannst du leichter entscheiden, was für eine Behandlung er außer einer die Remineralisation fördernden Ernährung, wie sie in diesem Buch beschrieben ist, noch braucht.

Probleme an Zähnen, in denen bereits ein Zahnarzt gebohrt hat, müssen meistens auf irgendeine Art von einem guten Zahnarzt behoben werden, denn vor allem die Prämisse der „Ausdehnung zur Prävention" traumatisiert Zähne. Ein Zahn mit einer mittelgroßen bis großen Amalgamfüllung hat durch das große Loch, das gebohrt wurde, seine strukturelle Kraft verloren. Auch manche ältere Kunststofffüllungen können zu einem Verlust der strukturellen Integrität des Zahns führen, da sie nur schlecht mit dem Zahn verbunden sind. Ein solcher Zahn gleicht einem Haus ohne Dach. Ohne ordentliches Dach können Regen und Schnee ungehindert in das Innere des Hauses eindringen. Das Haus ist nach jedem Unwetter nur schwer wieder in Ordnung zu bringen und trägt vielleicht auch schwerere Schäden davon. So gleicht auch mancher Zahn, dem viel Zahnsubstanz weggebohrt wurde, einem solchen Haus. Der Körper muss jede Menge Arbeit leisten, um Ordnung zu schaffen, zu reparieren und den beschädigten Zahn instandzuhalten, weil das Innere des Zahns kaum vor dem Milieu im Mund geschützt ist. Wenn ein Haus kein Dach hat, macht es keinen Sinn, nach jedem Regen und Schnee immer wieder alles aufzuputzen. Sinnvoll wäre, das Dach zu flicken, damit das Problem gar nicht erst entsteht. Genauso müssen Fehler, die von Zahnärzten gemacht wurden, durch die Bemühungen guter Zahnärzte behoben werden. Zähne mit Amalgamfüllungen, mit Kronen aus unverträglichem Material oder wurzelbehandelte Zähne gleichen sehr oft diesem Haus ohne Dach. Jeder Zahn, der bereits mit dem Bohrer in Berührung gekommen ist, egal ob er nun aktuell schmerzhaft, temperaturempfindlich, gerissen oder entzündet ist, bedarf der Zuwendung eines Fachmannes. Sehr gute Zahnärzte können Zähne wieder zusammenkleben, entzündete Nerven retten und mit Keramik- oder Kunststofffüllungen die strukturelle Integrität eines Zahns wiederherstellen. Ist dies geschehen und das Trauma beseitigt, kann der Zahn besser heilen. Allerdings ist es wahrscheinlich, dass, wenn man mit vielen Löchern in den Zähnen zu einem Zahnarzt geht, dieser alle kariösen Stellen entfernen möchte, auch solche, die sich remineralisieren können. Wie lange man also wartet, bis die Zähne sich remineralisiert haben, wie viel gebohrt werden soll, wenn überhaupt, und ob eine provisorische oder permanente Füllung eingesetzt werden soll, während der Zahn heilt, muss jeder selbst entscheiden und wird dabei hoffentlich von einer kompetenten Fachperson unterstützt. Zähne, die noch nie gebohrt wurden, reagieren gewöhnlich sehr gut auf eine verbesserte Ernährung. Innerhalb von wenigen Tagen sollte man spürbare Verbesserung im

Hinblick auf Schmerzen oder Empfindlichkeit bemerken. Wenn der Zahn erst einmal wieder hart geworden ist, kann man zusammen mit seinem Zahnarzt entscheiden, ob der Zahn weitere, strukturelle Unterstützung durch eine Füllung braucht. In diesem Fall kann auch eine Füllung eingesetzt werden, die ohne Bohren auskommt, vor allem wenn ein großes Loch verschlossen werden soll. Große Löcher gänzlich unbehandelt zu lassen, halte ich nicht für empfehlenswert, auch wenn manche sich dafür entscheiden. Kleine Löcher, solche, wie fast jeder schon einmal eines hatte, müssen, wenn sie einmal remineralisiert sind, nicht notwendigerweise aufgebohrt oder gefüllt werden. Alles, was am Ende vom Loch übrigbleibt, ist für gewöhnlich eine kleine, aber sehr harte, verfärbte oder schwarze Stelle am Zahn. Manchmal verschwindet unter einer optimalen Ernährung selbst die Verfärbung einer solchen remineralisierten Karies. Unter einer optimalen Ernährung versucht ein Zahn die ganze Zeit, sich selbst zu reparieren. Wenn man schon jahrelang Probleme mit einem Zahn hatte, kann es aber Wochen oder sogar Monate dauern, bis sich der beschädigte Zahn vollständig remineralisiert hat. Wenn dieser Zahn dabei ständig durch Zähnepressen oder -knirschen, einen schiefen Biss oder durch kaputte Füllungen gereizt wird, schreitet der Heilungsprozess sehr langsam voran oder es findet gar kein Fortschritt statt. Wenn ein Zahn große Schmerzen bereitet, kann es schwer oder unmöglich sein, noch Wochen und Monate zu warten, bis der Zahn sich durch eine gute Ernährung selbst heilt und an den Punkt gelangt, wo er nicht mehr wehtut. Die einzige Art und Weise herauszufinden, ob sich mit Ernährung allein eine Wende erreichen lässt, ist, so genau wie möglich dem Programm zur Heilung von Zahnwurzelentzündungen zu folgen, das weiter vorn in diesem Kapitel erklärt wurde. Wenn der schmerzhafte, entzündete Zahn innerhalb von 24 bis 48 Stunden keine Verbesserung erkennen lässt, dann braucht er sehr wahrscheinlich eine Zahnbehandlung.

Beispiele für das Vorgehen im Einzelfall

Vorausgesetzt man verändert seine Ernährung zum Besseren, werden die Zähne hart und stark. Es mögen zwar immer noch Löcher da sein, die sich auch nicht wieder auffüllen, aber sie werden von neuem Zahnschmelz überzogen. Als generelle Behandlungsrichtlinie für Zähne gilt: Weniger ist mehr. Wünschenswert ist die schonendste, am wenigsten invasive Behandlung, die möglich und sinnvoll erscheint. Gute, ganzheitliche Zahnärzte sind in der Lage, ein solches Vorgehen zu unterstützen. Die Entscheidung, was für den Einzelnen die passendste Behandlung ist, muss jeder selbst treffen. Wenn mich jemand fragt, was denn bei diesem und jenem Zahnproblem zu tun sei, frage ich gewöhnlich, was derjenige selbst gern möchte. Ich kann über die grundlegenden Informationen dieses Buches hinaus nicht sagen, was im Einzelfall das Beste für einen Zahn ist. Es ist mir unmöglich, dein eigenes Einschätzungsvermögen und deine innere

Stimme, die dir sagen kann, was für dich richtig ist, zu ersetzen. An dieser Stelle will ich aber ein paar Hinweise geben, die bei diesem Entscheidungsprozess hilfreich sein können. Sehr weiche, sich lederartig anfühlende Karies wird sich wahrscheinlich nicht wieder vollständig remineralisieren, alle anderen Stadien von Karies hingegen können sich remineralisieren und wieder hart und widerstandsfähig werden. Der Zahnarzt wird anhand der Untersuchungsergebnisse mitteilen, was für eine Behandlung oder Füllung er bei dem vorliegenden Schädigungsgrad eines Zahns für notwendig hält. Wenn die kariöse Stelle hart ist, wird er nicht viel oder gar nichts wegbohren müssen. Der Behandlungserfolg jeder Karies wird durch alles verbessert, was man unternimmt, um den Biss zu korrigieren und damit den Druck vom Trigeminusnerv zu nehmen, dessen Äste den Kiefer durchziehen. Darüber mehr im nächsten Kapitel. Zähne mithilfe der Ernährung zu heilen lässt sich durch äußere Behandlungen mit Kräutern, durch Homöopathie, Meersalzspülungen, Zahnfleischreinigung und Ölkuren unterstützen (siehe Kapitel 8 zum Thema Zahnfleischerkrankungen).

Gewöhnliche Karies, die an verschiedenen Stellen des Zahns auftritt, reagiert gut auf Ernährungsverbesserungen. Wenn ein kleineres Loch geheilt ist, kann man entscheiden, ob man eine Füllung ohne Bohren braucht oder will, um die Zahnstruktur oder das Aussehen des Zahns wiederherzustellen.

Große Karies: Hat man seine Ernährung verbessert, kann man das Loch mit einer Füllung behandeln lassen, die ohne Bohren auskommt oder nur wenig Bohren erfordert. Das ist natürlich nur möglich, wenn die Karies remineralisiert und fest ist. Alternativ kann man alles Weiche vorsichtig wegkratzen lassen, ohne dass ein Bohrer zum Einsatz kommt. Dann ist es möglich, eine provisorische oder permanente Füllung einzusetzen, unter der Voraussetzung, dass man die verbesserte Ernährung beibehält. Teile eines Zahns, die mit dem Bohrer in Berührung gekommen sind, sind bei der Zahnremineralisation eine viel größere Hürde als eine im Zahn sitzende Füllung.

Karies unter Füllungen: Diese reagiert manchmal gut auf Ernährungsverbesserungen, manchmal aber auch nicht. Das ist davon abhängig, wie groß der auf den Zahn wirkende Stress ist und wie stark sich die Karies bereits ausgebreitet hat. Zuerst sollte man herausfinden, ob die Füllung undicht ist und Essensreste und Speichel aus dem Mundraum in das Zahninnere gelangen können. Wenn ja, dann ist es besser, die Füllung entfernen zu lassen und durch eine provisorische oder permanente neue Füllung zu ersetzen. Wenn die Füllung in gutem Zustand ist, sollte man zuerst überprüfen, ob es sich vielleicht um eine falsche Diagnose handelt. Ist das nicht der Fall, wird der Zahn in vielen Fällen gut auf eine verbesserte Ernährung ansprechen. Zusätzlich sollte man versuchen, den Zahn bis zu 14 Tage lang (je nach Situation und Notwendigkeit) so gut es geht von allen Kaukräften zu entlasten. Eine Nachtschiene kann dabei gute Dienste leisten. Bei diesen tiefen Löchern sind deutliche Verbesserungen innerhalb von ein bis zwei Wochen zu erwarten. Ist die Füllung beschädigt, kann man zur Stärkung der Zahnstruktur eine neue, biokompatible Füllung einsetzen lassen, sobald das Zahninnere in der Heilung begriffen ist.

Gerissene oder gebrochene Zähne: Ein gerissener Zahn ist fast immer ein Zeichen für ausgeprägte Ernährungssünden oder anderweitige schwerwiegende gesundheitliche Probleme. Zähne sind nicht dafür vorgesehen zu reißen, auch nicht bei älteren Leuten. Vollkorngetreide und starke Süßungsmittel führen die Liste der Ernährungsfehler an, die zu gerissenen oder gebrochenen Zähnen führen. Gerissene Zähne können normalerweise von einem guten Zahnarzt wieder zusammengeleimt werden. Es wird notwendig sein, den Zahn vom Kaustress zu befreien und ihm genug Zeit zur Heilung zu geben. Zur Reduktion des Kaustresses kann man eine Nachtschiene tragen, man kann auf der anderen Seite kauen und auch alternative Behandlungsmethoden für Kopf und Kiefer in Anspruch nehmen. Nur zur Erinnerung: Ein gerissener oder gebrochener Zahn braucht normalerweise keine Wurzelbehandlung.

Zähne mit provisorischen Füllungen: Provisorische Füllungen sollte man nicht zu lange mit sich herumtragen und am besten bald durch eine gute, dauerhafte Füllung ersetzen lassen.

Karies ohne Füllung belassen: Ein paar waghalsige Leute möchten überhaupt kein Füllmaterial in ihrem Mund, selbst wenn sie große Löcher haben. Wer das tut, nur um Geld zu sparen, dem empfehle ich dieses Vorgehen auf keinen Fall. Ansonsten muss jeder selbst entscheiden, was ihm gut tut und für ihn das Beste ist.

Den Mund voll Karies; oder du weißt nicht recht, was tun mit deinen Löchern? Wer unsicher ist, dem empfehle ich immer, zuerst einmal alle Anstrengungen auf eine verbesserte Ernährung zu richten. Egal welchen Kurs man hinsichtlich der Behandlung seiner Zähne einschlägt, wird man immer von einer verbesserten Ernährung profitieren. Der Versuch schadet nie.

Die Seiten der Zähne im Bereich des Zahnfleischrandes sind empfindlich. Dies nennt man auch Abfraktion. Sie hat ihre Ursache in zu großer oder einseitiger Belastung durch Kaukräfte. Eine verbesserte Ernährung stärkt den Zahn gegen Verlust oder Beschädigung durch die einwirkenden Kräfte. Eine vollständige Heilung dieses Problems verlangt wahrscheinlich aber eine zusätzliche Korrektur des Bisses.

Immer noch unsicher? Sprich mit deinem Zahn!

Auch wenn dieser Vorschlag lächerlich klingen mag, kann ich dir versichern, dass das gar keine so verrückte Idee ist. Ich erwähne diese Möglichkeit, weil mancher sich bei der Entscheidung, wie er sich um seinen schmerzhaften Zahn kümmern soll, wirklich schwertut, und ein solches Gespräch mit dem eigenen Zahn Klarheit bringen kann. Selbst nach allen hier präsentierten Informationen bist du vielleicht immer noch unschlüssig, was für deinen schmerzenden Zahn das Beste ist. Du fragst dich möglicherweise, ob es überhaupt noch Hoffnung gibt. Oft gibt es eine ganze Reihe von Wahlmöglichkeiten, aber in einem Zustand der Anspannung ist man nicht in der Lage, eine gute Entscheidung zu treffen. Vielleicht kannst du ein Gespräch mit deinem Zahn auf diese Weise anfangen: „Na, Zahn, wie geht es dir?" „Wie könnte es dir denn besser gehen?" „Sollen wir zum Zahnarzt gehen?" „Was hältst du von einer Wurzelbehandlung?" „Oder willst du lieber ein paar Kräuter ausprobieren?" „Soll ich etwas Bestimmtes essen, damit es dir besser geht?" Du wirst erstaunt sein, dass dein Körper dir seine Bedürfnisse tatsächlich mitteilen kann. Auf solche Fragen bekommt man gewöhnlich eine Antwort in Form eines Gefühls, einer inneren Stimme oder inneren Wissens oder des Verlangens, etwas Bestimmtes zu tun. Wenn keine Antwort kommt, keine Sorge. Man sollte seine Frage deutlich formulieren. Sobald der Verstand entspannt ist, kommt auf irgendeine Weise eine Antwort. Der Gedanke an eine bestimmte Behandlungsoption kann beispielsweise mit Stress oder Anspannung gekoppelt sein, was darauf schließen lässt, dass es eine schlechte Wahl wäre. Oder es stellen sich Gefühle der Erleichterung und inneren Ruhe ein, was auf eine gute Entscheidung hindeutet. Wem diese Übung zu abstrakt ist, der kann auch einen Gegenstand vor sich platzieren, der den Zahn repräsentiert, und dort seinen Ärger, sein Frustration und Enttäuschung über diesen Zahn oder sich selbst abladen. Das tut gut, heitert auf und man gelangt dabei vielleicht zu neuen Einsichten über das weitere Vorgehen.

• •

Fehlende Zähne – ein zahnmedizinisches Mysterium

Bei ungefähr 3 Prozent der Bevölkerung fehlen von Anfang an bestimmte Milchzähne oder bleibende Zähne. Diese Anomalie wird auch Hypodontie genannt und ist eine Folge genetischer oder umweltbedingter Faktoren. Probleme mit Zähnen, die zwar angelegt sind aber nicht durchbrechen, konnte man im Zusammenhang mit Rachitis, Syphilis und bei Experimenten mit Labortieren beobachten, die ein stark zuckerhaltiges Futter bekamen. Angeborene Syphilis und verschiedene andere Erkrankungen und Anomalien werden ebenfalls mit fehlenden Zähnen in Verbindung gebracht. Die Symptome der angeborenen Syphilis haben übrigens eine sehr ähnliche Wirkung auf das Skelett wie Skorbut oder Rachitis.[249] Früher behandelte man an Skorbut erkrankte Kinder mit rohem Hackfleisch, frischer Kuhmilch und Orangensaft. Möglicherweise stehen nicht angelegte oder nicht durchgebrochene Zähne auch im Zusammenhang mit einem Mangel an Vitamin C oder D in bestimmten Phasen der embryonalen Entwicklung. Die genaue Ursache für fehlende Zähne ist bis heute unbekannt.

....

Der Teufelskreis, der Karies fördert

Die einen behaupten, Gefühle wären die Hauptursache für körperliche Krankheiten. Andere sind vom Gegenteil überzeugt, nämlich dass Gefühle sehr wenig mit Krankheiten zu tun haben. Schauen wir uns das Thema einmal an, damit alles, was uns daran hindert, auf bestmögliche Weise für unsere Zähne zu sorgen, aus dem Weg geschafft werden kann. Gefühle wie Stress haben natürlich einen Einfluss auf die Gesundheit. Schon allein dadurch, dass wir dazu neigen, uns mit minderwertigem Essen vollzustopfen, wenn es uns schlecht geht oder wir traurig sind, während wir auf gesunde Lebensmittel achten, wenn es uns gut geht. Dazu beeinflussen Gefühle wie Traurigkeit, Wut oder Trauer die Fähigkeit des Körpers, die Nahrung zu verdauen. Unsere Gefühle beeinflussen die Biochemie des Körpers und können das Kalzium-Phosphat-Gleichgewicht verändern. Starke Emotionen lösen auf hormoneller Ebene eine Kampf-oder-Flucht-Reaktion mit der Ausschüttung von Stresshormonen aus, woran eine Vielzahl von Organen (unter anderem die Nebennieren, die Hypophyse und die Schilddrüse) beteiligt sind. Die Kampf-oder-Flucht-Reaktion führt im Körper zur Ausschüttung von Substanzen, die auf den Körper krankmachend wirken, wenn sie zu oft oder dauerhaft in zu hohen Konzentrationen im Blut zirkulieren. Man ist dann findet sich auch am Anfang des letzten Kapitels über die Heilung von Karies bei Kindern bereit, zu kämpfen oder wegzulaufen, als ginge es um Leben und Tod. Aber selbst wenn uns viele Situationen des Lebens lebensbedrohlich erscheinen, erleben wir lebensbedrohliche Momente in Wirklichkeit doch äußerst selten. In unserer modernen Welt gibt es fast nie Situationen, bei denen es um Leben oder Tod geht. Nichtsdestotrotz leben viele von uns so, als wäre das der Fall, und halten damit eine künstliche Realität aufrecht, die gern noch von den Massenmedien angeheizt wird. Wenn man so tut, als sei jedes unvorhergesehene Ereignis – ein Verkehrsstau oder der unfreundliche Blick eines Fremden – das Ende der Welt, dann verbraucht man enorme Kraftreserven für nichts. Ich habe beobachtet, dass viele Menschen, die stark unter Karies leiden, ständig gestresst sind. Sie haben es immer eilig, hetzen von einer Sache zur nächsten und schieben ihre eigenen Bedürfnisse dabei bis zur letzten Minute auf. Wenn jemand kommt, um meinen

Rat einzuholen und derjenige nicht einmal innehalten, Atem schöpfen und einen Moment sich selbst und seine Situation betrachten kann, dann weiß ich schon vorher, dass er wahrscheinlich keinen Erfolg dabei haben wird, seine Zähne zu remineralisieren. Das ist ein wirklicher Teufelskreis. Schwierige Ereignisse im Leben fordern uns heraus und anstatt leichter zu werden, hält das Leben nur noch mehr solcher Ereignisse bereit. Für manchen funktioniert das allerdings auch im Positiven. Die Aufgabe des Einzelnen ist es, die Abwärtsspirale der eigenen Zahngesundheit anzuhalten und umzukehren. Das gelingt, wenn wir lernen, uns auf gute Gefühle und Ereignisse einzulassen, während wir die negativen Ereignisse akzeptieren und annehmen. Stress wird hauptsächlich durch Gefühle erzeugt, die wir nicht wahrhaben wollen. In unserer modernen Gesellschaft begegnen uns aufgrund vielfältiger Möglichkeiten und Aufgaben ständig Situationen, denen wir körperlich und emotional nicht gewachsen sind, wie zum Beispiel während der Autofahrt ein Sandwich zu essen und dabei noch zu telefonieren. Die Folge davon ist eine unangenehme Art der Anspannung, die wir Stress nennen. Um damit auf gesunde Weise umgehen zu können, müssen wir einen Gang zurückschalten, tief durchatmen und die in dem Moment vorhandenen Gefühle akzeptieren. Die einfache Frage „Was ist eigentlich gerade los?" hilft, uns bewusst zu machen, was in uns in einer bestimmten Situation vor sich geht. Es gibt verschiedene Hilfsmittel, die wir verwenden können, um uns den Augenblick besser bewusst zu machen. Dazu gehören Meditation (wie sie beim Gebet, bei Yoga, Tai-Chi, Qigong und in vielen anderen Formen vorkommt), Bewegung oder Psychotherapie. All das sind Möglichkeiten, Stress zu reduzieren, den Kopf frei zu bekommen und ein gesünderer Mensch zu werden.

Entspann dich und vertraue dem Heilungsprozess, der in deinen Zähnen begonnen hat. Das bedeutet: Vertraue darauf, dass alles gut wird, egal ob du deine Zähne nun beim Zahnarzt behandeln lässt oder nicht. Spüre dem guten Gefühl nach, das dir sagt, dass du Karies überwinden kannst. Kommen Sorgen und Zweifel dazwischen, registriere sie und lass sie mit einem Lächeln weiterziehen. Als ich regelmäßig Yoga praktizierte, begann ich zu spüren, wie mein Körper unter meinen Ernährungsgewohnheiten litt, denn bevor ich es besser wusste, aß ich Dinge von der Vermeiden-Liste, besonders Müsliriegel und Tofu. Mir wurden die Folgen, die schlechtes Essen auf meinen Körper hatte, deutlich bewusst. Davon angespornt, änderte ich meine Art zu essen. Auch heute noch achte ich genau darauf, was ich esse, und bleibe diszipliniert, damit ich nicht in alte Ernährungsmuster aus der Vergangenheit abgleite. Mehr zum Thema Umgang mit Gefühlen findet sich auch am Anfang von Kapitel 10 in diesem Buch.

Der versteckte Wunsch, krank zu sein

Es mag schwerfallen, diese Überschrift zu glauben. Ich erwähne es hier, weil ich dazu herausfordern will, für die Gesundheit der eigenen Zähne zur Höchstform aufzulaufen. So sehr sich jeder auch gesunde Zähne wünscht, gibt es doch sehr wenige, die den hundertprozentigen Wunsch und die volle Absicht haben, gesund zu sein. Eine erfahrene, alternativmedizinische Therapeutin öffnete mein Buch an dieser Stelle und bestätigte, wie viele ihrer Patienten in Wirklichkeit gern krank sein wollten. Viele von uns haben gemischte Gefühle im Hinblick auf den Wunsch nach Gesundheit. So ähnlich wie der Mond haben wir Menschen unsere sichtbare, helle und unsere verborgene, dunkle Seite. Wenn wir nur die helle Seite beachten und die dunkle ignorieren, entgeht uns aber etwas, das das Leben ausgeglichen und tiefsinnig macht. Die helle Seite von uns will gesund sein, während die dunkle Seite mit Krankheit liebäugelt. Auf Karies übertragen ist das klassische Ergebnis dieses inneren Konfliktes, dass wir unsere Zähne gern repariert haben möchten, ohne selbst etwas dafür zu tun. Dieser Grundgedanke hat der modernen Zahnmedizin zum Aufstieg verholfen und ihr viel Macht gegeben. Die Zahnmedizin fördert unser Bestreben, die dunkle Seite zu ignorieren, die gern krank sein will. Die konventionelle Zahnmedizin erlaubt uns, krank zu sein, indem sie uns versichert, dass wir gegen Karies nicht viel tun können, weil alles ein Werk von Bakterien und ihren Stoffwechselprodukten ist. Wenn wir unsere dunkle Seite ignorieren, die dann nur hin und wieder einmal durchblitzt, wenn keiner hinschaut, kann es passieren, dass wir unbewusst Gesundheit mit Leiden gleichsetzen. Die Anstrengung, die es braucht, um gesund zu werden und zu bleiben, setzen wir mit Leiden gleich. Das findet auf verschiedene Weise seinen Ausdruck, zum Beispiel wenn wir uns über sportliche Betätigung beschweren, Informationen Glauben schenken, die uns in Machtlosigkeit gefangen halten, oder nicht bereit sind, für gesundes Essen oder einen besseren Zahnarzt mehr zu bezahlen. Dieses Verhalten ist typisch für die Auseinandersetzung zwischen unserer offenen Seite, die gesund werden möchte, und der verborgenen Seite, die das nicht will oder der das gleichgültig ist. Um in das Ziel, wirklich gesund zu werden, Energie und Einsatz stecken zu können, braucht es positive Überzeugungen und gute Gedanken. Wenn man sich dem Ziel nicht mit ganzer Hingabe widmen kann, muss es irgendwo versteckte Vorbehalte geben. Die dunkle Seite von uns fürchtet, leiden zu müssen. Sie will nicht das Beste. Das kann es einem schwermachen, gut für sich selbst zu sorgen. Dieser Mechanismus lässt sich nicht dadurch überwinden, dass man solche Gefühle und Gedanken einfach verdrängt und so tut, als gäbe es sie nicht. Dadurch entsteht nur noch mehr Dunkelheit. Es geht dabei auch nicht darum, sich selbst an den Pranger zu stellen und zu zeigen, wie schlecht man ist, sondern darum, sich der Existenz dieser verborgenen Seite bewusst zu sein. Sie ist Teil des Lebens und muss als solcher akzeptiert werden, wenn Veränderung passieren soll. Veränderung geschieht, wenn wir Licht in die Dunkelheit bringen, also uns das, was unbewusst geschieht, bewusst machen. Um den inneren Konflikt zu überwinden, schlage ich drei Dinge vor:

1. Betrachte und akzeptiere diesen Teil von dir, der nicht leben oder nicht gesund sein will.

2. Meditiere, bete oder sprich mit Freunden über diese versteckten Haltungen. Finde heraus, wie du diese dunkle Seite ins Licht bringen kannst.

3. Versprich dir, dein Bestes zu geben. Frage dich, ganz ohne Zwang, ob du bereit bist, dich auf Folgendes festzulegen: „Ich will das Beste für mich." oder „Ich verdiene das Beste im Leben."

Sich neu sich selbst und dem Leben zu verpflichten, ist der erste Schritt heraus aus dem Teufelskreis, der zu Karies beiträgt. Später kann man dann auch den versteckten Schatz heben, der im Leiden liegt, und herausfinden, dass das Leben wertvolle Lektionen bereithält und einen Sinn und eine Bestimmung hat, wenn man bereit ist, das anzunehmen.

Den Mythos von den kariesverursachenden Essensresten im Mund entzaubern

Ihr Zahnärzte, es wird Zeit, das obskure Konzept aufzugeben, das behauptet, an den Zähnen klebende Kohlenhydrate würden von säureproduzierenden Bakterien gefressen und so Karies auslösen. Genauso könnte man behaupten, dass der Regen daran schuld ist, wenn ein Dach leckt. Wenn das Dach eines Hauses dicht und gut in Schuss ist, kann es regnen, wie es will, es regnet nicht herein. Genauso wird der Zahnschmelz, wenn er stark und gesund ist, nicht durch die Bedingungen im Mundraum beeinflusst. Dr. Miller, der Begründer der Bakterientheorie, sagte 1883: „Das, was wir den perfekten Zahn nennen würden, *könnte auf unbegrenzte Zeit der gleichen Säure standhalten*, der ein Zahn von gegenteiliger Struktur in wenigen Wochen erliegen würde."[11] Weil Bakterien überall sind, ähnelt die Bestrebung, Bakterien zu entfernen, dem Versuch, den Regen abzuschaffen, damit das Dach nicht tropft. In vielen Kulturen, die Dr. Weston Price untersuchte, bestand die Ernährung zu einem großen Teil aus kohlenhydrathaltigen Lebensmitteln wie Milch und Getreideprodukten. Trotzdem litten diese Menschen praktisch überhaupt nicht unter Karies. Die gesunden Bewohner der Äußeren Hebriden, die ungefähr 1.000 Kalorien täglich aus sorgfältig zubereitetem Hafer bezogen, hatten so gut wie keine Karies (0,7 bis 1,3 Prozent aller Zähne waren betroffen). Auch die isolierten Schweizer aus dem Lötschental, die ungefähr 800 Kalorien ihres täglichen Energiebedarfs über den Verzehr von sorgfältig zubereitetem Roggenbrot deckten, litten kaum unter Karies (0,3 bis 5,2 Prozent der Zähne waren von Karies betroffen)[34]. Die 5,2 Prozent stammen aus der Gemeinde Visperterminen, wo auch Kartoffeln und Wein verzehrt wurden. Die anderen isolierten Schweizer, die höhere Immunität gegen Karies aufwiesen, tranken keinen Wein und aßen wahrscheinlich auch keine Kartoffeln. Die isolierten Schweizer, die beinahe komplett immun gegen Karies waren, benutzten nicht einmal Zahnbürsten und hatten die ganze

Zeit über irgendwelche Essensreste an ihren Zähnen, ohne davon Karies zu bekommen.

Es war nicht üblich, dass Eingeborene, egal wo auf der Welt, ihre Zähne putzten oder Zahnseide benutzten. Dr. Price äußert sich zur Unmöglichkeit, die Zähne durch Putzen sauber zu halten, wie folgt:

> *Zu den Schwierigkeiten bei der Anwendung der kariesvorbeugenden Empfehlungen gehört die physiologische Unmöglichkeit, die Zähne in einer Umgebung wie dem Mund bakteriologisch rein zu halten. Dazu kommt die Tatsache,* **dass viele primitive Völker fast ständig stärkehaltiges Essen an ihren Zähne kleben hatten,** *ohne irgendeine Anstrengung zu unternehmen, die Zähne davon zu reinigen.* **Trotzdem litten sie nicht unter Karies.**[250] *(Hervorhebung durch den Autor)*

Die Theorie, dass Bakterien im Mund Säuren produzieren, die dann Karies auslösen, ist eine irrige Schlussfolgerung. Speichel hat einen basischen pH-Wert und neutralisiert Säuren im Mund recht schnell. Die Verdauungsenzyme im Speichel zerlegen Kohlenhydrate in wenigen Augenblicken. Brot zum Beispiel verwandelt sich schon nach kurzem Kauen zu einem flüssigen Brei.

Diesen Abschnitt habe ich übrigens nicht geschrieben, um Leute vom Zähneputzen abzubringen. Mund- und Zahnhygiene haben im sozialen Zusammenhang durchaus ihre Berechtigung.

Zahnpflege

Zahnschmerzen lindern

Wenn das Ernährungsprogramm anschlägt, nehmen Zahnschmerzen ab und die Zähne fühlen sich im Mund fester und stabiler an. In manchen Fällen brauchen Zähne allerdings so schnell wie möglich auch professionelle Hilfe.

Die folgenden Behandlungen sind keine Heilmittel in dem Sinne, sondern eher temporäre Anwendungen zur Linderung von Zahnschmerzen. Im Folgenden finden sich sieben sehr wirksame Mittel zur Linderung von Zahnschmerzen, wobei jede Behandlung für sich allein stehen oder mit den anderen kombiniert werden kann.

1. Lege eine Knoblauchzehe oder Knoblauch in Pulverform auf die schmerzhafte Stelle.

2. Spüle den Mund für 5 bis 10 Minuten mit Sesam- oder Kokosnussöl. Das Öl solltest du anschließend ausspucken. Diese sogenannte Ölkur eignet sich auch zur Reinigung des Körpers von Giftstoffen und zur allgemeinen Verbesserung der Mundgesundheit.

3. Verreibe Pulver der Hydrastis-Wurzel auf der schmerzenden Stelle.

4. Verreibe Oreganoöl auf der schmerzenden Stelle.

5. Löse eine mittlere Menge natürlichen Salzes in etwas Wasser auf und spüle damit den Mund für mindestens eine Minute. Diese Prozedur kannst du mehrmals täglich wiederholen.

6. Echinacea als Pulver oder Lösung kann lokal am Zahn und/oder innerlich angewendet werden.

7. Verwende Nahrungsmittel, die reich an Vitamin B_5 (Pantothensäure) sind. Vitamin B_5 kommt in folgenden Lebensmitteln in größeren Mengen vor: Leber, Sonnenblumenkerne, Shiitake-Pilze und Eier.

Zahnversiegelungen

Viele Zahnversiegelungsmaterialien enthalten hormonverändernde Substanzen wie Bisphenol A.[251] Es gibt zwei angeblich weniger giftige Methoden: einmal eine Versiegelung mit Harz und eine Versiegelung mit Glas-Ionomer-Zement. Das Problem bei Harzversiegelungen ist, dass Mineralstoffe oder Flüssigkeiten die mit Harz versiegelte Oberfläche nicht mehr durchdringen können und somit der Fluss der körpereigenen Zahnflüssigkeit unterbrochen wird. Glas-Ionomer-Zement hingegen lässt Flüssigkeiten passieren. Aufgrund der langen Härtungszeit, die beim Versiegeln mit diesem Material notwendig ist, ist es aber schwer, die Versiegelung richtig anzubringen. Idealerweise sollte dann nur ein Zahn pro Sitzung behandelt werden. Wenn ein Zahn bereits ein Loch hat, macht es keinen Sinn, darauf eine Versiegelung zu setzen. Das bedeutet auch, dass jeder Zahn vor der Versiegelung sorgfältig auf Karies hin untersucht werden sollte, beispielsweise mit einem Gerät, das mithilfe von Laser auch kleine, versteckte Kariestaschen aufdecken kann. Versiegelungen schließen Karies nicht aus, vielmehr verlangsamen sie den Prozess der Kariesentstehung, vorausgesetzt, sie sind richtig angefertigt. Ich bin zu dem Schluss gekommen, dass Versiegelungen unter gewissen Umständen von Nutzen sein können, vorausgesetzt, man vermeidet solche, die mit hormonverändernden Substanzen arbeiten. Generell scheinen sie aber unnötig, außer man ist davon überzeugt, dass man eine Versiegelung braucht und haben will.

Professionelle Zahnreinigung

Eine der häufigsten Fragen, die mir gestellt werden, ist die, ob man zum Zahnarzt gehen sollte, um sich die Zähne reinigen lassen. Wie auf viele Fragen, die mir gestellt werden, antworte ich: „Das darf jeder selbst entscheiden." Es gibt nichts, was man irgendwie tun muss. Zuerst sollte man sich immer fragen: „Ist diese Maßnahme für meine Gesundheit von Vorteil?"

Der Zweck der Zahnreinigung, die der Zahnarzt oder Zahnhygieniker ausführt, ist die Entfernung von Zahnstein und anderen Ablagerungen am und um den Zahn. Persönlich finde ich es sehr unangenehm, meine Zähne mit einem Metallkratzer bearbeiten zu lassen. Eine wichtigere Frage dabei ist aber, ob die Zahnreinigung die Zahngesundheit verbessert, oder ob hingegen die Nachteile die Vorteile überwiegen. Persönlich fühle ich mich irgendwie leichter, wenn meine Zähne mit einem Ultraschallreiniger gesäubert wurden. Da ich inzwischen aber eine Munddusche zusammen mit der im letzten Kapitel vorgestellten Technik zur Zahnfleischreinigung verwende und gleichzeitig ständig darum bemüht bin, meine Darmgesundheit und Verdauung zu optimieren, hoffe ich, in Zukunft keine professionelle Zahnreinigung mehr zu brauchen. Wenn, dann vermeide ich den Metallkratzer zur Zahnreinigung. Beide Arten der Reinigung, ob Kratzen oder Ultraschall, haben das Potential, die Zahnnerven zu überreizen.[252] Es gibt klare Belege dafür, dass Zähneputzen, selbst ohne Zahnpasta, gelegentlich leichten Abrieb am Zahnschmelz verursacht. In Kombination mit Zahnpasta kann der Zahnschmelz durch das Putzen deutlich geschädigt werden.[253] Die Vorstellung, Zahn sei so hart wie Diamant und deshalb unverwüstlich, ist also falsch. Wenn Putzkörper in kleinen Mengen, wie sie in Zahnpasten enthalten sind, ausreichen, um den Zahnschmelz zu beschädigen, dann liegt der Verdacht nicht fern, dass das harte Kratzen mit einem Metallkratzer sicherlich hin und wieder auch den Zahnschmelz verletzt. Es gibt jedoch keine wissenschaftlichen Studien in der zahnmedizinischen Literatur zu diesem Thema, so dass ich nicht sicher beantworten kann, ob der Einsatz eines Kratzers eine sichere Methode ist oder nicht.

Zähnebleichen beim Zahnarzt oder zu Hause

Die in diesem Buch vorgestellten gesunden Ureinwohner hatten von Natur aus weiße Zähne, auch ohne sich die Zähne zu putzen. Nachdem einer meiner Leser dieses Buch gelesen hatte, verzichtete er ein Jahr lang auf Zucker. Zum Ende dieses Jahres hatten sich seine vormals gelblichen Zähne in schöne weiße verwandelt. Nicht jeder bekommt allerdings durch Befolgen der in diesem Buch erwähnten Ratschläge blendend weiße Zähne. Es gibt zwei verschiedene Arten von Zahnverfärbungen. Einmal kann eine Verfärbung durch Nahrungsmittel wie Tee, Kaffee oder Kräuter hervorgerufen werden. Eine andere Form ist die generelle Gelbfärbung der Zähne. Ich persönlich glaube, dass es sich dabei um eine Art Gelbsucht der Zähne handelt, was bedeutet, dass der Körper Giftstoffe angesammelt hat und die Leber nicht optimal funktioniert. Wenn die Leber sich durch eine gesündere Ernährung, Bewegung und verschiedene Behandlungen, zum Beispiel mit Kräutern, wieder erholt, werden auch die Zähne nach und nach weißer. Beim Zahnarzt gibt es verschiedene Methoden, die Zähne bleichen zu lassen. Manche sind relativ harmlos, andere führen zum Verlust gesunder Zahnstruktur. Basierend auf dem Prinzip, dass die minimalinvasivste

Behandlung zu bevorzugen ist, sollte jede Bleichungsmethode vermieden werden, die mit säurehaltigen oder ätzenden Substanzen arbeitet, sowie alle Arten von Veneers (Überzügen) aus Keramik. Vermeide zudem alle Methoden, die den Einsatz des Bohrers oder die Entfernung gesunder Zahnsubstanz auf andere Art vorsehen.

Zähne natürlich bleichen

Man kann Zähne auf natürliche Art bleichen. Dazu kann man zum Beispiel eine winzige Menge ökologischen Pfefferminzöls auf den Finger geben (deutlich weniger als einen Tropfen), die am Finger haftende Menge auf der Zahnbürste verteilen und dann die Zähne damit ganz normal putzen. Manche sind überzeugt, dass Teebaumöl tolle Erfolge bringt, und auch Holzkohle ist eine Möglichkeit. Man sollte nur daran denken, dass manche dieser natürlichen Methoden einen gewissen Abrieb am Zahnschmelz verursachen.

• •

Ein Tipp für weißere Zähne
Um Ablagerungen an den Zähnen auf natürliche Weise zu entfernen und Zähne weißer zu machen, kann man seine Zähne mit einem feuchten, in Backpulver getränkten Baumwolltuch polieren. Mit leichtem Druck den Zahnschmelz abreiben, das Zahnfleisch dabei aussparen.

• •

Zähneputzen

Wenn der Zahnschmelz schwach ist, dann ist die Reinigung des Mundraumes auf jeden Fall eine gute Sache. Ich habe persönlich die Erfahrung gemacht, dass eine gute Mundhygiene die Ausbreitung von Karies minimiert. Wenn die körpereigene Zahnflüssigkeit, die sonst vom Zahninneren ans Zahnäußere gelangt, in die falsche Richtung fließt, hilft Zähneputzen dabei, Karies vorzubeugen, denn in diesem Zustand der Demineralisation können Substanzen, die im Mundraum verbleiben, leicht in den Zahn vordringen. Zähneputzen entfernt anhaftende Beläge und verbessert das Mundmilieu. Dadurch wird die Ausbreitung der Karies gehemmt, der Grund für die stattfindende Demineralisation wird allerdings nicht behoben. Wenn Zähneputzen dazu in der Lage wäre, wie könnten dann gleichzeitig 90 Prozent der Bevölkerung unter Karies leiden?

Wie wir von Dr. Phillips im Kapitel über Zahnfleischerkrankungen gelernt haben, kann Zähneputzen für die Zähne in Ordnung sein, wenn die Borsten weich sind und nicht zu viel Abrieb stattfindet. Unter ungünstigen Umständen geht vom Zähneputzen aber das Zahnfleisch zurück und Parodontitis entsteht. Der Grund dafür ist, dass Zähneputzen den Zahnbelag in die Zahnfleischfurche, also dahin, wo Zahn und Zahnfleisch aufeinandertreffen, schiebt. Damit Zähneputzen der Gesundheit nützt, sollte man den Zahnbelag, der am Zahnfleischrand haftet, mit einer Munddusche oder der im vorigen Kapitel beschriebenen Technik zur Zahnfleischreinigung entfernen. Weiche Borsten mit abgerundeten Enden helfen dabei, Zahnschmelzabrieb zu vermeiden. Elektrische Zahnbürsten sind gut geeignet, führen allerdings aufgrund ihrer elektromagnetische Komponente zu einer gewissen Belastung durch elektromagnetische Strahlung. Bei elektrischen Zahnbürsten besteht aufgrund der hohen Vibrationsgeschwindigkeit außerdem das Risiko, das Zahnfleisch zu beschädigen. Wer eine solche Zahnbürste benutzt, sollte vorsichtig damit umgehen.

Giftige Zahnpasta

Auf Zahnpasta mit einem Fluoridgehalt von 0,10 bis 0,15 Prozent muss folgender Warnhinweis erscheinen: „Für Kinder bis 6 Jahre: Nur erbsengroße Menge Zahnpasta benutzen. Zur Vermeidung übermäßigen Verschluckens Zähneputzen nur unter Aufsicht. Bei zusätzlicher Aufnahme von Fluorid den Zahnarzt oder Arzt befragen." In den USA ist der Sicherheitshinweis drastischer formuliert: „Achtung! Außerhalb der Reichweite von Kindern unter 6 Jahren aufbewahren. Bei unbeabsichtigtem Verschlucken einer Menge, die größer ist als für das Zähneputzen notwendig, suchen Sie bitte einen Arzt auf oder wenden Sie sich sofort an eine Giftzentrale."

Wenn etwas so gefährlich ist, dass selbst eine kleine Menge davon als giftig gilt, dann will ich das jedenfalls nicht jeden Tag in den Mund nehmen. Zahnpasta wird zu den Kosmetika gezählt, nicht zu den Lebensmitteln. Ich nehme an, der Gedanke dahinter ist, dass Zahnpasta ja nicht verschluckt und deshalb auch nicht vom Körper aufgenommen wird (was so nicht stimmt, da man immer kleine Mengen verschluckt oder über die Mundschleimhaut mittels Diffusion in den Blutkreislauf aufnimmt). Folglich sind die Sicherheitsstandards für Zahnpasta noch niedriger als die bereits niedrigen Standards für Lebensmittelzusätze. Da Zahnpasta kein Lebensmittel ist, darf man an Inhaltsstoffen also so ziemlich alles verwenden. Gewöhnlich enthält Zahnpasta Kieselsäure (Hydrated Silica), Sorbitol, Sodium Saccharin, Titanium Dioxid, Glycerin, Sodium Lauryl/Laureth Sulfat und verschiedene Fluorverbindungen.

Kieselsäure (Hydrated Silica) wird aus Quarz und Sand hergestellt und bildet in der Zahnpasta den Putzkörper. Wie bereits erwähnt, kann dieser „Sand" bei zu intensivem Putzen zum Abrieb des Zahnschmelzes führen.

Sorbitol und Saccharin sind in Zahnpasten verwendete Süßstoffe. Sie befinden sich auf der Liste der Substanzen, die besser vermieden werden sollten.

Titanium Dioxid ist ein Pigment, das die Zähne heller und weißer erscheinen lässt. Es wird zur Entfernung von Ablagerungen und als Aufheller verwendet. Titanium Dioxid ist beim Menschen potentiell krebserregend.[254] Wird Titanium Dioxid in Nanopartikeln verwendet, kann es bei Hautkontakt von den Zellen aufgenommen werden und als Zellgift wirken.[255]

Glycerin wird der Zahnpasta zugesetzt, um ihr eine weiche Konsistenz zu verleihen und Austrocknung vorzubeugen. Man muss angeblich 27-mal spülen, um Glycerin von den Zähnen wieder zu entfernen. Dieser Glycerinfilm auf dem Zahn verhindert möglicherweise, dass der Zahn mit dem Speichel in Kontakt kommt, der zur Remineralisation beiträgt.

Sodium Lauryl Sulfat wird als Schaumbildner und Entfettungsmittel eingesetzt. Man verwendet es zum Duschen, Autowaschen, Geschirrspülen und zur Reinigung von Fußböden. Der Körper nimmt es auf, wobei es schädigend auf die Zellen wirken kann. Sodium Lauryl Sulfat wird auch mit der Entstehung von Aphten in Verbindung gebracht.

Natürliche Zahnreinigungsmittel

1. Kräuterzahnpulver (Herbal Tooth & Gum Powder), wie ich es auf www.kariesheilen.de/shop anbiete)

2. Meersalz: Eine kleine Menge davon auf die Zahnbürste geben.

3. Selbstgemachtes Zahnpulver (Ein Rezept dafür folgt weiter unten.)

4. Daumenregel: Alle natürlichen Putzmittel oder Flüssigkeiten auf Kräuterbasis, die ohne Chemikalien oder Inhaltsstoffe auskommen, deren Namen man nicht aussprechen oder die man nicht im Garten anbauen kann.

Pfefferminz-Zahnpulver

2 Esslöffel Natron (reines Natriumbikarbonat)

1 Teelöffel feingemahlenes Meersalz

5 bis 10 Tropfen Bio-Pfefferminzöl

Kräuterzahnpulver

Das folgende Rezept ergibt ein hervorragendes Zahnpulver. Ich kaufe mir die Kräuter im örtlichen Kräuterladen und mahle sie dann in einer Kaffeemühle. Das Rezept stammt vom kürzlich verstorbenen Kräuterspezialisten Dr. John Christopher.

3 Teile gemahlene Eichenrinde

6 Teile Beinwell-Wurzel

3 Teile Schachtelhalm

1 Teil Lobelien

1 Teil Gewürznelken

3 Teile Pfefferminze

Natron

Natron alkalisiert den Mund. Wenn das Mundmilieu zu sauer ist, kann Karies vorkommen. Wenn das Mundmilieu zu alkalisch ist, kann das zur Erkrankung des Zahnfleisches beitragen. Ich habe verschiedene Berichte über den Effekt von Natron gehört. Manche berichten, dass Natron das Zahnfleisch gereizt hat, andere haben damit Zahnabszesse zur Heilung gebracht.

Kräuteranwendungen zur Heilung von Zähnen und Zahnfleisch

Während die meisten Zahnpflegeprodukte der Reinigung der Zähne dienen, können Zahnpflegeprodukte auf Kräuterbasis auf verschiedene Weise auch die Heilung von Zähnen und Zahnfleisch unterstützen. Kräuter können aufbauend, nährend oder entgiftend wirken. Kräuterzahnpulver finden sich in manchen Bioläden. Man muss nur aufpassen, dass sie keine unerwünschten chemischen Zusätze enthalten. Am besten, man probiert verschiedene Pflegeprodukte aus, bis man eines gefunden hat, das einem gefällt. Man kann auch sein eigenes Zahnpulver zu Hause herstellen.

Man sollte sich allerdings der Kräuter bewusst sein, die man verwendet, und sie weise einsetzen. Durch langen und ausschließlichen Gebrauch kann dieses Zahnpulver leichte Zahnverfärbungen verursachen, die sich aber entfernen lassen. Ich wechsle immer zwischen der Benutzung dieses Zahnpulvers und dem Rezept mit Natron hin und her. Dieses Zahnpulver lässt sich auch zu Heilungszwecken auf das Zahnfleisch auftragen.

Zahnseide

Zahnseide ist im wahrsten Sinne des Wortes ein zweischneidiges Schwert. Da viele von uns keine optimal stehenden Zähne haben, können sich in den Zwischenräumen leicht Essensreste ansammeln. Der Nachteil von Zahnseide ist, dass man sich damit das Zahnfleisch sehr leicht verletzt. Wenn das jeden Tag passiert, ist das eher keine Maßnahme, die der Gesundheit der Zähne und des Zahnfleisches zuträglich ist. Der Vorteil von Zahnseide ist, dass sich damit Essensreste zwischen den Zähnen entfernen lassen, die dort sonst liegen bleiben und verfaulen würden. Wenn du Zahnseide benutzt, sei sehr vorsichtig, damit du dabei nicht ins Zahnfleisch schneidest. Der Zahnarzt und Zahnhygienespezialist Dr. Robert O. Nara empfiehlt die Verwendung von Zahnreinigungsband, einer breiteren und dickeren Variante der Zahnseide.

Es gibt Hinweise darauf, dass die Benutzung von Zahnseide nicht zu einer guten Zahngesundheit beiträgt. Bessere Maßnahmen sind wohl die Benutzung einer sehr weichen Bürste, um Essensreste aus schwierigen Winkeln herauszubekommen, oder die Verwendung einer Munddusche. Wer trotzdem Zahnseide verwenden will, benutzt am besten das breitere Zahnreinigungsband.

Der Fluor-Schwindel

Fluoride heilen entgegen allgemeiner Behauptungen Karies nicht. Der Glaube daran wird vom etablierten System aber fleißig am Leben gehalten, und bei dem Versuch, Karies zu bekämpfen, kommen verschiedene Fluorverbindungen zum Einsatz. Als Zusatz von Zahnpasten, Mundwässern, Fluoridtabletten und Speisesalz werden vorwiegend Natriumfluorid, Kaliumfluorid und Aminfluoride verwendet. Mit Hexafluoridokieselsäure versetzt man in den USA das Trinkwasser. In einer Studie, die von 1986 bis 1987 an 39.207 Kindern im Alter von 5 bis 17 Jahren durchgeführt wurde, ließ sich, egal ob das Trinkwasser fluoridisiert war oder nicht, kein statistischer Unterschied im Vorkommen von Karies feststellen.[256] Viele große Studien weltweit kamen zu dem gleichen Ergebnis.[257] Laut den im Juli 2009 in der Fachzeitschrift der American Dental Association veröffentlichten Zahlen sind die Kariesraten bei Kindern mit und ohne Fluor im Trinkwasser gleich.[258] Fluoride sind gefährlich. Viele für die Fluoridisierung von Zahnpasten, Speisesalz und Trinkwasser verwendete Fluoride kommen aus der Düngemittelindustrie.[259] Außerdem verwendet man Fluoride, die als Abfallprodukte der Pestizid-, Insektizid-, Zink- und Aluminiumherstellung entstehen. Die Mitarbeitervereinigung der Environmental Protection Agency (unabhängige Umweltschutzbehörde der USA, kurz EPA genannt), die aus ungefähr 1.500 Wissenschaftlern, Anwälten, Ingenieuren und anderen Berufsgruppen besteht, ist gegen die Fluoridisierung von Trinkwasser. Die EPA stellt fest:

> Die wissenschaftliche Literatur dokumentiert deutlich die unkontrolliert steigende Belastung durch Fluoride, den fehlenden zahngesundheitlichen Nutzen dieses Stoffes sowie die damit verbundenen Gefahren für die menschliche Gesundheit.[260]

Fluoride sind Enzym- und Hormon-Hemmstoffe, die das Nervensystem sowie die Verdauung beeinflussen. Fluoride sind einer der Hauptgründe für brüchige Zähne und Knochen und sind verantwortlich für die Zahnfluorose, die weiße, hellgraue oder braune Flecken auf den Zähnen hinterlässt. Fluoride verändern die natürliche Zahnschmelzbildung und lassen minderwertigen, brüchigen Zahnschmelz entstehen, der Fluorapatit enthält. Auf lange Sicht ist dieser fluorhaltige Zahnschmelz hinsichtlich der Kariesprävention nicht besser als normaler. Eine stärkere Barriere gegen Bakterien kann Karies auch nicht verhindern. Dazu bedarf es, wie wir gesehen haben, eines ausgeglichenen biochemischen Gleichgewichts im Körper und das erreicht man nur durch gute Ernährungsgewohnheiten. Fluoride sind in der Lage, Hirn- und Nierenschädigungen und eine Abnahme des IQ hervorzurufen, und überschreiten die Plazentabarriere bei Schwangeren. Die Fluoridisierung von Wasser wurde mit der Entstehung von Krebs in Verbindung gebracht. 1977 konnten der ehemalige leitende Chemiker des National Cancer Instituts (Krebsforschungsinstitut der USA) Dr. Dean Burke zusammen mit Dr. John Yiamouyiannis, dem Vorsitzenden der Safe Water Foundation (Vereinigung für sauberes Wasser), beweisen, dass die Trinkwasserfluoridisierung das Krebsrisiko erhöht. Ihre Studien kommen zu dem Schluss, dass

zehn Prozent der 350.000 Krebsfälle, die pro Jahr in den USA auftreten, im Zusammenhang mit der künstlichen Anreicherung des Trinkwassers mit Fluor stehen.[261]

Der US-Kongress verlangte Tierstudien, um die Ergebnisse dieser Studien zu stützen. Diese wurde 1990 vorgelegt. Die Studien zeigten deutlich, das Fluoride Krebs verursachen.[262] In Europa wird in den meisten Ländern das Trinkwasser nicht fluoridiert. Viele Staaten lehnen diese Maßnahme aufgrund der gesundheitlichen Risiken ab. Dazu gehören Deutschland, Österreich, Belgien, Dänemark, Finnland, Frankreich, die Niederlande, Ungarn, Italien, Island, Luxemburg, Norwegen, Schweden und die ehemaligen jugoslawischen Staaten.

Die Natur zeigt uns den Weg zu perfektem, für Karies undurchdringlichem Zahnschmelz. Wenn wir den Gesetzen der Natur folgen, ist es auch ganz ohne Fluoride kein Problem, eine hohe Widerstandskraft gegen Karies zu erhalten – nämlich durch eine angemessene Ernährung, die reich an Kalzium, Phosphat und fettlöslichen Vitaminen ist und die übermäßig verarbeitete, nährstoffarme Lebensmittel meidet. Künstlich hergestellte Fluoride können die natürliche Harmonie der Schöpfung nicht ersetzen oder kopieren. Deshalb rate ich davon ab, fluoridiertes Wasser zu trinken oder fluoridierte Zahnpasten, Mundspülungen, Tabletten oder Lebensmittel zu verwenden. Man sollte sich auch keiner zahnärztlichen Behandlung unterziehen, bei der Fluoride Verwendung finden. Fluoride haben eine schädigende Wirkung auf das Hormonsystem. Hierin liegt ein weiterer Grund, warum Fluor zu schwachem Zahnschmelz führen kann.

In Gegenden, wo das Wasser fluoridiert wird, lässt sich ein spezieller Filter anbringen oder man kauft fluoridfreies Wasser. Zahnpasta, Salz, Trinkwasser und andere Dinge des täglichen Bedarfs mit Fluoriden zu versetzen, sollte als

Straftat gelten. Es ist unethisch, weil der Einsatz von Fluoriden nie als sicher und wirksam bewiesen wurde. Tatsächlich ist das Gegenteil der Fall.

Karies ist keine Infektionskrankheit

Wir haben gesehen, wie mithilfe der Arbeiten des Zahnarztes Ralph Steinman über den Transportmechanismus der Zahnflüssigkeit in den Zahnkanälchen belegt wurde, dass nicht Bakterien der Hauptgrund für Karies sind. Als der Zahnarzt Percy Howe versuchte, Meerschweinchen durch die Einimpfung oder Fütterung von Bakterien mit Karies oder Zahnfleischerkrankungen anzustecken, gelang dies nicht. Karies ließ sich nur durch eine veränderte Ernährung hervorrufen. Karies als Infektionskrankheit zu bezeichnen, beruht auf der angenommenen Theorie von der Kariesentstehung durch Bakterien. Diese Infektionskrankheitshypothese ist aus mehreren Gründen als falsch zu betrachten:

1. Antibiotika, die Bakterien abtöten, halten Karies nicht auf.

2. Der Körper entwickelt keine Antikörper gegen die beschuldigten Bakterien.

3. Antibakterielle Mundspülungen beugen Karies nicht effektiv vor.

4. Wer einmal Karies entwickelt hat, wird dagegen nicht wieder immun, außer er verändert seine Ernährung grundlegend.

Bakterien existieren zu jeder Zeit symbiotisch in der Mundhöhle und entwickeln und verändern sich zusammen mit unserem Gesundheitszustand. Folglich wird auch kein antibakterielles Mittel jemals Karies heilen.

Ein Blick in die Zukunft – eine menschlichere Zahnmedizin ist möglich

Die große Mehrheit aller Zahnbehandlungen wäre in Wirklichkeit unnötig, wenn man stattdessen die Ernährung verändern würde und die Zähne sich remineralisieren könnten, wie es von Natur aus vorgesehen ist. Die große Frage, die unbeantwortet bleibt, ist: Warum erzählt uns die moderne Zahnmedizin nicht die Wahrheit darüber, wie wir unsere Zähne auf natürliche Weise gesund erhalten können? Die Forschungsergebnisse von Dr. Weston Price über die Ernährung verschiedener Naturvölker wurde vor vielen Jahrzehnten im Fachblatt der American Dental Association veröffentlicht. Seine Behandlungserfolge und Forschungsergebnisse stehen seither allen zur Verfügung. In diesem Kapitel haben wir den hohen Preis betrachtet, den wir für die moderne Zahnmedizin bezahlen. Unsere heutige Zahnmedizin versagt an allen Ecken und Enden darin, den Menschen zu gesunden Zähnen zu verhelfen. Die herkömmlichen Behandlungen mit Quecksilber, Fluoriden und wurzelbehandelten, undichten

Zähnen sind nicht selten hochgiftig oder führen zu neuen Krankheiten. Ganzheitliche und alternative Zahnärzte bieten weniger giftige Alternativen zu den herkömmlichen Methoden an. Das ist ein großer Fortschritt, aber die wenigsten bieten echte Heilung an, die durch die Ernährung und eine ausgeglichene Biochemie des Körpers entsteht. Ich will den Berufsstand der Zahnärzte nicht kaputtmachen. Dieser Berufsstand ist zerstörerisch und zerstört sich nach und nach selbst. Ich bitte vielmehr darum, dass sich dieser Berufsstand verändern und entwickeln möge. Die Zukunft der Zahnmedizin liegt in der Prävention von Krankheit durch die richtige Ernährung und eine ausgeglichene Biochemie des Körpers, zusammen mit minimalinvasiven Methoden zur Korrektur von Kiefer- und Bissproblemen. Man stelle sich vor, Karies könnte im Anfangsstadium erkannt und dann durch veränderte Ernährung remineralisiert werden! Heutzutage haben wir die Technik und Möglichkeiten dazu, es fehlen allein die Sorgfalt, die Bereitschaft, der Wille und ein gesetzlicher Rahmen dafür, der Allgemeinheit eine Behandlung auf diesem Niveau zur Verfügung zu stellen. Das wäre echte Zahnmedizin: Karies aufspüren und auf komplett natürliche Weise vorbeugen, bevor Zahnschmelzverluste entstehen oder Infektionen auftreten können. Zahnärzte könnten immer noch ein gutes Einkommen haben, indem sie Blutanalysen durchführen, Zähne untersuchen, Ernährungsberatung anbieten und Bissprobleme nicht-operativ korrigieren. Solange das Einkommen eines Zahnarztes an invasive Behandlungen gebunden ist und größere Eingriffe mehr Einnahmen bedeuten, solange wird die moderne Zahnmedizin in ihrem verdorbenen Zustand bleiben. Damit die Zahnmedizin allen Beteiligten Nutzen bringt, müssen die geltenden Normen dieses Berufs verändert werden. Der Zahnarzt der Zukunft wird sein Hauptaugenmerk nicht darauf richten, komplexe Zahnchirurgie auszuführen. Das wird einem speziellen Zweig innerhalb der Zahnmedizin überlassen werden. Alles, was ein präventiver Zahnarzt können müsste, wäre Karies aufzuspüren und den Leuten dabei zu helfen, unter Berücksichtigung wissenschaftlich bewährter Methoden (zum Beispiel der Verwendung fermentierten Lebertrans) durch die Ernährung gegenzusteuern. Das würde Karies bei einem großen Anteil der Menschen heilen, bevor überhaupt richtige Löcher entstehen könnten. Man stelle sich vor, es gäbe einen Facharzt für präventive Zahnmedizin oder einen Facharzt für Zahngesundheit, der seinen Patienten helfen würde, die Zähne durch Ernährung, Ergänzungspräparate, Kräuter und Homöopathie auf natürliche Weise stark und gesund zu erhalten. Nicht wenige Menschen in der Bevölkerung leiden heute aufgrund von craniomandibulärer Dysfunktion unter einer beeinträchtigten Gesundheit, körperlichem Stress und dem Verlust von Lebensqualität. Es gibt einen großen, zum größten Teil unerschlossenen Markt für ganzheitliche Methoden, die Ober- und Unterkiefer wieder zueinander ins Gleichgewicht bringen und damit die Kopf-Halsmuskulatur entspannen und Kiefer-, Kopf- und Nackenschmerzen heilen. Das Ergebnis wären entspanntere, glücklichere und krankheitsresistentere Menschen. Das Problem der modernen Zahnmedizin ist, dass man, um die Zulassung als Zahnarzt erwerben zu können, den größten Teil der Ausbildung damit verbringt, die Ausführung zahnchirurgischer Behandlungen zu erlernen. Was ich mir aber als Schwerpunkt der neuen Ausbildung für echte, ganzheitliche Zahnmedizin, wie in diesem Buch dargestellt, vorstelle, ist Kariesprävention und Bisskorrektur durch ganzheitliche, nicht-chirurgische Methoden. Diese Methoden werden derzeit an den zahnmedizinischen Fakultäten nicht unterrichtet. Das, was Zahnärzte an den Universitäten heutzutage lernen, befähigt sie nicht dafür, effektive Ernährungsberatung und Bisskorrektur durchzuführen. Darüber hinaus braucht es ein integratives Behandlungsmodell, das die Gesundheit des ganzen Menschen im Blick hat, sodass die Zahnmedizin mit ihrem Können und Wissen andere Fachrichtungen ergänzen und mit ihnen zusammenarbeiten kann. Es lässt sich nicht länger rechtfertigen, warum ein Großteil der Bevölkerung unter Karies leiden muss. Erheben wir gemeinsam die Stimme für den dringend notwendigen Wandel, der im Umgang mit Zahngesundheit in unserem Land stattfinden muss.

„Zahnmedizin, es ist Zeit für Veränderung!"

10. Kapitel

Karies bei Kindern natürlich behandeln

Vorbemerkung

Die Gesundheit unserer Kinder ist ein heikles Thema. Als Eltern ist es unsere Verantwortung, in jeder Hinsicht die bestmöglichen Entscheidungen für unsere Kinder zu treffen. Dabei empfehle ich allen Eltern nachdrücklich, eine aktive Rolle bei der Überwachung der Zähne ihres Kindes hinsichtlich Karies zu übernehmen.

Die Tiefen der Verzweiflung

Als sich Karies immer stärker in den Zähnen unserer Tochter ausbreitete, hatten meine Partnerin Michelle und ich beträchtliche Angst. Die Zähne unserer Tochter vor unseren Augen verfaulen zu sehen, versetzte uns in eine Art Schockzustand. Ich fühlte mich entsetzlich und machtlos angesichts der Tatsache, dass der Körper meines Kindes offensichtlich nicht bei optimaler Gesundheit war. Angst und Hilflosigkeit schienen kein Ende zu nehmen. Solche Gefühle sind für Eltern besonders schlimm. Fast jedes Mal, wenn unsere Tochter im Alter von 12 bis 20 Monaten auf ihren Mund zeigte, dachten Michelle und ich: „Oh nein, sie hat Zahnschmerzen! Was machen wir jetzt?" Wenn du dich aufgrund der Zahngesundheit deines Kindes ähnlich verunsichert fühlst, sei versichert, dass es sehr normal ist, so zu empfinden. Unsere Kinder sind sehr wertvoll für uns. Wir wollen nicht, dass sie leiden. Trotzdem habe ich gerade aus den Tiefen meiner Verzweiflung heraus angefangen, meinen größten Glauben und ein unerschütterliches Vertrauen und Sicherheit in das Leben, in die Natur und in die Welt zu finden. Viele Eltern machen sich über die Langzeitfolgen Sorgen, wenn sie Karies bei ihrem Kind nicht von einem Zahnarzt behandeln lassen. Meine Tochter ist jetzt fast sieben Jahre alt. Ihre Zähne sind gesund und frei von Schmerzen. Ihre bleibenden Zähne sind stark, weiß und kariesfrei. Ich habe viele ähnliche Geschichten gehört. Kinder mit von Karies befallenen Milchzähnen bekommen, vorausgesetzt, es findet eine Veränderung in der Ernährung statt, sehr oft bleibende Zähne, die ganz gesund sind.

Von der Angst zum Glauben, vom Leiden zum Frieden

Hier sind fünf Punkte, die mir dabei geholfen haben, Glaube, Sicherheit und Frieden im Bezug auf die Zahngesundheit meiner Tochter zurückzugewinnen.

Fühle den Schmerz!

Alle Gefühle, die wir durchleben, haben ihren Sinn. Wir Menschen neigen dazu, unerwünschte Gefühle zu ignorieren, zu verleugnen, zu betäuben, dagegen anzukämpfen, sie zu kontrollieren oder zu manipulieren und alles zu tun, um sie irgendwie zu beseitigen. Es ist ein schreckliches Gefühl, das uns sagt: „Ich habe etwas falsch gemacht", „Es ist mein Fehler" oder „Jetzt wird mein Kind leiden." Bitte erlaube dir, dieses Gefühl trotzdem zu empfinden. Man muss gefühlt haben, was es bedeutet, in Schock, Angst und Verzweiflung zu sein. Das sind Lektionen, die zum Leben dazugehören. Leider versuchen viele Eltern, die Gefühle der Angst so schnell wie möglich loszuwerden, indem sie sich bemühen, eine rasche Lösung herbeiführen. Sie eilen zum nächsten Zahnarzt, der die Zähne ihres Kindes reparieren soll. Der Zahnarzt verspricht Hilfe und die Eltern atmen erleichtert auf, überzeugt davon, dass sie ihr inneres Unbehagen und ihre Angst nun nicht länger fühlen müssen. Viele unangenehme Lebensumstände sind in Wirklichkeit versteckte Gelegenheiten, etwas zu lernen. Wenn man seine Gefühle ignoriert und nur voreilig das Problem zu beheben versucht, dann werden später andere Umstände eintreten, die die gleichen Gefühle und den gleichen Schmerz hervorrufen. Dieser Teufelskreis wird anhalten, bis wir unseren Gefühlen begegnen und ihnen zuhören.

Das bedeutet nicht, dass man zahnärztliche Behandlungen vermeiden sollte; ich will nur dazu ermutigen, zuerst die eigenen Gefühle anzuschauen und dann so zu handeln, wie man denkt, dass es richtig ist. Der einzige Weg aus dem Teufelskreis ist, den Schmerz im Hier und Jetzt zu fühlen. Lass los und lass das Gefühl wirken, ohne es zu bewerten. Gefühle sind nämlich an sich weder gut noch schlecht, es sind einfach Gefühle – deine momentane, vorübergehende Realität. Wenn du irgendwo in diesen Gefühlen steckenbleibst, versuche zu beten oder zu meditieren. Ein einfaches Gebet kann so klingen: „Ich möchte alle meine Gefühle, die mit dieser Situation zu tun haben, fühlen." Und vergiss nicht, dabei tief durchzuatmen. Wenn du als Mutter oder Vater den emotionalen Schmerz ertragen kannst, dann stehst du nicht unter dem Zwang, ihn in der äußeren Welt bekämpfen zu müssen, indem du sofort alle verfügbaren medizinischen Prozeduren in Bewegung setzt. Dann hast du Zeit innezuhalten und abzuwägen. Indem du dieses Buch liest, bist du bereits auf diesem Weg und hast dir trotz aller Angst, Sorge und Unruhe einen Raum geschaffen, vorhandene Alternativen zu erforschen, um die beste Behandlung für dein Kind zu finden. Und jetzt hole einmal tief Luft! Sich um das eigene Innenleben zu kümmern, ist ein wichtiger Schritt auf dem Weg hin zu einer gut überlegten, fürsorgenden Entscheidung.

Absichten und Ziele

Was möchtest du tun? Was ist dein Ziel? Warum liest du dieses Buch? Bist du fest entschlossen, dein Ziel zu verfolgen? Wenn es um Absichten und Ziele geht, haben wir vollständige Macht über unser Leben. Hier wählen wir, in welche Richtung die Reise gehen soll. Deshalb ist es wichtig, sich bewusst zu machen, was man im Hinblick auf die Gesundheit seines Kindes möchte. Das ist ein wichtiger Punkt und man sollte sich Zeit nehmen, darüber nachzudenken. Ein Ziel, das ich für meine Tochter habe, ist zum Beispiel, dass ich wirklich will, dass sie gesund ist. Ein gutes Ziel für die Zahngesundheit lässt sich an der Bereitschaft erkennen, die beste zahnmedizinische Lösung mit Rücksicht auf die Gesamtgesundheit seines Kindes finden zu wollen. Vor diesem Hintergrund ist es hilfreich, die eigenen Ziele und Absichten einmal zu betrachten. Sich mit seinen guten Absichten auseinanderzusetzen ist die eine Seite. Dabei sollte man aber nicht vergessen, sich auch die versteckten, negativen Absichten und Gedanken bewusst zu machen, die in einem schlummern und die es einem schwer machen können, zielorientiert und optimistisch zu bleiben. Wir verfolgen Ziele, die nicht das Beste für uns und andere im Blick haben, gewöhnlich dann, wenn wir uns abgrenzen und aus unserer inneren Angst heraus handeln. Solche Ziele äußern sich typischerweise in mangelndem Antrieb oder Vermeidungsverhalten. Unsere innere Stimme sagt dann: „Ich weigere mich, mein Bestes zu geben, weil . . . ich keine Zeit dazu habe, es nicht funktionieren wird, es mir zu kompliziert ist" und so weiter. Jeder Mensch mag von anderen inneren Überlegungen getrieben sein, und diese ändern sich auch von Zeit zu Zeit. Solche negativen Haltungen widerstreben jedoch dem natürlichen Fluss des Lebens hin zu Ganzheit, Gesundheit und Heilung.

Zusätzlich dazu, sich seine guten Absichten bewusst zu machen, ist es also hilfreich, die Gedanken aufzuspüren, die einen herunterziehen und blockieren wollen. Man sollte sich ihrer Existenz bewusst sein, damit sie einen nicht in die Irre führen können.

Gruppendruck

Viele Eltern sehen sich im Hinblick auf die Behandlung der Zähne ihres Kindes einem erheblichen Gruppendruck ausgesetzt. Da bekommt man zum Beispiel die Frage gestellt, warum man nicht richtig für die Zähne seines Kindes sorgt oder warum man seinem Kind nicht ordentlich die Zähne putzt. Dabei wird gern vermittelt, dass die Eltern schuld am Zustand der Zähne ihres Kindes seien.

Ich hoffe, du hast bereits erkannt, dass du nicht voll verantwortlich für die kranken Zähne deines Kindes bist. Von Zahnärzten und der öffentlichen Meinung wurdest du falsch über die Entstehung und Vorbeugung von Karies informiert und niemand hat dir gesagt, wie man Karies durch gute Ernährung wirklich vorbeugen kann. Du wusstest wahrscheinlich nicht, dass Zähneputzen im besten Fall nur ein zweitrangiger Faktor bei der Kariesprävention ist. Jetzt, wo du dieses Buch gelesen hast, verstehst du die Ursachen und wie man die Krankheit behandeln kann, besser. Ab jetzt sollst du die volle Verantwortung übernehmen. Es ist wichtig, Schuld von Verantwortung zu trennen. Schuld schließt Annahme aus, sie sucht nur einen Schuldigen. Eltern werden oft für die Karies ihrer Kinder an den Pranger gestellt und ihnen wird das Gefühl vermittelt, sie seien schuldig oder vernachlässigend. Es ist wichtig, dass man Eltern für ihre Kinder verantwortlich macht, allerdings sollte das auf eine positive, ermutigende Weise geschehen. Du bist natürlich dafür verantwortlich, was du deinem Kind zu essen gibst und wie du für es sorgst. Aber jeder macht Fehler und keiner hat das Recht, mit dem Finger auf dich zu zeigen. Trotzdem musst du dich natürlich für deine Fehler verantwortlich zeigen, dich informieren und dann deine Fehler auf die bestmögliche Weise korrigieren. Auch Zahnärzte, die Kinder behandeln, neigen nicht selten dazu, Eltern anzuklagen, zu beschuldigen, zu etwas zu zwingen oder emotional zu bestrafen. Das geschieht gewöhnlich, um den Widerstand der Eltern gegen vom Zahnarzt geforderte, teure Behandlungen zu schwächen, denen man sonst von Natur aus skeptisch gegenüberstehen würde. Wenn du merkst, dass Druck auf dich ausgeübt wird, konfrontiere den Zahnarzt mit deiner Beobachtung und verlange, dass er damit aufhört. Frage ihn, welche wissenschaftlichen Belege er für seine Anschuldigungen hat. Wenn er nicht aufhört, dann habe bitte den Mut, einfach zu gehen und einen besseren Zahnarzt zu finden – einen, der wirklich helfen will. Schließlich bezahlst du dem Zahnarzt unter Umständen viel Geld für seine Erfahrung und die Behandlung der Zähne deines Kindes. Du bezahlst ihn nicht dafür, dir anhören zu müssen, wie vernachlässigend du als Mutter oder Vater bist, oder damit er dich zu Behandlungen überredet, die ihm Geld bringen, aber völlig unnötig sind. Menschen, die dich beschuldigen wollen, beleuchten gewöhnlich all jenes in deinem Verhalten besonders intensiv, das nicht mit ihren Überzeugungen übereinstimmt. Sie kritisieren dich zum Beispiel dafür, dass du zu viel oder zu lange stillst oder deinem Kind die Zähne nicht genug putzt. Keine dieser Behauptungen lässt sich von Zahnärzten oder der Wissenschaft als wirklich kariesauslösend belegen. Niemand kann dir nachweisen, dass du etwas falsch machst, und abgesehen davon sind solche Verurteilungen einfach nur destruktiv. Gruppendruck ist ein Problem gesellschaftlicher Ignoranz. Viele Menschen haben starre Vorstellungen über Zahngesundheit und Karies, die sie bereits in ihrer Kindheit verinnerlicht haben. Anstatt ihr Wissen zu erweitern und neue Vorstellungen über die Entstehung von Karies durch Nährstoffmangel in Betracht zu ziehen, bleiben viele lieber in ihren begrenzten Vorstellungen über die Schuld der Bakterien an der Kariesentstehung stecken. Folglich beschuldigen sie dich dann für Karies bei deinem Kind. Die, die anderen Vorwürfe machen, halten gern an starren Vorstellungen fest und fühlen sich bedroht, wenn das Verhalten des anderen ihr eigenes, enges Denken in Frage stellt. Dabei sollten sie eigentlich Mitgefühl mit dir zeigen, weil du vor einem so herausfordernden, frustrierenden Problem stehst. Das extreme Gegenstück zum Gruppendruck ist die vollständige Vermeidung jeglichen Drucks, die komplette Entlastung. Viele Menschen geben einfach den Genen die Schuld an den schlechten Zähnen ihrer Kinder. Manche Eltern gehen das Ganze so locker an, dass sie der Behauptung Glauben schenken, Karies sei unvermeidlich und Eltern könnten sowieso nichts dagegen tun. Dies ist eine subtile Entschuldigung. Sie erstickt das Bestreben, Verantwortung für die Gesundheit seines Kindes zu übernehmen, und gibt die eigene Kraft, Entscheidungen zu treffen, an eine Autoritätsperson wie den Zahnarzt ab.

Die kosmetische Erscheinung

Wenn die Zähne deines Kindes von Karies befallen sind, sehen sie eventuell nicht mehr sehr schön aus, selbst wenn sie funktionstüchtig und vor weiterem Verfall geschützt sind. Ein kleines Kind findet alles schön. Wenn seine Zähne nicht dem Schönheitsideal entsprechen, wird es sich darüber keine Gedanken machen, solange es mit der geltenden Schönheitsnorm nicht in Berührung kommt. Im Gegenteil werden ihm seine Zähne recht normal und gut erscheinen. Es sind die Sichtweise und Vorstellung der Erwachsenenwelt, die ein bestimmtes kosmetisches Aussehen für die Zähne unserer Kinder verlangen. Aus unserer bewussten und oft begrenzten Wahrnehmung heraus wollen wir gern verstecken, dass unser Kind Karies hat. Ich will dich ermutigen, die Schönheit in den Zähnen deines Kindes zu sehen, selbst wenn sie Löcher haben. Wenn Karies aufgehört hat weiterzuwachsen, sind diese Zähne jetzt ein Zeichen des Triumphes. Sie zeigen dir, welche Art von Heilung möglich ist, und erinnern dich daran, wie wichtig und wertvoll die Gesundheit deines Kindes ist. Wenn du Entscheidungen im Hinblick auf die kosmetische Restauration der Milchzähne deines Kindes triffst, dann entscheide so, dass die Wünsche und Bedürfnisse des Kindes dabei geachtet werden, und nicht so, dass der Erwachsenenwelt mit ihrer Oberflächlichkeit Tribut gezahlt wird.

Wahrheit und Wissen

Auf den Seiten dieses Buches habe ich eine Sicht auf Karies präsentiert, die der Wahrheit näher kommt, als das, was man üblicherweise zu hören bekommt. Es hat eine ganze Weile gedauert und Motivation und Hingabe verlangt, diese Informationen zu finden und zusammenzutragen. Ich habe mein Bestes getan, alles auf verständliche Weise darzustellen, damit jeder die Fakten für sich selbst untersuchen und prüfen kann. Indem ich in meiner Familie selbst den Versuch gewagt habe, konnte ich zeigen, dass es möglich ist, die Gesundheit und das Wohlbefinden meines Kindes durch die Aneignung von Wissen und einem entsprechenden Handeln positiv zu beeinflussen. Es ist möglich, heute durch eine weise Nahrungsmittelwahl zu verhindern, dass morgen eine Zahnbehandlung unter Vollnarkose notwendig wird. Genauso kann man auf diese Weise den Bedarf für alle Arten von Zahnbehandlungen deutlich reduzieren oder sogar vollständig eliminieren. Das mag nicht der leichteste Weg sein, aber es ist definitiv möglich. Wissen ist auch ein gutes Mittel, um Angst zu besiegen. Die Angst redet dir ein: „Eines Tages wird dein Kind Zahnschmerzen bekommen." Aber du weißt, dass dein Kind heute glücklich und frei von Zahnschmerzen ist. Wissen und sich eine Sache bewusst zu machen sind ein Teil meiner Strategie, Herr über die Angst zu werden. Ich weiß, dass ich meiner Tochter die bestmöglichen Nahrungsmittel gebe. Ihre von Karies gezeichneten Zähne erinnern mich immer wieder neu daran, wie empfindlich das Gleichgewicht der Nahrungsmittel ist, das es braucht, um meine Tochter gesund zu erhalten. Ich erinnere mich daran, dass ihr Körper widerstandsfähig gegen Schmerzen, Entzündungen und Karies wird, wenn ich ihr diese besonderen Nahrungsmittel gebe. Wenn ich Angst bekomme, obwohl es in der wirklichen Welt nichts zu fürchten gibt, dann will ich diese Angst herausfordern und ihr auf den Grund gehen. Wenn sie auftaucht, obwohl meine Tochter schmerzfrei ist, versuche ich herauszufinden, wo die Angst bei mir herkommt. Wie lässt sie sich rechtfertigen? Wovor habe ich eigentlich Angst und wie kann ich trotz der Angst anteilnehmend und bewusst im Hier und Jetzt leben? Wissen kann man sich auch aneignen, indem man das durch Karies entstandene Loch bei seinem Kind untersucht und genau überwacht. Die meisten tun sich leichter, wenn sie dies zusammen mit einem Zahnarzt tun, aber ich weiß, welche Schwierigkeiten es bereiten kann, einen Zahnarzt zu finden, der offen für eine abwartende, beobachtende Haltung ist. Es ist noch nicht lange her, da war es üblich, Karies bei Kindern durch Abwarten und Beobachten zu begleiten. Wenn der Zahn sich entzündete, wurde er einfach gezogen, und auch wenn das keine angenehme Prozedur ist, ließ sie sich schnell und einfach durchführen. Es gab kein Drama um Behandlungen unter Vollnarkose oder Metallkronen in Kindermündern, sondern man brachte viel Geduld mit, ein kleines Loch im Milchzahn einfach nur zu beobachten.

Karies bei Kindern – kein leichter Weg

Für viele Eltern, mich eingeschlossen, ist der Umgang mit Karies bei meinem Kind keine leichte Sache. Es kann einen bis ins tiefste Innere herausfordern. Auch heute noch kommt es gelegentlich vor, dass ich übermäßig besorgt um die Zähne meiner Tochter bin. Ich fühle immer noch diesen Knoten der Angst in mir, der sagt: „Ihre Zähne sind, so wie sie sind, nicht gut genug." Einmal klagte meine Tochter über geringe Zahnschmerzen. Da ich ihre Ernährung genau im Blick hatte, war mir die Ursache schnell klar und ich konnte sie beseitigen. Sie hatte zu viel rohen Honig gegessen. Der Honig hatte ihren Blutzucker zu lange erhöht und ihren Kalzium-Phosphat-Haushalt aus dem Gleichgewicht gebracht, was zu Karies führte. Wir begannen, sorgfältig darauf zu achten, Honig und andere süße Sachen in ihrer Ernährung zu begrenzen. Das war vor einem Jahr und seitdem hat sie nie wieder Zahnschmerzen gehabt. Als wir den Honig wegließen, konnte ihr Körper die notwendige Balance wiederfinden, ihr Zahn wurde wieder hart und der Schmerz verschwand. Es ist schon ein paar Jahre her, da hatte meine Tochter ganz offensichtlich eine Zahnentzündung und war mehrere Nächte lang unruhig. Eines Morgens wachte sie mit einem leicht geschwollenen Gesicht auf. Ich dachte bei mir: „Das ist gar nicht gut!" In all meine Nervosität und mein Unbehagen angesichts des teilweise geschwollenen Gesichts hinein sprach Michelle einen weisen Satz: „Mach dir darüber keine Sorgen." „Wie meinst du das, ich soll mir keine Sorgen machen?", rief ich aus. Für mich war das das Schlimmste, was uns passieren konnte. Als wir die zurückliegenden Tage reflektierten, mussten wir feststellen, dass unsere Eile, unsere Faulheit und unser Hunger dazu geführt hatten, dass wir bei der Essenszubereitung nachlässig geworden waren. Die Ereignisse der vorangegangenen Tage und Wochen waren offensichtlich die Ursache für die Entzündung. Wir hatten unserer Tochter zu viele Getreideprodukte von mittelmäßiger Qualität gegeben. An dem Tag, als wir die Entzündung entdeckten, stellten wir ihre Ernährung auf das bestmögliche Protokoll um – eines, wie es auch in diesem Buch beschrieben ist. Diese Ernährung enthielt Fisch (gekocht und roh), Austern, Eier, etwas Schinken, Gemüse, Gemüsesaft, Dorschlebertran und Butteröl. Wir schränkten süße Lebensmittel stark ein, waren vorsichtig mit Getreideprodukten und stellten sicher, dass es Grenzen gab, die ausgewogene Mahlzeiten sicherstellten. Nach und nach, über ein paar Tage, verschwand die Schwellung und der Abszess heilte. Nicht alle Eltern müssen so hart arbeiten, um die Karies bei ihren Kindern zum Heilen zu bringen. Dies ist sehr stark davon abhängig, wie empfindlich der Körper und das biochemische Gleichgewicht des Kindes sind. Ich lerne immer noch aus diesen Erfahrungen. Mir ist bewusst, dass wir mit Blick auf die Ernährung in unserer Familie wachsam sein müssen. Ich fordere mich selbst damit heraus, die Angst zu fühlen, die mit den „Was wäre wenn"-Szenarien einhergeht, über die ich mir immer wieder Sorgen mache. Es gibt aber auch Zeiten, wo ich große Freude und Zufriedenheit erlebe. Dann kann ich über meine Angst hinausgehen und die Karies bei meiner Tochter auf eine ehrliche, reife Weise betrachten. Ich verstehe und vertraue diesem Teil des Lebens, da ich ihm emotional (indem ich meine Gefühle bewusst gefühlt und akzeptiert habe), verstandesmäßig (durch Nachforschen und die Aneignung von Wissen) und willentlich (indem ich Schritte unternommen habe, um das Problem zu lösen) ins Gesicht gesehen habe. So habe ich im Angesicht von Krankheit Sicherheit und Frieden gefunden.

Das Ergebnis ist ein fröhliches, unbeschwertes Kind, frei von Zahnschmerzen.

Karies bei Kindern natürlich behandeln?

Seit fünf Jahren behandeln wir nun schwere Milchzahnkaries ohne Fluoride, Zahnärzte und Bohrer. Ich schätze, wir haben eine Verringerung der Kariesrate um 90 bis 98 Prozent erreicht. Viele Eltern erreichen 100 Prozent, womit ich den vollständigen Stillstand der Karies meine und gelegentlich auch das vollständige Verschwinden von vormals sichtbarer Karies. Wie erfolgreich man dabei ist, hängt davon ab, wie hingebungsvoll und zielorientiert man an die Sache herangeht; von der Qualität der zur Verfügung stehenden Lebensmittel; von der Fähigkeit, eine gesunde Ernährung aufrechtzuerhalten und davon, wie groß der Mangel beim Kind war, als mit der Ernährungsumstellung begonnen wurde. Meine Tochter hat einen Milchzahn, der schwarz und bis zur Zahnfleischgrenze weggebrochen ist. Trotzdem ist das umliegende Zahnfleisch gesund, ohne Zeichen einer Entzündung oder Schmerzen. Ihre bleibenden Zähne sind kariesfrei.

Zahnärztliche Kariesbehandlung bei Kindern?

27,9 Prozent aller Kinder zwischen zwei und fünf Jahren sind von Karies betroffen, wobei im Durchschnitt 5 von 100 Zähnen bei Kindern dieser Altersgruppe eine Form von Karies aufweisen.[292] Diese Zahlen stammen aus den USA. In Deutschland sieht es ähnlich aus. Hier liegt die Kariesprävalenz für 3- bis 4-Jährige bei über 30 Prozent und für Schulanfänger bei über fünfzig Prozent.[292b] Kleine Kinder können nicht für eine normale Zahnbehandlung stillsitzen. Bis das Kind ein Alter von 6 bis 8 Jahren erreicht hat, ist es nicht vollständig in der Lage zu begreifen, was beim Zahnarzt mit ihm passiert. Der Schoß der Mutter kann ein geeigneter Ort für Behandlungen sein, die schnell gehen. Viele Mütter machen die Erfahrung, dass ihr Kleinkind sich dagegen wehrt, im Zahnarztstuhl zu sitzen. Manche Kinder weigern sich, überhaupt den Mund aufzumachen. Es macht ihnen Angst, wenn der Zahnarzt seine Finger oder kalte Instrumente in ihren Mund steckt. Kleinkinder verfügen noch nicht über die kognitiven Fähigkeiten, um zu verstehen, was da mit ihnen passiert. Alles, was sie wahrnehmen, sind seltsame Fremde, die sie mit hellen Lampen anleuchten und sie zwingen, Dinge zu tun, die unangenehm sind und in ihre Privatsphäre eindringen. Das macht es schwierig, kleine Kinder zu behandeln, ohne ihren Willen zu übergehen und ohne ihnen Schmerzen oder Angst zu bereiten. Ein Kind dazu zu zwingen, eine Zahnbehandlung über sich ergehen zu lassen, bevor es dazu bereit ist, kann ein emotionales Trauma auslösen. Es kann auch passieren, dass eine Lokalbetäubung bei einem Kleinkind nicht richtig wirkt.

Sie kann, muss aber nicht effektiv bei der Schmerzbetäubung sein und bei einem so kleinen Kind lässt sich schwer feststellen, ob ein Zahn vor einer Behandlung wirklich betäubt ist. Das liegt daran, dass es unmöglich ist, verlässliche Aussagen von einem Kind zu bekommen, das unter Stress steht, besonders, wenn dieses Kind jünger als sechs Jahre ist. Kinder wie kleine Erwachsene zu behandeln, ist ein rückschrittlicher aber derzeit allgemein verbreiteter Ansatz in der Kinderzahnmedizin. Zu diesem Ansatz gehört, dass Zahnärzte Kronen, Wurzelbehandlungen und Füllungen bei dem vergeblichen Versuch einsetzen, Bakterienfestungen aus Kinderzähnen auszuräumen. Wenn die Karies bei einem Kind stark ausgedehnt ist, werden für Milchzähne umfangreiche invasive Restaurationen empfohlen. Die zwei verbreiteten Vorgehensweisen dabei kann man, setzt man sie ins Verhältnis zum vorliegenden Problem, nur als brachial bezeichnen. Die eine ist, das Kind mit oralen Betäubungsmitteln stark zu betäuben. Das Kind ist dabei zwar immer noch wach, aber so mitgenommen, dass es sich nicht mehr rühren kann. In vielen Zahnarztpraxen ist es dann üblich, das so betäubte Kind an den Zahnarztstuhl zu schnallen, um es während der Behandlung, zu der natürlich Bohren gehört, zu fixieren. Die andere Methode ist, das Kind in Vollnarkose zu versetzen (bei der es gewöhnlich von den Eltern getrennt wird), um ihm unter Narkose Zähne zu ziehen und typischerweise Metallkronen oder Ähnliches im Mund zu implantieren. Manche Kinder mögen mit einem solch dramatischen Erlebnis gut zurechtkommen, bei anderen bleibt ein dauerhaftes emotionales Trauma. Ich erzählte einer Freundin, die aus Deutschland kommt, wie Kinder mit ausgedehnter Karies bei uns in den USA in den Zahnarztpraxen behandelt werden. Sie dachte erst, ich scherzte, weil sie weder glauben konnte, dass Eltern ihre Kinder solchen Behandlungen aussetzen, noch dass Zahnärzte so etwas anbieten würden. In der letzten Zeit ist es aber auch in Deutschland üblich geworden, Kinderzähne frühzeitig und invasiv zu behandeln. Ich kann verstehen, wenn eine Vollnarkose beim Kind zur Behandlung einer lebensbedrohlichen Erkrankung eingesetzt wird, aber für Karies? Niemals. Da der Körper eines kleinen Kindes unreif und empfindlich ist, birgt die Verabreichung von Narkosemitteln auch immer ein gewisses, wenn auch geringes Sterberisiko. Todesfälle kommen gelegentlich vor. Ich konnte leider keine verlässlichen aussagekräftigen Untersuchungen darüber finden, wie hoch der Prozentsatz tatsächlich ist. Bei Erwachsenen ist das Sterberisiko bei Zahnbehandlungen unter Betäubungsmitteln extrem klein: 0,4 Fälle pro 100.000 Behandlungen.[293] Es gibt für Vollnarkosen bei kleinen Kindern ein ungefähres Risiko für unerwünschte Nebenwirkungen anderer Art von 35 Prozent, was dem doppelten Risiko eines Erwachsenen entspricht.[294] Neuere Experimente an Laborratten haben gezeigt, dass Anästhetika bei einem sich in der Entwicklung befindlichen Gehirn den Verlust von Nervenzellen verursachen kann.[295] Die Auswirkungen eines Nervenzellverlustes sind wohl schlimmer als das Unbehagen, das mit der veränderten Wahrnehmung unter Betäubungsmitteln einhergeht.

Dabei führt der veränderte Zustand des Betäubungsmittelrausches noch leichter dazu, dass kleine Kinder sich ausgeliefert fühlen und nicht verstehen, was mit ihnen passiert. Das kann genauso als Trauma erlebt werden, wie die Trennung von den Eltern, während die Narkose gesetzt wird.

Wie auch in der übrigen Zahnmedizin ist der finanzielle Gewinn ein bedeutender Faktor bei der Durchführung von Zahnbehandlungen an Kindern unter Vollnarkose. Mit Kosten von 1500 bis 4500 Euro pro Behandlung ist die

Zahnärztliche Behandlung versus Heilung durch Ernährung

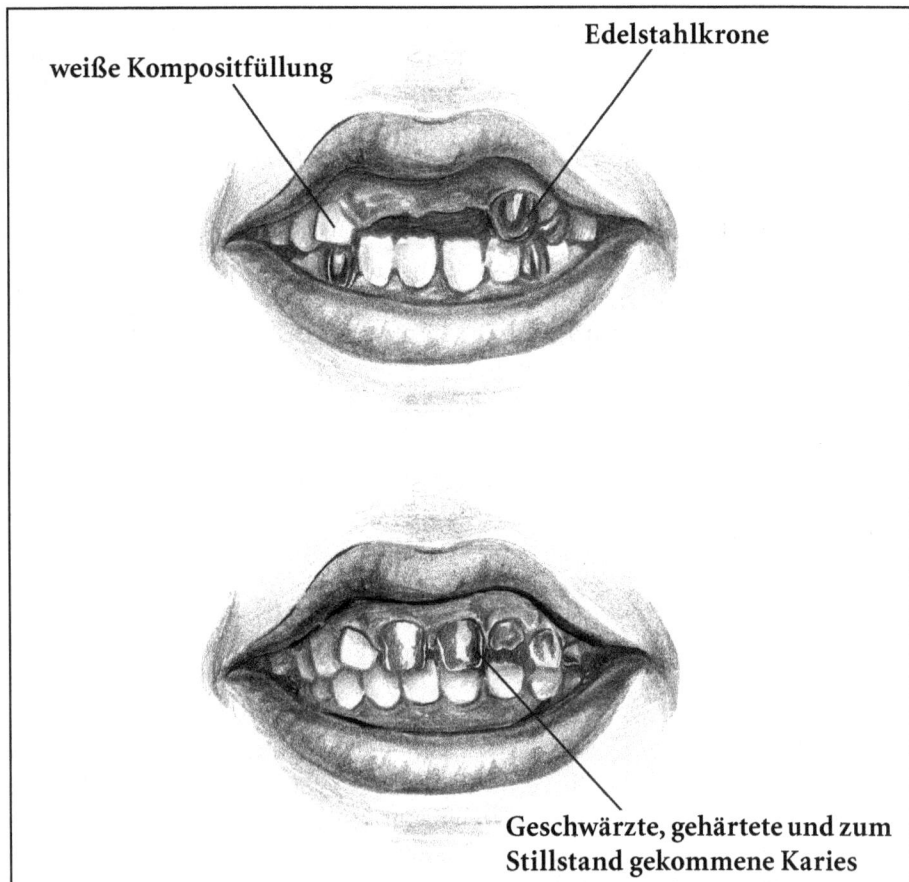

Oben: *Die Zähne eines kleinen Kindes nach einer typischen Zahnbehandlung aufgrund ausgedehnter Karies. Die mittleren, oberen Schneidezähne wurden gezogen. Kompositfüllungen wurden eingesetzt, wo die Karies nicht so tief war, Edelstahlkronen dort, wo die Karies ausgedehnter war.*

Unten: *Wenn Karies zum Stillstand kommt, entsteht neues, hartes Sekundärdentin, das oft schwarz aussieht. Eine humanere Alternative zum Bohrer.*

Kinderzahnmedizin ein lukratives Geschäft. Ich kann nur empfehlen, nach Zahnärzten Ausschau zu halten, die keine Behandlungen unter Vollnarkose anbieten.

Eine Behandlung unter Vollnarkose ist nicht effektiv

Nach einer Behandlung unter Vollnarkose

> müssen bei 23% aller Kinder weitere Zähne gezogen oder restauriert werden.

> benötigen 52% aller Kinder innerhalb von 4-6 Monaten erneut eine Behandlung.

> bekommen 57% aller Kinder innerhalb von 6-24 Monaten (je nach Studie) neue Löcher.[296]

Die Statistik zeigt, dass Behandlungen unter Vollnarkose im Großen und Ganzen wirkungslos bei der Heilung von Karies sind. Der Grund dafür ist klar: Die eigentliche Ursache, das Nährstoffungleichgewicht in der Ernährung, wird nicht behandelt.

Giftige Materialien im Kindermund

Edelstahlkronen, die bei Kindern verwendet werden, enthalten Nickel. Nickel verursacht im Mund einen negativen, elektrischen Strom[297] und wirkt giftig auf das Nervensystem. Nickel wird mit Arthritis und manchen Krebsarten wie Lungen- oder Brustkrebs in Verbindung gebracht.[298] Nickel wird auch dafür verwendet, um bei Labortieren Krebs auszulösen.[299] Alles, was im Kapitel über Zahnmedizin angeführt ist, gilt doppelt für Kinder. Das sich noch in der Entwicklung befindliche Immunsystem sowie das kindliche Entgiftungssystem sind noch nicht vollständig ausgereift, um sich wie beim Erwachsenen gegen einwirkende Gifte zu verteidigen. Die meisten Zahnbehandlungen an Kindern sind aufgrund der verwendeten Materialien giftig. Es gibt bislang keine Tests, die die Sicherheit dieser Materialien bei der Anwendung an Kindern belegen. Nur weil ein Zahnarzt ein bestimmtes Material verwendet, bedeutet das noch lange nicht, dass es auch unbedenklich ist. Es gibt weitere Behandlungen, die man bei Kindern nicht zulassen sollte. Alle Restaurationsarten, die Metall verwenden, wie Edelstahlkronen oder Amalgamfüllungen, haben das Potential, bei Kindern nicht unbedeutende gesundheitliche Probleme auszulösen. In einem Fall glaubte der Arzt, das Kind sei an Leukämie erkrankt, bis sich herausstellte, dass es eigentlich an einer Schwermetallvergiftung aus seinen Zahnkronen litt.[300] Man sollte also besser kein Amalgam oder Edelstahl in Kinderzähne einsetzen lassen.

Zahnärzte in England stellen fest, dass es für JEGLICHE Behandlung an nicht schmerzhaften Milchzähnen „keine wissenschaftlich belegten Vorteile" gibt. [301]

Das übergreifende Ziel jeder Kariesbehandlung bei Kindern, ob nun beim Zahnarzt oder durch Ernährung, ist, dem Kind Gesundheit und Schmerzfreiheit zu verschaffen. Allerdings gibt es keine wissenschaftlichen Belege dafür, dass Bohren, Füllungen, Kronen oder Wurzelbehandlungen, die an nicht schmerzhaften Milchzähnen durchgeführt werden, irgendeinen Einfluss auf die Lebensdauer des Zahns haben und auch nicht darauf, ob in Zukunft Schmerzen auftreten werden. Ja, du hast richtig gelesen; es gibt keine dokumentierten Belege dafür, dass wegen Karies an Milchzähnen durchgeführte Zahnbehandlungen zur Vorbeugung von Schmerzen oder Zahnverlust irgendwelche Vorteile haben. Dieser Befund ist eigentlich nur logisch, da wir gesehen haben, dass Karies nicht von der Zahnmedizin geheilt wird, und dass eine Zahnbehandlung aufgrund des Verlustes von Zahnsubstanz beim Bohren die Zähne oft in schlechterem Zustand zurücklässt. Eine multizentrische Studie im Jahre 2009 an der Universität in Manchester, England, an der mehr als fünfzig Zahnärzte beteiligt waren, kam zu dem Ergebnis, dass die Behandlung von kariösen, aber schmerzfreien Milchzähnen nichts weiter bringt, als dass man die Kinder dem Bohrer aussetzt und ihnen Unbehagen bereitet.[302] Weiter gab es zwischen behandelten und unbehandelten Zähnen keinen Unterschied im Auftreten von Schmerzen und der Notwendigkeit, Zähne zu ziehen.[303] Dies belegt gut, dass Zahnbehandlungen bei Kindern zur Vorbeugung von Zahnschmerzen oder Entzündungen vergebliche Liebesmüh sind. Folglich stimmt dieser Ansatz auch nicht mit dem Ziel überein, die Zähne deines Kindes gesund und schmerzfrei zu erhalten. Das liegt daran, dass die wirkliche Ursache der Karies nie angegangen wird und die Zahnbehandlung das Problem einfach versteckt, ohne aber einen Schutz vor Karies zu bieten. Eine Studie an 481 Kindern im Alter von 1 bis 12 Jahren ergab unter der Berücksichtigung verschiedener Faktoren, dass 82 Prozent aller Milchzähne mit Karies ausfielen, ohne Schmerzen verursacht zu haben. Das bedeutet, dass 18 Prozent aller Kinder also aufgrund ihrer kariösen, unbehandelten Milchzähne Schmerzen hatten. Zähne, die am wahrscheinlichsten Schmerzen bereiteten, waren Backenzähne, die bereits vor dem Alter von drei Jahren Karies zeigten.[304] Ältere Kinder, die Milchzahnkaries entwickelten, hatten eine geringere Wahrscheinlichkeit dafür, aufgrund ihres Befundes Schmerzen zu erleben.

In einer Studie von 2003 über Karies bei Kindern, die im *British Dental Journal* veröffentlicht wurde, schreiben die Autoren:

> *Noch beunruhigender ist vielleicht die Entdeckung, dass eine höhere restaurative Versorgung bei Kindern nicht mit weniger Schmerzepisoden oder mit einer verminderten Notwendigkeit für Extraktionen verbunden war.*[305]

Die Autoren werfen die grundlegende Frage auf:

> *Wissen wir überhaupt, was die beste Versorgung für Kinder mit*
> *Milchzahnkaries ist?*[306]

Der Zweck dieses Artikels war es, die Tatsache herauszustellen, dass zur Behandlung von Milchzahnkaries bislang offenbar nicht die besten Versorgungsmethoden angewendet werden. Als Folge unserer kulturellen Ignoranz, unserer Faulheit und versteckten Grausamkeit leiden unsere Kinder unnötig. Die Autoren bemerken in Bezug auf die Restauration von Kinderzähnen:

> *Es gibt weder streng wissenschaftliche Vergleichsdaten über*
> *das Vorkommen von Schmerzen und Beschwerden noch*
> *Langzeitstudien an mit Edelstahlkronen und Amalgamfüllungen*
> *restaurierten Milchzähnen.*[307]

Im Klartext heißt das, dass die wissenschaftlichen Studien, die belegen sollen, dass die an Milchzähnen durchgeführten Zahnbehandlungen auch wirklich Schmerzen lindern oder diesen vorbeugen, nie durchgeführt wurden. Ein mit einer Füllung versorgter Zahn kann beim Kind also Schmerzen lindern, oder aber ihm auch größere bescheren als ein unbehandelter Zahn.

Milchzahnkaries natürlich heilen

Die Zahnmedizin kann Zahnprobleme mit ihren modernen Behandlungsmethoden gewöhnlich nicht heilen, weil dabei nur die Symptome des Problems (Löcher in den Zähnen) und nicht die Wurzel des Problems (Ernährung) angegangen wird. Viele Zahnärzte bieten vorbeugende Behandlungen mit Fluoriden an, ungeachtet der Tatsache, dass Fluoride giftig sind. Setzt man Fluoriden außerdem noch Zahnpasta, Lebensmittel und Tabletten hinzu, erhöht sich die Schadstoffbelastung des Körpers weiter. Das unausgereifte Immunsystem eines Kindes ist gegenüber chemischen Belastungen empfindlicher als das eines Erwachsenen. Deshalb ist es eigentlich riskant und unklug, Kinder in jungen Jahren künstlichen Gaben von Fluoriden auszusetzen.

Behandlung von Säuglingen und Kleinkindern

Anhand der wissenschaftlichen Ergebnisse aus England, bei denen man zu dem Schluss kam, dass Zahnbehandlungen auf Schmerzen und Entzündungen keine vorbeugende Wirkung haben, lässt sich eine gute Richtlinie für den Umgang mit Karies bei kleinen Kindern erstellen. Diese Empfehlungen sind natürlich nicht dafür gedacht, die eigenen Wünsche hinsichtlich der Zähne seines Kindes zu ersetzen. Sie sollen vielmehr dabei helfen herauszufinden, wie man die Zähne seine Kindes am besten behandeln lassen möchte.

Für ein Kind, das zu klein ist, um ruhig im Zahnarztstuhl zu sitzen, ist das Behandlungsparadigma einfach. Dabei bedient man sich eines Vorgehens, auf das sich auch die Zahnärzte der alten Schule stützen (die, die schon 30 Jahre oder länger praktizieren): Man beobachtet das Loch im Milchzahn bei regelmäßigen Kontrollen zusammen mit einem abwartenden Zahnarzt. Sollten eine Entzündung oder anhaltende Zahnschmerzen auftreten, ist die letzte Behandlungsoption das Ziehen des Zahns. Wenn der Zahn Schmerzen bereitet, sich aber durch eine Füllung reparieren lässt, dann kann eine biokompatible Füllung von Nutzen sein, vorausgesetzt, das Kind ist bei der Behandlung kooperativ. Ansonsten belässt man den Zahn, wie er ist, und beugt mithilfe der Ernährung Zahnschmerzen, Löchern und Entzündungen vor. Wenn man sich für dieses Vorgehen entscheidet, muss der Zahn natürlich weiterhin gut beobachtet werden.

Behandlung von älteren Kindern

Bei älteren Kindern, die im Zahnarztstuhl still sitzen können, hat man mehr Möglichkeiten. Dazu ist die Wahrscheinlichkeit von Zahnschmerzen durch Karies an Milchzähnen geringer, wenn Kinder einmal das Alter von fünf oder sechs überschritten haben. Bei Kindern in dieser Altergruppe gibt es Milchzähne, im Besonderen solche, die schmerzhaft sind, die von einer biokompatiblen Füllung profitieren, also dadurch schmerzfrei werden können. Auch hier ist die Wahl der Behandlung der eigenen Entscheidung überlassen. Jeder sollte nach eigenem Ermessen und mit Rücksicht auf persönliche Bedürfnisse und Umstände über das weitere Vorgehen selbst entscheiden.

Warum schon kleine Kinder Karies bekommen

Schon mehrere Monate vor der Empfängnis eines Kindes werden die Weichen für seine Zahngesundheit gestellt. Die Ernährung und Gesundheit der werdenden Eltern vor der Empfängnis, der Mutter wie des Vaters, sind ein primärer Faktor für die zukünftige Gesundheit des werdenden Kindes. Durch unsere moderne, mangelhafte Ernährung fehlen dem Körper der Mutter und dem Samen des Vaters oft die Vitamin- und Nährstoffvorräte, die es braucht, um ein starkes, widerstandsfähiges Kind hervorzubringen. Wie schon im Mutterleib erfährt das Kind auch nach der Geburt während der ersten Lebensjahre mehrere Perioden schnellen Wachstums. Dieses Wachstum geschieht in Sprüngen, während derer der Bedarf an Vitaminen und Mineralstoffen besonders hoch ist. Für diese Wachstumssprünge legt der Körper Reserven an, die er dann während der Wachstumsperioden verbraucht. Fehlen in einer solchen Wachstumsperiode Nährstoffe, werden die benötigten Mineralstoffe unter anderem aus den Zähnen gezogen. Ein zu hoher Konsum an Süßem ist ein weiterer Grund für Karies bei Kindern. Dadurch wird die körpereigene Biochemie aus dem Gleichgewicht gebracht und die Folge sind zerstörte Zähne.

Schwache Zähne von Geburt an

Schwache oder hypoplastische Zähne bei kleinen Kindern sind ein häufiges Problem, das mit der Ernährung der Mutter in der Schwangerschaft zu tun hat. Wie sich die Ernährung während der Schwangerschaft auf die Zähne des werdenden Kindes auswirkt, wird an Dr. Mellanbys Experimenten mit trächtigen Hunden deutlich. Hündinnen, denen man während ihrer Trächtigkeit nährstoffreiches Futter gab, bekamen Welpen, die, selbst wenn ihnen minderwertiges Futter gefüttert wurde, immer noch eine hohe Widerstandskraft gegen Karies aufwiesen – weil sie mit gut gebauten Zähnen geboren worden waren. Gab man den Hündinnen aber schon während der Trächtigkeit und den Welpen, die dann geboren wurden, minderwertiges Futter, bekamen diese Welpen gewöhnlich Karies – weil ihre Zähne von Geburt an schwach waren.[308] Dies demonstriert, wie die Bedingungen vor und während der Schwangerschaft die Anfälligkeit eines Kindes für Karies wesentlich beeinflussen. Die gute Nachricht ist, dass auch schwache Zähne stark werden können, allerdings wird man bei der Ernährung eines Kindes mit solchen Zähnen sorgfältiger sein müssen als bei einem Kind, das mit starken Zähnen geboren wurde.

Ernährungsschlüssel für die Remineralisierung von Karies bei Kindern

Das Vorgehen bei Kindern ist im Prinzip dasselbe wie bei Erwachsenen.

- Ergänze die Ernährung mit fettlöslichen Vitaminen, besonders A, D und Aktivator X.

- Erhöhe die mit der Nahrung aufgenommenen Mineralstoffe, besonders Kalzium und Phosphat.

- Halte den Blutzucker durch zuckerarme Mahlzeiten und ausreichende Eiweißzufuhr im Gleichgewicht.

- Vermeide schädliche und denaturierte Lebensmittel, sowie Vollkornprodukte, bei denen die Kleie nicht entfernt wurde.

Ein wichtiger Bestandteil bei der gesunden Ernährung von Kleinkindern ist Eisen. Oft sind Mütter, die sich vegan, vegetarisch oder von wenig Fleisch ernähren, solche, deren Kinder später größere Probleme mit Karies bekommen. Die Kariesursache meiner Tochter sehe ich vorwiegend in der hauptsächlich vegetarischen Ernährung von Michelle und mir vor und während der Schwangerschaft. Zum Glück aßen wir wenigstens ab und zu Fisch. Muttermilch enthält keine nennenswerten Mengen Eisen und nach sechs Monaten gehen die Eisenspeicher des Säuglings zu Ende. Es ist kein Zufall, dass die meisten Kinder in diesem Alter selbst zu essen beginnen. Sehr wahrscheinlich liefern zerdrücktes

Gemüse und Obst aber keine ausreichenden absorbierbaren Eisenmengen für das sich im Wachstum befindliche Baby oder Kleinkind. Als Folge arbeitet das Blut nicht optimal und die Fähigkeit, gesunde Zähne zu bilden, schwindet.

Kleinen Kindern vorgekautes oder zerkleinertes von Weidetieren stammendes Lamm- und Rindfleisch, Leber oder frische Muscheln aus sauberem Wasser zu füttern, hilft dabei, ihnen die benötigte Menge verdaulichen Eisens bereitzustellen. Wie man seinem Kind das Essen zubereitet, ist den eigenen Vorlieben überlassen. Die Mehrheit der Eltern bietet ihren Kindern gekochtes Gemüse und gekochte Eiweiße an. Das ist in Ordnung, besonders wenn es sich um Suppen und Eintöpfe mit Knochenmark handelt. Wie auch bei Erwachsenen sollte man zu große Mengen roher, zellulosehaltiger Gemüse und Kräuter vermeiden. Solche Gemüse und Kräuter sind gekocht oder als Saft besser verdaulich (vorausgesetzt man verwendet solche, die wenige Antinährstoffe enthalten, wie Sellerie, Gurke, Petersilie und Koriander). Manche Eltern bevorzugen Rohkost oder nur halbgegarte Lebensmittel. Auch das ist ein gangbarer Weg. Solange das Kind sein Essen gut verdauen kann, wird es seiner Gesundheit nützen.

Ein Leitfaden, um Karies bei Kindern zu stoppen

Kleine Kinder können sehr wählerische Esser sein. Meine Devise ist, Kinder nie dazu zu zwingen, etwas zu essen. Allerdings muss man sie manchmal mit Nachdruck ermutigen, Lebensmittel zu essen, von denen man weiß, dass sie ihnen helfen werden, ihren Metabolismus und die körpereigene Biochemie in eine neue Richtung zu lenken. Als die Milch hierzulande noch frisch vom Bauernhof kam und gewöhnlich roh getrunken wurde, war es üblich, Kinder zum Milchtrinken für starke Knochen und gute Gesundheit zu ermuntern. Diese Gewohnheit ist mit der Abnahme der Milchqualität größtenteils verloren gegangen.

Täglich fettlösliche Vitamine

Wie ausführlich in Kapitel 3 besprochen, ist es wichtig, dass dein Kind die für die Zähne wichtigen, fettlöslichen Vitamine erhält. Dabei empfehle ich, wie erwähnt, in Anlehnung an Dr. Weston Prices Erkenntnisse und Erfahrungen die Verwendung von fermentiertem Lebertran in Kombination mit vitaminhaltigem Butteröl. Damit ist leicht sicherzustellen, dass die erforderliche Menge an fettlöslichen Vitaminen erreicht wird. Die für dein Kind benötigte Menge ist von seiner Gesundheit, seinem Nährstoffdefizit und seinem Gewicht abhängig. Ausgehend von der Dosierungsempfehlung für Teenager muss man hier nach bestem Ermessen die erforderliche Menge selbst bestimmen. Die Dosierung für Erwachsene und Teenager mit schwerer Karies beträgt ½ Teelöffel des Gemisches aus Dorschlebertran und Butteröl zwei bis dreimal täglich, um auf eine Gesamtmenge von 1 bis 1½ Teelöffel am Tag zu kommen.

Die tägliche Dosis kann man seiner Intuition folgend oder mithilfe eines kundigen Heilpraktikers oder Arztes und entsprechend dem Gewicht des Kindes anpassen.

Hier die geschätzte Tagesdosis des Lebertran-Butteröl-Gemisches nach Gewicht:

11 kg: ¼ Teelöffel täglich

16 kg: $^1/3$ Teelöffel täglich

20 kg: ½ Teelöffel täglich

25 kg: $^2/3$ Teelöffel täglich

Will oder muss man andere Quellen für fettlösliche Vitamine nutzen, sollte man dafür sorgen, dem Kind so viel Vitamin-A-reiche Lebensmittel wie Leber, Vitamin-D-reiche Lebensmittel wie Eigelb und fettigen Fisch, Aktivator-X-haltige Lebensmittel wie gelbe Butter zu geben, wie es essen mag. Knochenmark und Fischrogen sind ebenfalls hervorragende Quellen für fettlösliche Vitamine zur Heilung von Karies bei Kindern. Meine Familie verwendet zusätzlich noch Rochenlebertran als Quelle für fettlösliche Vitamine. Dieser scheint besondere Vitamine zu enthalten, die die Gesamtgesundheit vieler Kinder zusätzlich stärken.

Hilfreiche Lebensmittel

Von diesen Lebensmitteln kann man seinen Kindern so viel geben, wie es ihr Appetit zulässt. Weitere Hinweise zu besonders empfehlenswerten Lebensmitteln finden sich auch in Kapitel 5. Hier folgt eine Zusammenfassung von Lebensmitteln, die für Kinder besonders hilfreich sein können:

Knochenbrühe und aus Knochenbrühe hergestellte Suppen und Eintöpfe

rohe Vollfettweidemilch, Butter, Sahne und Käse (Besonders Käse hat einen hohen Kalzium- und Phosphatgehalt.)

weichgekochte Eier aus Weidehaltung, Eigelb und rohe Eier in Smoothies

roher und gekochter Fisch, außerdem Austern und Muscheln

Rind- und Lammfleisch aus Weidehaltung

Rindertalg, Entenschmalz oder Fett von anderen weidenden Tieren

Fischeier von wild gefangenen Fischen

Ausgleichende Lebensmittel

gesäuerte Lebensmittel wie Sauerkraut, Joghurt und Kefir (Sie helfen der Verdauung, im Gleichgewicht zu bleiben.)

gekochtes Gemüse wie Zucchini, grüne Bohnen, Grünkohl oder Mangold, dazu viel Butter oder Sahne

alle Arten von Seetang (Seetang ist reich an Mineralien und Spurenelementen.)

Gemüsesaft (aus Gemüsearten, die keine Antinährstoffe enthalten), ayurvedische grüne Gemüsesuppe oder als Smoothie

Lebensmittel, die vermieden werden sollten

alle abgepackte und vorverarbeitete Baby- und Kindernahrung (Babykost sollte man lieber selbst zubereiten.)

verarbeitete Lebensmittel von der Vermeiden-Liste aus dem Kapitel 6

Muttermilchersatz, vor allem solcher auf Soja-Basis (Ist die Verwendung von Muttermilchersatz unvermeidlich, kann man Ersatznahrung auf der Basis von Rohmilch oder Knochenbrühe auch selbst herstellen. Rezepte erhält man zum Beispiel über die Weston A. Price-Stiftung oder aus dem Buch *Nourishing Traditions* von Sally Fallon.)

Vollkorngetreide, Haferflocken, Frühstücksflocken und Müsli

raffinierte, fruktosehaltige Süßungsmittel

Lebensmittel, bei denen man aufpassen sollte

Wie streng man bei der Ernährung seines Kindes sein muss, hängt davon ab, wie schwer es von Karies betroffen ist. Bei Kindern mit aktiver oder tiefer Karies sollte man süße Lebensmittel auf einmal pro Tag begrenzen oder ganz streichen. Süße Lebensmittel sollten natürlichen Ursprungs sein, wie zum Beispiel Obst. Wenn das Kind sonst gesund ist, kann es auch mehr Obst essen, man sollte aber aufmerksam darauf achten, welche Auswirkungen der Obstkonsum auf die Gesundheit hat. Gesüßte Lebensmittel und Obst, über den Tag verteilt gegessen, sind zu vermeiden, da dies häufige Blutzuckerschwankungen zur Folge hat.

Natürlich süße Nahrungsmittel, die Karies fördern können: alle natürlichen Süßungsmittel wie Rohrzucker, Stevia, Ahornsirup, roher Honig, Bananen, süße Äpfel, Apfelsinen, Weintrauben, Pfirsiche, Ananas, Kirschen, Datteln, Rosinen, Trockenfrüchte und anderes sehr süßes, hier nicht aufgeführtes Obst

Kartoffeln (Nicht fermentierte Kartoffeln können zu Karies beitragen.)

Bohnen und Linsen (Inwieweit sie als Nahrungsmittel die Gesundheit kleiner Kinder fördern, ist nicht sicher.)

Sichere süße Früchte: Gekochtes Obst scheint im Hinblick auf den Zuckergehalt günstiger zu sein als rohes Obst. Wir verwenden Früchte wie Beeren, Birnen, Kiwis und Äpfel zurückhaltend. Wenn du deinem Kind regelmäßig süße Lebensmittel gegeben hast, zum Beispiel Ahornsirup zum Frühstück, Obst und Eis als Dessert nach dem Mittagessen und Honig zum Abendessen, dann kann dein Kind beim Weglassen des Zuckers Entzugserscheinungen zeigen. Wie wenn man mit einer starken Droge aufhört, wird das Kind ein gewisses Unbehagen verspüren und protestieren, während sich sein Körper an eine gesündere Ernährung gewöhnt.

Gemüse: Gemüse ist zwar ein ausgleichendes Nahrungsmittel, allerdings sollte man sein Kind nie zwingen, es zu essen. Rohes und gekochtes Gemüse kann Nährstoffe enthalten, die für manches Kind schwer verdaulich sind.

Vollkorn und Milchzahnkaries

Bei der Ursachenforschung im Fall der schweren Milchzahnkaries meiner älteren Tochter fand ich viele Fotos, die sie dabei zeigten, wie sie Lebensmittel aus Vollkorn aß, die wir selber hergestellt hatten. Diese Getreideprodukte waren gewöhnlich aus frisch gemahlenem und über Nacht eingeweichtem Bio-Getreide gemacht. Wir aßen Vollkornprodukte sogar zusammen mit einer nährstoffreichen Ernährung, die auch reich an fettlöslichen Vitaminen war.

Die verschiedenen Giftstoffe im Getreide, ob Phytinsäure, Lektine oder andere Bestandteile, können recht schnell zu schwerer Karies führen. Eine Familie aus Kanada schrieb mir über ein fünfeinhalb Jahre altes Mädchen mit schwerer Karies, dessen Fall diesen Punkt gut verdeutlicht. Die Mutter des Kindes hatte das Mädchen vom Lebensbeginn an alle sechs Monate mit zum Zahnarzt genommen. Sie ließ die Zähne ihrer Tochter unter Vollnarkose behandeln und die Behandlungskosten für den Zahnarzt summierten sich bald auf mehrere tausend Dollar. Trotzdem brauchte das Kind immer weitere Wurzelbehandlungen, Kronen und Füllungen. Ein so schwerer Fall ist nicht das Ergebnis einer stark zuckerhaltigen Ernährung, sondern die Folge von wirksamen Giftstoffen aus Getreide. Als ich sie über die Ernährung ihrer Tochter befragte, erzählte die Mutter mir, dass das Mädchen neben Nussbutter, Samen und süßem Obst eine tägliche Portion Weizenkleie und Weizenkeime in ihrem Morgensmoothie erhielt.

In mehreren Fällen mit schnell fortschreitender Karies (bei Kindern wie Erwachsenen) habe ich die Ernährung genauer unter die Lupe genommen. In solchen Fällen bildet sich Karies unaufhörlich und sehr schnell an immer neuen Stellen und es scheint unmöglich, den Befall aufzuhalten. Ein Zahn hat vielleicht mehrere Löcher und fast jeder Zahn ist auf irgendeine Weise befallen. Unter normalen Umständen ist es sehr schwierig, diese Art von schnell fortschreitendem Zahnverfall in so kurzer Zeit hervorzurufen.

Erwachsene zum Beispiel, die jeden Tag über mehrere Jahre viele Flaschen kariesfördernder Softdrinks trinken, bekommen irgendwann schließlich schwere Karies. Eine Ernährung, die über mehrere Jahre zu einem großen Prozentsatz aus Obst bestand, verursachte in einem Fall zehn Löcher. Vollkornprodukte hingegen können in relativ kurzer Zeit bei Kindern mit von Geburt an hypoplastischen (schwachen) Zähnen zu schwerer Karies führen.

Kleine Kinder können unser modernes Getreide nicht gut verdauen. Eine gute Daumenregel ist, mit der Einführung von Getreide zu warten, bis das Kind ein oder zwei Jahre alt ist. Vermeide in jedem Fall Weißmehl, Kekse und im Laden gekaufte Frühstücksflocken. Vermeide alle Getreide, die Kleie enthalten. Eine Ausnahme mag Pseudogetreide wie Buchweizen und Quinoa sein. Wenn dein Kind ausgeprägte Karies hat, würde ich empfehlen, so lange gar keine Getreideprodukte zu geben, bis die Karies zum Stillstand gekommen ist. Bei geringem Kariesbefall kann man gut zubereitetes Getreide geben, wie in Kapitel 5 beschrieben. Dazu gehört Sauerteigbrot aus ungebleichtem Mehl oder richtig zubereiteter Reis. Brot aus gekeimtem Getreide ist aufgrund des Kleiegehalts für kein Kind mit Karies gut.

Kinder mit schwerer Karies

Kinder mit einer schwachen Konstitution oder solche, die leicht Löcher bekommen, wurden in vielen Fällen den Giftstoffen aus Getreidekleie und Getreidekeimen ausgesetzt oder haben einen starken Nährstoffmangel, wie er auch bei einer veganen Ernährung mit hohem Anteil süßer Lebensmittel entsteht. Weil solche Kinder ein großes Nährstoffdefizit mitbringen, muss man sehr gewissenhaft vorgehen, wenn so entstandene Karies zur Heilung kommen soll. Wenn Vollkorn (egal wie zubereitet) die Ursache ist, wird dein Kind gegenüber den meisten Getreidearten überempfindlich sein. Wenn das Kind Schmerzen oder ausgedehnte Karies hat, empfehle ich, alle Getreidearten für mindestens drei Wochen wegzulassen. Der Fokus sollte darauf liegen, die Aufnahme von Kalzium (zum Beispiel aus Käse), Vitamin D (zum Beispiel aus fermentiertem Lebertran) und Vitamin C (zum Beispiel aus Gemüse, Beeren) zu erhöhen. Solchen Kindern geht es mit einer Ernährung, die wenig Getreide enthält, besser. Ihre Ernährung sollte vorwiegend aus Gemüse mit tierischen Eiweißen und Fetten bestehen. Wer auf Kohlenhydrate nicht verzichten möchte, kann die Ernährung durch verschiedene Wurzelgemüse und Milchprodukte ergänzen.

Zahnentzündungen und Zahnschmerzen

Ein kleines Kind mit schwerer Karies kann als Folge des beeinträchtigten Zahns Entzündungen im Zahnfleisch entwickeln. Die Entzündungen kommen und gehen und sind gewöhnlich eine Folge der schlechten Nahrungsmittelwahl der Eltern. Der entstehende weiße Eiter ist ein Zeichen dafür, dass sich der Körper als Gesamtes vor der Infektion schützt. Mit einer verbesserten Ernährung heilen Zahnentzündungen normalerweise aus. Eine Tinktur aus Sonnenhut (Echinacea) mit Kanadischer Orangenwurzel, in Wasser aufgelöst, kann bei der Heilung von Zahn- und Zahnfleischentzündungen helfen. Diese Lösung wird vom Kind oder der stillenden Mutter getrunken. Ich habe schon erlebt, dass Echinacea bei der Heilung von Entzündungen förmlich Wunder gewirkt hat. Kanadische Orangenwurzel oder Wegerichpulver kann auch auf das entzündete Zahnfleisch aufgetragen werden. Wie bereits gesagt, sollte man Kräuter mit Bedacht einsetzen. Beginne mit einer sehr kleinen Menge, um sicherzugehen, dass dein Kind nicht allergisch darauf reagiert. Auch sollte man diese Kräuter sicherheitshalber nicht zusammen mit Medikamenten und anderen starken Kräutern verwenden, außer der Arzt, Therapeut oder Heilpraktiker rät dazu.

Mehr zum Thema Zahnentzündung findet sich im Kapitel über Zahnmedizin weiter vorn. Die dort genannten allgemeinen Prinzipien gelten auch für Kinder. Man sollte dafür sorgen, dass ein entzündeter Zahn gut beobachtet wird. Entzündete Zähne, die nicht richtig heilen, können zum Knochenabbau oder dazu führen, dass das Kind durch den dauerhaften Infektionsherd krank wird. Entzündete Zähne, die nicht heilen oder sich nicht innerhalb kurzer Zeit verbessern, müssen gewöhnlich gezogen werden. Wenn der Schmerz und die Entzündung nicht weggehen und wegbleiben, ist das ein Zeichen dafür, dass der Körper nicht in der Lage ist, den beschädigten Zahn zu heilen. Bedenke, dass ein möglicherweise jahrelanges Defizit zum jetzigen Zustand des Zahns geführt hat. Während ich vom vorbeugenden Ziehen von Zähnen nichts halte, da es keine wissenschaftlichen Studien gibt, die dieses Vorgehen stützen, kann das Ziehen eines Zahns, der wehtut oder eine nicht heilende Entzündung aufweist, eine gute Idee sein. Diese Entscheidung musst du zusammen mit deinem Zahnarzt treffen. Du wirst wissen, was das Richtige zu tun ist. Vertrau deinem Gefühl.

Kinder mit moderater Karies

Nicht bei allen Kindern braucht es heroischen Einsatz, um ihre Zahngesundheit wiederherzustellen. Das ist wirklich davon abhängig, wie robust die Gesundheit des Kindes insgesamt ist und wie viele Löcher es hat. Kinder mit ein paar kleinen Löchern reagieren sehr gut auf eine moderate Ernährungsveränderung. Besonders das Hinzufügen fettlöslicher Vitamine, hochqualitativer Rohmilch oder Käse reicht gewöhnlich aus, um kleine Löcher in Kinderzähnen zu remineralisieren.

Das, zusammen mit der Vermeidung zu vieler süßer Lebensmittel, ist ein guter Anfang, wenn man sich nicht in der Lage sieht, die Ernährung seines Kindes komplett umzustellen, oder wenn man das nicht möchte.

Fastfood in Schulen, bei Feiern und Versammlungen

Es gibt zwei Arten von süßen Lebensmitteln. Solche, die in Maßen genossen gesunden Kindern ohne Karies keinen Schaden zufügen, und solche, die schlichtweg schädlich sind. Ab und zu eine süße Frucht oder natürlicher Zucker schaden einem gesunden Kind nicht, aber Süßigkeiten, die gern an Kinder verteilt werden, enthalten oft stark fruktosehaltigen Maissirup. Dieser Stoff, enthalten in Lebensmitteln, die üblicherweise auf Partys verzehrt werden, wie Eis und Kuchen, bringt die Biochemie des Kinderkörpers ins Trudeln. Kinder, die bereits Karies haben, können Wochen und Monate davon beeinträchtigt sein. Wenn gutmeinende Erwachsene in Schulen, bei Treffen und Partys Kindern solche Lebensmittel zu essen geben, vergiften sie diese buchstäblich damit. Das ist kein akzeptables Verhalten, denn sie sollen eigentlich die Sicherheit und Gesundheit von Kindern schützen und unterstützen. Man sollte also wachsam sein, solche Süßigkeiten von seinem Kind fernzuhalten, besonders wenn es Karies hat.

Welches Getreide können Kinder essen?

Wenn die Karies bei deinem Kind remineralisiert ist und du denkst, dass sie nicht durch Vollkornkonsum verursacht wurde, dann kannst du deinem Kind ruhig solche Getreideprodukte geben, wie sie in den Kapiteln weiter vorn beschrieben werden. Auch wenn die Karies nicht sehr schwer ist und dein Kind eine robuste gesundheitliche Verfassung hat, kann man den Getreiderichtlinien für Erwachsene folgen. Bei schwerer Karies oder durch Getreide verursachte Schäden hingegen muss man über Jahre mit allem Getreide sehr vorsichtig sein und in einem solchen Fall sollten Getreideprodukte nur minimal verwendet werden.

Vegetarische Kinder

Kinder, die sich vegetarisch ernähren, sollten einer Ernährung folgen, wie sie im Abschnitt für erwachsene Vegetarier beschrieben wird. Eltern mit einem vegetarisch ernährten Kind, das unter schwerer Karies leidet, will ich ermutigen, Fisch und Meeresfrüchte oder Dorschlebertran in Erwägung zu ziehen. Butteröl wie das von Green Pasture ist ein Muss für vegetarische Kinder, weil ihnen sonst das fettlösliche Vitamin D fehlt.

Milchfreie Ernährung von Kindern

Da es Kindern mit Karies oft an Kalzium mangelt, sind Milchprodukte bei der Heilung von Karies sehr hilfreich. Wenn ein Kind Milchprodukte nicht verträgt, kann man probieren, ob Kefir, Ziegenmilch oder irgendeine Form von Weidemilchkäse vertragen werden. Wenn das Kind absolut keine Milchprodukte verträgt, wird es seinen Kalziumbedarf über Fisch und Meeresfrüchte und Gemüse decken müssen. In diesem Fall muss man Gemüsesuppen und Eintöpfe zubereiten, vorzugsweise mit Fleisch- oder Fischbrühe, um eine ausreichende Kalziumzufuhr sicherzustellen. Eine ausführliche Auflistung kalziumreicher Nahrungsmittel findet sich in Kapitel 4.

Was tun mit Kindern, die gesundes Essen verschmähen?

Kinder spiegeln und imitieren die Essgewohnheiten ihrer Eltern. Deshalb sollte man zuerst darauf achten, wie und was man selbst isst. Vielleicht ernährst du dich zum Teil schon gesund, bist aber beim Essen trotzdem recht wählerisch oder verzehrst gleichzeitig zu viele Lebensmittel, die nicht im Einklang mit deinen Bedürfnissen stehen. Einen Erwachsenen mögen solche Gewohnheiten nicht besonders beeinträchtigen, auf ein Kind hingegen haben sie größere Auswirkungen. Manchmal essen Kinder kein Fleisch, wenn sie unter chronischem Schmerz oder emotionalen Belastungen leiden. Wenn die Eltern lächelnd eine bestimmte Speise genießen, wird das Kind Mutter und Vater normalerweise nachahmen. Manchmal muss man einer Sache positiv Nachdruck verleihen, um ein Kind zum Essen bestimmter Lebensmittel anzuregen. Kleine Kämpfe können in der Zeit entstehen, in der man von süchtig machendem, weniger gesundem Essen Abstand nimmt, und es kann viele Tage dauern, bis der Übergang geschafft ist. Wenn Kinder eine kohlenhydratlastige Ernährung gewöhnt sind, können sie durch den entstehenden „Kick" des kurzzeitigen Blutzuckerhochs eine Abhängigkeit davon entwickeln. Allgemein ist an Kohlenhydraten nichts verkehrt. Hat man aber aus oben genanntem Grund sehr wählerische kleine Esser zu Hause, kann man gegensteuern, indem man süße Lebensmittel reduziert und darauf achtet, dass kohlenhydratreiche Lebensmittel wie Kartoffeln und Getreide zusammen mit tierischem Fett und Proteinen gegessen werden. Auch Kräuter oder Homöopathie können helfen, die Konstitution eines Kindes wieder ins Gleichgewicht zu bringen.

Impfungen fördern Karies

Es gibt an Hunden durchgeführte Studien, die den Verdacht nahelegen, dass Impfstoffe bei der Entstehung von Karies eine Rolle spielen. Ich weiß von einem Fall schwerer Karies bei einem kleinen Mädchen, der sich auf die DPT-Impfung zurückführen ließ. Impfstoffe enthalten verschiedene Nervengifte. Zu den

Inhaltsstoffen von Impfungen gehören Ethylenglykol (ein Frostschutzmittel), Formaldehyd, Aluminium, Thiomersal (enthält Quecksilber), Neomycin (ein Antibiotikum), Streptomycin (ein Antibiotikum), Squalen (Fisch- oder Pflanzenöl), Gelatine, Mononatriumglutamat, Phenol (eine ätzende Säure, die Bestandteil von Kohlen- und Holzteer ist).

Wenn der Körper einen Ansturm injizierter, krebserregender Substanzen bewältigen muss, können lebenswichtige Organe einen Teil ihrer Funktionsfähigkeit vorübergehend einbüßen. Die veränderten Eiweiße und DNS-Stränge binden möglicherweise an die Darmzotten und lassen sie zusammenkleben, was die Nahrungsabsorption behindert. Impfungen schwächen und machen Kinder anfälliger für Karies, weil Impfstoffe vorwiegend aus für den Körper schädlichen Substanzen bestehen. Dies hier stellt zwar keine vollständige Diskussion über Impfungen dar. Ich möchte aber erwähnen, dass es keine seriösen Doppelblindstudien (Weder Patient noch Arzt wissen, ob der Patient das Medikament oder ein Placebo erhält.) gibt, die zeigen, dass Impfungen sicher oder so wirksam sind, wie uns versprochen wird. Mit anderen Worten: Es gibt keinen Beweis dafür, dass Impfungen im erhofften und gewünschten Rahmen wirken. Impfungen können allerdings die körpereigene Biochemie aus dem Gleichgewicht bringen und auf diese Weise Karies fördern, während der Körper versucht, mit der Belastung durch die injizierten Gifte zurechtzukommen. Man sollte sich lieber nach natürlichem Ersatz oder Alternativen zum Impfen umsehen.

Karies beim Säugling vorbeugen

Konventionelle Zahnärzte wissen nicht, dass die Kariesentstehung in der Ernährung der Eltern vor der Empfängnis und nicht in den Genen vorprogrammiert liegt. Schon vor der Empfängnis sollten beide Eltern möglichst krankmachende, nährstoffarme und industriell gefertigte Nahrungsmittel meiden. Gleichzeitig sollte auf ausreichend fettlösliche Vitamine geachtet und Getreidekleie und -keime der meisten Getreide vermieden werden. Genauso wichtig ist auch, den Konsum süßer Lebensmittel einzuschränken. Während der Schwangerschaft, Stillzeit und in den ersten Jahren sollte diese Art der Ernährung fortgesetzt werden. Für alle, die die englische Sprache beherrschen, habe ich auf der Internetseite www.preconceptionhealth.org die wichtigsten Punkte zu diesem Thema zusammengetragen.

Was man von einer Ernährungsumstellung erwarten kann

Karies bei Kindern durch eine veränderte Ernährung zu behandeln, verhindert, dass das Kind unter Schmerzen oder Zahnentzündungen leiden muss. Die Zähne werden hart und widerstandsfähig, so wie sie sein sollen. In manchen Fällen lässt sich schnell fortschreitende, schwere Karies verlangsamen, aber innerhalb eines kürzeren Zeitraums nicht völlig zum Stillstand bringen. Aber selbst wenn die Karies nicht ganz zum Stillstand kommt und langsam fortzuschreiten scheint, kann immer noch neues Dentin gebildet werden, das den Zahn davor schützt zu brechen und die Zahnwurzel davor sich zu entzünden.

Das Loch wird selten oder nie wieder aufgefüllt. Der Zahn kann die kariöse Stelle nur mit neuem Material überziehen. Der Zahn hat dann immer noch ein Loch, aber die Wurzel wird durch neues, hartes Dentin geschützt. Meine Tochter hat zwei Milchzähne, die bis zur Zahnfleischkante weggebrochen sind. Es sind nur wenig mehr als schwarze Punkte. Die schwarze Farbe und die harte Struktur zeigen Karies an, die zum Stillstand gekommen ist. Ihre Zähne fühlen sich hart an, auch die schwarzen Stummel.

Karies beim Kind überwachen

Karies bei einem Kind überwacht man am besten zusammen mit einem guten Zahnarzt. Wenn man das Röntgenbild oder die Abbildung eines Zahns betrachtet, fällt auf, dass mindestens 50 Prozent der Zahnstruktur unter dem Zahnfleischrand liegen. Das bedeutet, dass selbst ein stark von Karies zerfressener Zahn immer noch einen bedeutenden Anteil gesunder Zahnstruktur unter dem Zahnfleischrand besitzen kann. Die Gesundheit des Zahnfleischs, das den kariösen Zahn umgibt, gibt Aufschluss darüber, ob der Zahn unterhalb des Zahnfleischrandes gesund ist oder nicht. Festes, rosiges Zahnfleisch ist gesund, blutendes oder entzündetes Zahnfleisch deutet auf eine weniger gute Gesundheit des Zahns hin.

Für die Überwachung der Kariesheilung zu Hause kann man eine Zahnsonde verwenden, ein Werkzeug mit einem spitz zulaufenden, aber nicht scharfen Ende, das hart genug ist, damit man beim Untersuchen der kariösen Stelle feststellen kann, ob sie weich oder hart ist.

Ob die Ernährungsumstellung erfolgreich ist, kann man auch daran sehen, ob das Kind glücklicher und lebendiger zu sein scheint und mehr Energie hat. Jammern, ständiges Klagen und Teilnahmslosigkeit sind Zeichen dafür, dass das Kind immer noch unter Nährstoffmangel leidet. Um einen sichtbaren Vergleich der stattfindenden Veränderungen zu haben, lohnt es sich auch, Fotos von den Zähnen des Kindes zu machen.

Kinderzahnärzte

Viele Eltern haben Schwierigkeiten, einen Zahnarzt zu finden, dem sie ihre Kinder anvertrauen können. Obwohl Eltern generell besser damit fahren, mit einem guten Zahnarzt zusammenzuarbeiten, verstehe ich gut, wenn man niemanden findet, der das Kind den eigenen Wünschen entsprechend behandelt. Mein Vorschlag in diesem Fall: Sorge für dich und dein Kind so, dass du dich damit wohlfühlst. Achte, so gut du kannst, selbst auf die Zähne deines Kindes. Wenn es einen Zahnarzt gibt, zu dem schon eine gute Beziehung besteht, muss man im Notfall wenigstens keinen neuen Zahnarzt suchen. Es gibt ein paar Zahnärzte mit gutem Selbstvertrauen. Sie vertrauen sich und als Folge auch ihren Patienten und setzen Eltern nicht unter Druck, unnötige Behandlungen durchführen zu lassen. Sie drängen nicht zu Entscheidungen und manipulieren einen nicht so, dass man drastischen Behandlungsmaßnahmen zustimmt. Zahnärzte können dabei helfen, Karies zu überwachen. So kann man sicher sein, dass ein vorhandenes Loch nicht größer wird. Viele Eltern beruhigt das. Aber man sollte vorsichtig sein, denn viele Zahnärzte geben Ratschläge und führen Behandlungen durch, die nicht optimal für die Gesundheit sind.

Der Zahnarztbesuch mit dem eigenen Kind stellt für viele Eltern eine emotional äußerst belastende Situation dar. Viele Mütter haben mir aufgebracht über die aggressive Haltung ihres Zahnarztes im Bezug auf die Behandlung ihres Kindes berichtet. Natürlich sind nicht alle Zahnärzte so, aber es scheint sehr verbreitet zu sein.

Zahnärzte, deren Schwerpunkt und Haupteinnahmequelle die Durchführung invasiver Zahnbehandlungen bei Kindern unter Vollnarkose ist, werden kaum eine abwartende Haltung befürworten. Zahnärzte, die eher abwartend vorgehen, sind in der Regel Zahnärzte, die nicht explizit auf die Behandlung von Kindern spezialisiert sind.

Die Pflege von Kinderzähnen

Zahnbürsten, Zahnpasta, Zahnversiegelungen und ähnliche Dinge bewirken hinsichtlich der Heilung und Vorbeugung von Karies wenig. Zu empfehlen ist in jedem Fall ein natürliches Zahnreinigungsmittel, wie im Kapitel über Zahnmedizin beschrieben. Da die Putzbewegungen von Kindern nicht immer optimal sind, ist bei ihnen die Wahrscheinlichkeit höher, dass sie in das Zahnfleisch hinein putzen und Plaque unter den Zahnfleischrand schieben. Eine weiche Bürste oder ein Lappen zum Reinigen der Zähne scheinen die besten Lösungen, wenn man dem Kind außerdem beibringt, wie es vorsichtig sein Zahnfleisch reinigen kann.

Häufige Milchzahnprobleme

Weiße Stellen auf den Zähnen müssen keine beginnende Karies sein, aber gewöhnlich sind sie das erste sichtbare Zeichen dafür. Es sind Verfärbungen, die meist entlang der Zahnfleischgrenze entstehen, bevor eine Veränderung oder ein Verlust der Zahnstruktur einsetzt.

Ein Kind, das erfolgreich mit einer Ernährungsumstellung behandelt wurde, ist frei von Zahnschmerzen, Zahn- und Zahnfleischentzündungen.

Es ist auch nicht überempfindlich gegenüber heißen oder kalten Speisen und fürchtet nicht, auf etwas Hartes zu beißen. Die weißen Flecken verschwinden und das kariöse Material in den Löchern verwandelt sich von klebrig oder weich und hellbraun zu einer dunklen, harten Substanz. Die Ränder der Karies hören auf, sich auszubreiten oder die Ausbreitung schreitet nur minimal fort. Entzündetes Zahnfleisch wird wieder fest und rosa. Das remineralisierte Dentin (die Mittelschicht des Zahns unter dem Zahnschmelz) an einem von Karies betroffenen Zahn weist eine gelbliche oder weißliche Farbe auf und hat eine glasartige Struktur.

Gelockerte oder aus ihrer Position herausgeschlagene Milchzähne können vorsichtig wieder in ihre alte Position gebracht werden, wo sie gewöhnlich innerhalb von zwei bis drei Wochen wieder festwachsen. Homöopathische Mittel, die dabei unterstützend wirken, sind Arnika und Hypericum.[309]

Milchzähne, die komplett ausgeschlagen wurden, sollen normalerweise nicht wieder eingesetzt werden, weil man eine Beschädigung am Zahnkeim des sich darunter entwickelnden bleibenden Zahns befürchtet.

Abgebrochene Zähne: Ist nur ein kleines Stück abgebrochen, ist eine Reparatur wahrscheinlich unnötig. Bricht ein größeres Stück ab, kann es mit speziellem Kleber wieder befestigt werden. Liegt der Nerv frei, sollte man auf eine Wurzelbehandlung verzichten. Der entstandene Schaden kann von einem guten Zahnarzt mit Zahnzement und einer Kompositfüllung repariert werden.[310] Als homöopathisches Mittel lässt sich Calendula einsetzen.

Homöopathische Zellsalze

Homöopathische Zellsalze können den Körper bei der Absorption und Verwertung von Mineralstoffen unterstützen. Sie können dabei helfen, die Verdauung ins Gleichgewicht zu bringen und Giftstoffe aus dem Körper zu entfernen. Die Zusammenarbeit mit einem kundigen Heilpraktiker oder Arzt, der bei der richtigen Verwendung von homöopathischen Zellsalzen hilft, kann die Nährstoffabsorption verbessern und so unterstützend auf die Kariesheilung deines Kindes wirken. Man kann sich auch verschiedener Ergänzungspräparate auf Nahrungsmittelbasis bedienen, um einen Nährstoffmangel auszugleichen und so die Kariesheilung beim Kind zu unterstützen.

Karies in der Schwangerschaft

Während der Schwangerschaft und Stillzeit ist der Nährstoffbedarf des mütterlichen Körpers sehr viel höher als normal, da die Mutter Nährstoffe für zwei Menschen braucht. Dabei mag die Ernährung einer Frau vor der Schwangerschaft ausreichend gewesen sein, aber mit dem nun höheren Bedarf liefert die bisherige Kost möglicherweise nicht mehr genügend Nährstoffe. Karies ist oft die Folge. Die Schwangerschaft ist auch eine Zeit, in der zusätzliche Hormone wie Östrogen freigesetzt werden. Durch die gesteigerten körperlichen Ansprüche kann es leicht passieren, dass Mineralstoffe aus den Knochen und Zähnen gezogen werden. Ein geringes, schon vorher bestehendes Ungleichgewicht wird nun plötzlich deutlich spürbar. Auch das kann zur Kariesentstehung beitragen.

Karies während der Schwangerschaft oder Stillzeit durch Ernährung zu heilen, bietet einen zusätzlichen Gesundheitsvorteil: Die Gesundheit deines Kindes wird durch die zusätzlichen Nährstoffe, die du isst, robust und widerstandsfähiger. Du wirst dich wahrscheinlich auch schneller von der Geburt erholen, weil dein Körper größere Nährstoffreserven anlegen kann, aus dem er sich während und nach der Geburt bedient. Dein Leben als frischgebackene Mutter wird – so steht jedenfalls zu hoffen – harmonischer verlaufen, weil du mehr Energie hast, um dich um dein Neugeborenes zu kümmern. Suppen sind besonders geeignet, um die Mutter während der Schwangerschaft und nach der Geburt mit Nährstoffen zu versorgen und ihre Kräfte zurückkehren zu lassen.

Karies entsteht während der Schwangerschaft meist, weil der Körper der

Eine sich nach westlichem Vorbild ernährende Tuscarora-Indianerin aus New York mit ihrem Kind

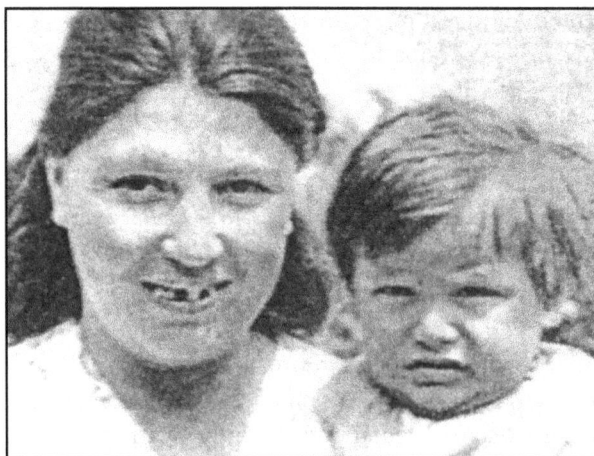

© *Price-PottengerNutrition Foundation, www.ppnf.org*

Eine Frau, wie sie für diese Region typisch ist. Sie wurde in ihrem Zuhause besucht, wo sie mit ihren vier Kindern lebte. Sie richtete sich vollständig nach der modernen Lebensweise. Ihre Zähne waren von Karies zerstört und teilweise mit Goldinlays saniert. Die Zahnwurzeln der ausgefallenen Zähne waren nicht entfernt worden. Zwanzig ihrer Zähne zeigten aktive Karies auf. Auch ihre kleine, vier Jahre alte Tochter hatte bereits zwölf stark von Karies befallene Zähne.[311]

Eine Mutter, die sich traditionell von Fisch und Meeresfrüchten ernährte und kariesfrei war.

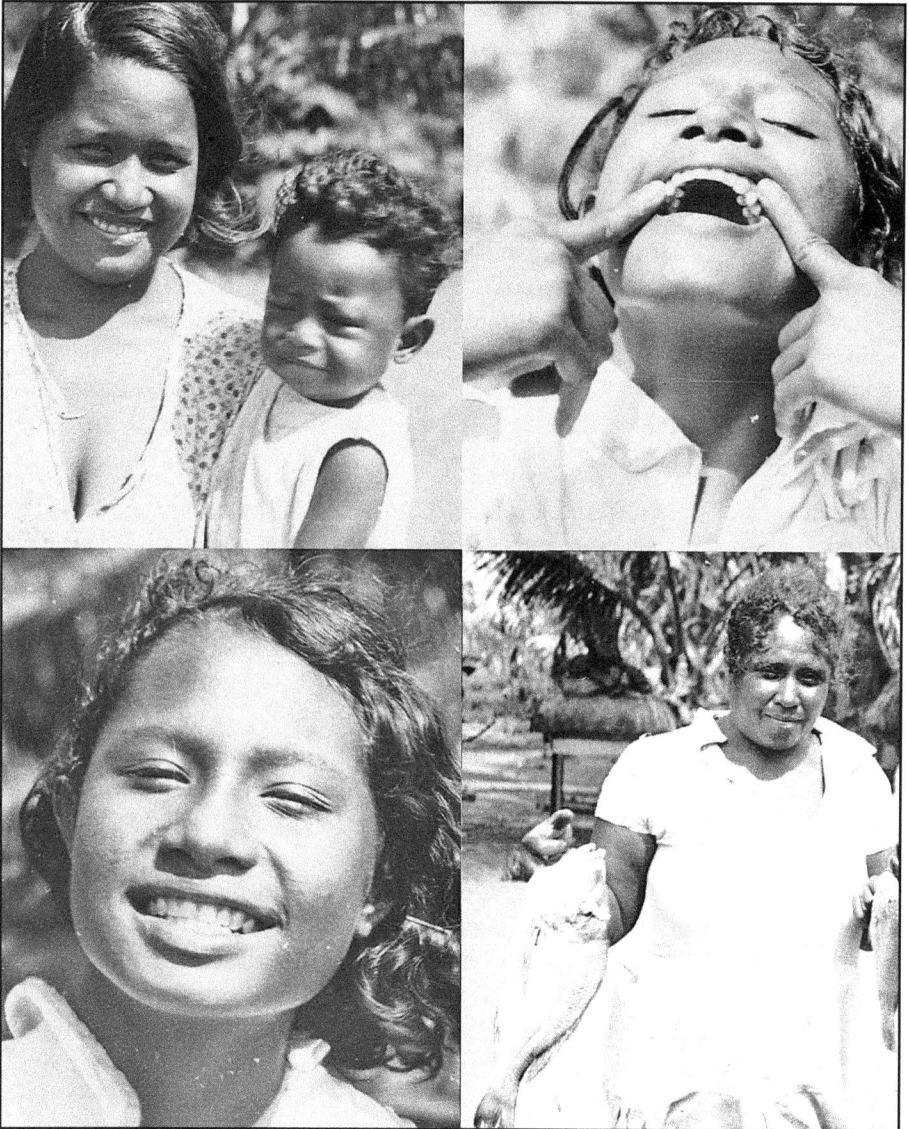

© Price-PottengerNutrition Foundation, www.ppnf.org

Diese Bilder erzählen eine interessante Geschichte: Die Großmutter unten rechts wusste um die Bedeutung von Fisch und Meeresfrüchten für die Gesundheit ihrer Kinder und Enkel und kümmerte sich selbst um das Fischen. Beachte die gesunden Zähne und schön geformten Gesichter ihrer Töchter.[312] Die junge Mutter oben ist frei von Karies.

Mutter an einem Nährstoffleihvorgang beteiligt ist. Dieser Leihvorgang zeigt sich gut auf den Fotos der letzten beiden Seiten. Man sieht eine Mutter mit fortgeschrittener Karies und eine, die kariesfrei ist. Der Unterschied zwischen beiden ist, dass die Mutter mit den schlechten Zähnen sich auf typisch moderne Weise ernährte, während die andere ihre traditionelle Kost aß, die in diesem Fall reichhaltig an Fisch und Meeresfrüchten war. Wenn der Körper während der Schwangerschaft nicht genügend Nährstoffe erhält, borgt er sich Mineralstoffe aus den Zähnen. Es ist wichtig zu betonen, dass dieses Problem gewöhnlich ernährungsbedingt ist und kein Fehler des mütterlichen Körpers. Dieser reagiert schlicht auf die vorliegenden Umstände. Um hingegen ausreichend fettlösliche Vitamine während Schwangerschaft und Stillzeit zu erhalten, genügen 1½ Teelöffel der Dorschlebertran/Butterölmischung täglich, beziehungsweise die darin enthaltene Vitaminmenge aus anderen Nahrungsquellen.

Karies und Stillen

Muttermilch schützt vor Karies und deshalb kann nächtliches Stillen seine Entstehung nicht gleichzeitig fördern. Die Behauptung, nächtliches Stillen verursache Karies, ist plumpe Anti-Still-Propaganda und wissenschaftlich nicht zu stützen.

Die American Academy of Pediatric Dentistry (AAPD) hat zum Stillen eine widersprüchliche Haltung. Offiziell unterstützt sie das Stillen rund um die Uhr: „Stillen gewährt dem Säugling optimale Gesundheit, sowie eine gute körperliche und psychosoziale Entwicklung."[313] Früher enthielten die Empfehlungen der AAPD eine Warnung, nachts weiterzustillen, wenn der erste Zahn durchgebrochen war. Das ist in dieser Form nicht länger Bestandteil ihrer offiziellen Politik. Jetzt empfiehlt die AAPD Müttern nur noch, nächtliches Stillen nach dem Durchbruch des ersten Zahns mit dem Ziel der Kariesvorbeugung zu vermeiden. Bei größeren Kindern wird ein Stillverzicht in der Nacht bis zum Morgen empfohlen.[314] Ich persönlich halte nichts von solchen Vorgaben. Auf der Internetseite der AAPD werden keine Studien aufgeführt, die diese Empfehlungen stützen. Stattdessen veröffentlichte die Organisation sogar eine Pressemitteilung über eine Studie, in der sich die Aussage findet, dass „Muttermilch Säurebildung und Bakterienwachstum im Mundraum hemmt".[315] Das würde bedeuten, dass man sein Kind auf jeden Fall stillen sollte, um Karies vorzubeugen. Eine interessante Feststellung in diesem Bericht ist auch, dass das ausschließliche Stillen nachweislich nicht zur Kariesentstehung beiträgt. Dagegen breitete sich laut Studie Karies schneller aus, wenn süße Lebensmittel und Stillen kombiniert wurden, als wenn süße Lebensmittel ohne Stillen gegeben wurden. Ich erkläre mir diesen Fund anhand der Feststellungen von Dr. Miller, nämlich dass ein starker Zahn Säuren und anderen Substanzen problemlos standhalten kann, während ein schwacher Zahn der Karies schnell erliegt. Hat ein Kind von Geburt

an eine minderwertig entwickelte Zahnsubstanz (durch einen zu hohen Zucker-
oder Vollkornkonsum der Mutter in der Schwangerschaft), dann scheint es in
der Folge so, als fördere Stillen Karies. Denn sind die Zähne des Kindes schwach
und anfällig, dann erzeugt alles, was irgendwie süß ist, potentiell Karies.

Nächtliches Stillen schützt vor Karies. Kinder unter drei Jahren brauchen
auch nachts Muttermilch nach Bedarf, damit sie die notwendigen Nährstoffe
bekommen, die sie zum Wachstum, das ja auch nachts geschieht, brauchen. Kinder
über drei verlangen nachts seltener die Brust, aber doch immer noch gelegentlich.
Es hilft ihnen dabei, besser zu schlafen. Unzählige Kinder, die nachts gestillt
werden, haben keine Karies. In Studien lässt sich kein Zusammenhang zwischen
Langzeitstillen und einer höheren Kariesrate ausmachen.[316] Es ist wichtig, das
deutlich zu sagen. Kommerzieller Säuglingsnahrung wird gewöhnlich Zucker
zugesetzt. Reicht man Säuglingsnahrung oder Fruchtsäfte nachts in der Flasche,
steigt die Wahrscheinlichkeit für Karies. Muttermilch ist die beste Nahrung,
die es für ein Baby gibt. Hat ein Kind Karies, sollte man untersuchen, welche
anderen Bestandteile der Ernährung für die Kariesentstehung verantwortlich
sind, und nicht einfach die Muttermilch beschuldigen und abstillen.

Viele gestillte Kinder leiden unter Karies, obwohl Muttermilch vor Bakterien
im Mund schützt.[317] Wie kann man immer noch behaupten, dass Bakterien
Karies entstehen lassen, wenn Kinder, die ständig natürlich antibakterielle Milch
im Mund haben, trotzdem Karies entwickeln?

Erst kürzlich hörte ich von einem wichtigen, häufig übersehenen Faktor
bezüglich Karies und Stillen. Manche Kleinkinder (auch solche mit Karies)
werden über längere Zeit regelmäßig gestillt. Wir wissen bereits, dass Karies
dann entsteht, wenn die körpereigene Biochemie aus dem Gleichgewicht
gerät. Ist es möglich, dass Muttermilch die körpereigene Biochemie aus dem
Gleichgewicht bringt, wenn sie doch die ideale Nahrung für ein kleines Kind ist?
Trinkt ein Kind längere Zeit an derselben Brust, wird die Milch dicker und der
Fettgehalt steigt. Lässt die Mutter ihr Kind aber aus Versehen und regelmäßig zu
viel Vormilch trinken, die süßer und fettärmer ist, ist es hypothetisch möglich,
dass die kindliche Biochemie dadurch aus dem Gleichgewicht gerät. Auch andere
Faktoren können die Muttermilch unausgewogen machen, wie zum Beispiel,
wenn die Mutter zu wenig trinkt oder sich ungesund ernährt. Ein gut ernährtes
Kind trinkt große Mengen der fetthaltigen Hintermilch. Diese Milch wird
aufgrund des hohen Fettgehaltes langsamer verdaut. Wenn Stress beim Stillen
eine Rolle spielt oder die Mutter dem Kind nicht erlaubt, zu Ende zu trinken,
erhält das Kind zu viel süße Vormilch. Das kann zur Entstehung von Karies
beitragen. Auch eine sorgfältige Stilltechnik ist also wichtig, damit ein Kind
kariesfrei bleibt.

Ich weiß, dass Stillen ein heikles Thema ist. Ich unterstütze langes Stillen nach
Bedarf, auch bis zu einem Alter von 4 bis 7 Jahren. (Darauf gehe ich ausführlicher

in meinem Buch *Healing Our Children* ein, das in englischer Sprache verfügbar ist.)
Ist man aber nicht sorgfältig genug, kann auch Muttermilch ein unvollständiges
Nahrungsmittel werden. Je älter ein Kind, desto mehr Nährstoffe braucht es aus
anderen Nahrungsmitteln. Die Nährstoffmenge, die das Kind aus Muttermilch
und Beikost erhält, muss an das Alter und die körperliche Entwicklung angepasst
sein. Abstillen ist nicht die Lösung, eher sollte man die Balance finden zwischen
genug Stillen und genug ergänzender Nahrung.

Und zum Schluss: Je reicher die Muttermilch an Vitaminen und
Mineralstoffen ist, desto stärker und gesünder kann das Kind davon werden.
Eine stillende Mutter, die unter Karies leidet, sollte ihre Ernährung mit den
besonderen Lebensmitteln ergänzen, die in diesem Buch aufgeführt sind. Dazu
gehören vitaminhaltiges Butteröl, Leber oder Dorschlebertran, zusammen mit
Nahrungsmitteln, die reich an Vitamin C und Kalzium sind.

Dem Baby nachts den Mund schließen

Als ich das erste Mal über dieses Prinzip las, kam es mir seltsam vor. Natürlich
ist unser Körper dazu geschaffen, durch die Nase zu atmen. Warum haben
wir sonst Nasen? Trotzdem sind manche Kinder und Erwachsene chronische
Mundatmer. Im Schlaf durch den Mund zu atmen, steht im Zusammenhang
mit einem kleineren Unterkiefer, Bettnässen, Mittelohrentzündungen, Herz-
und Kreislauferkrankungen, Bluthochdruck und Schnarchen.[318] Auch die
Entwicklung des kindlichen Kiefers wird von der nächtlichen Atmungsweise
beeinflusst. Das Buch von George Catlin *Shut Your Mouth and Save Your Live*
beschreibt eine Praxis der Ureinwohner Nordamerikas, mit denen Catlin in der
Mitte des 19. Jahrhunderts zusammenlebte. Von Geburt an wachten die Mütter
darüber, dass ihre Kinder mit geschlossenem Mund schliefen. Ein während des
Schlafens offener Mund kann unter anderem den Substanz-P-Spiegel im Körper
und den Trigeminusnerv beeinflussen, was möglicherweise Auswirkungen auf
das Wachstum und die körperliche Entwicklung des Kindes hat. Es ist also nicht
verkehrt, einmal darauf zu achten, ob der Mund deines Babys, wenn es nachts
nach dem Stillen die Brust loslässt, geschlossen ist und es durch die Nase atmet.

Väter und Karies

Mir sind einige Mütter begegnet, die Probleme damit hatten, der Karies bei ihren
Kindern Herr zu werden. Dabei scheinen die auftretenden Probleme entweder
aus der Beziehung der Eltern zueinander zu resultieren, oder aus der Beziehung
des Vaters zum Kind. Alleinerziehende leiden oft darunter, dass ihnen die
Unterstützung fehlt, die sie bräuchten, um sich gut um ihr Kind zu kümmern.
Viele Mütter sehen sich Vätern gegenüber, die sich nicht in dem Maße, wie es
erforderlich wäre, um eine gesunde Ernährung ihres Kindes kümmern. Zwischen

einem Mangel an gesunder Nahrung für das Kind und der Abwesenheit des Vaters – entweder körperlich oder emotional – scheint ein Zusammenhang zu bestehen. Schließlich ist die ursprüngliche Rolle des Vaters die der Versorgung der Familie. In einer Familie, wo ein Kind Karies hat, ist es wichtig, dass der Vater eine aktive Rolle dabei spielt, die Mutter zu unterstützen. Alleinerziehende Mütter sollten sich der Auswirkungen des abwesenden Vaters bewusst sein und Unterstützung in ihrem Umfeld suchen.

Abschließende Gedanken zur Kariesheilung bei Kindern

Der Zahnarzt behandelt gewöhnlich nur die Symptome von Karies. Die heutigen Behandlungsmethoden wurden nicht für Kinder entwickelt und die Belege fehlen, dass sie für Kinder von Nutzen sind. Weil die Ursache von Karies nicht die Bakterien sind, können die üblichen Zahnbehandlungen Karies nicht vorbeugen. Das schnelle Wachstum in den ersten Jahren und der damit einhergehende hohe Nährstoffbedarf bringen den kindlichen Körper leicht in einen Mangelzustand. Wir müssen unsere Kinder also mit hochwertiger Nahrung versorgen, damit sie stark und glücklich durchs Leben gehen können.

Wir brauchen nicht länger Opfer von Karies zu sein. Die Ernährungsrichtlinien, die in diesem Buch vorgestellt wurden, sind, vorausgesetzt man folgt ihnen sorgfältig, kraftvolle Werkzeuge bei der Vorbeugung und natürlichen Behandlung von Karies. Neben allen nicht wirksamen Mitteln zur Kariesbehandlung gibt es also eine einfache, fundierte Methode, die darüber hinaus auch der kindlichen Gesundheit als Gesamtes nützt: eine gesunde Ernährung.

Wenn ungefähr 82 Prozent aller kariösen Milchzähne ohne irgendeine Umstellung der Ernährung ausfallen, ohne Beschwerden zu verursachen, welche Ergebnisse ließen sich erst mit einer Ernährung erzielen, die Entzündungen vorbeugt und Karies remineralisiert?

Ja, auch mit einer erfolgreichen Ernährungsumstellung kann die Karies für eine gewisse Zeit noch fortschreiten und manche Zähne mögen wenig attraktiv aussehen. Aber selbst wenn ein oder zwei Milchzähne ihre volle Lebensspanne nicht erreichen, wird die Veränderung der Ernährung einen bleibenden Einfluss auf die Gesundheit des Kindes haben und bei der Entwicklung gesunder, bleibender Zähne eine wichtige Rolle spielen.

Die Zahngesundheit deines Kindes liegt in deiner Hand. Es wird Zeit, die Verantwortung dafür zu übernehmen.

11. Kapitel:

Der Biss – ein versteckter Grund für Karies

Eine Neubetrachtung von Kieferorthopädie und craniomandibulärer Dysfunktion

Darf ich dich in eine außergewöhnliche Welt entführen? Sie liegt bei jedem von uns direkt unter der Nase: der Biss. Der Biss hat eine enge Beziehung zu Gesundheit, Kraft, Leistungsfähigkeit und Attraktivität – genauso wie zur Kariesanfälligkeit. Leistungssportler wissen das und tragen regelmäßig Aufbissschienen wie die DPS-Schiene (Dental Power Splint), die den Kiefer in die für die Muskulatur und das Skelett optimale Position bringen. Dadurch steigern sie Kraft und Ausdauer.

In diesem Kapitel wollen wir die Themen Kieferorthopädie, den Einsatz von Zahnspangen und die Ursachen für craniomandibuläre Dysfunktion (CMD) näher beleuchten. Dabei gehe ich auf die wichtige Verbindung zwischen Gebiss und seinem Einfluss auf die allgemeine Gesundheit sowie das Vorkommen von Karies ein. Ein weiteres Thema wird die Möglichkeit sein, die Gesundheit durch eine Bisskorrektur zu verbessern.

Die Theorien darüber, wie man das Gebiss behandelt und korrigiert, werden oft durch Streitereien, Engstirnigkeit und eine beschränkte Sichtweise verzerrt. Man sollte darauf vorbereitet sein, bei vielen in diesem Bereich tätigen Therapeuten auf Vorbehalte zu stoßen, vor allem, wenn man ihnen Informationen präsentiert, die jenseits ihres Glaubenssystems angesiedelt sind, sowie auch einiges von dem, was ich hier vorstelle.

Die ideale Kieferposition und ihr Einfluss auf das Wohlbefinden

Um zu verstehen, wie Kiefer und Schädel optimal zueinander stehen sollten, schauen wir uns einmal zwei Beispiele für eine ideale körperliche Entwicklung im Bereich des Kopfes an. Eingeborene überall auf der Welt, die gegenüber Karies immun waren, verfügten auch über etwas, das Weston Price „wunderschön geformte Zahnbögen" nannte.[263] Oberkieferknochen und Gaumen bilden den oberen Zahnbogen, der Unterkiefer bildet den unteren Zahnbogen. Generell lässt

Alte Schädel mit perfektem Kieferschluss

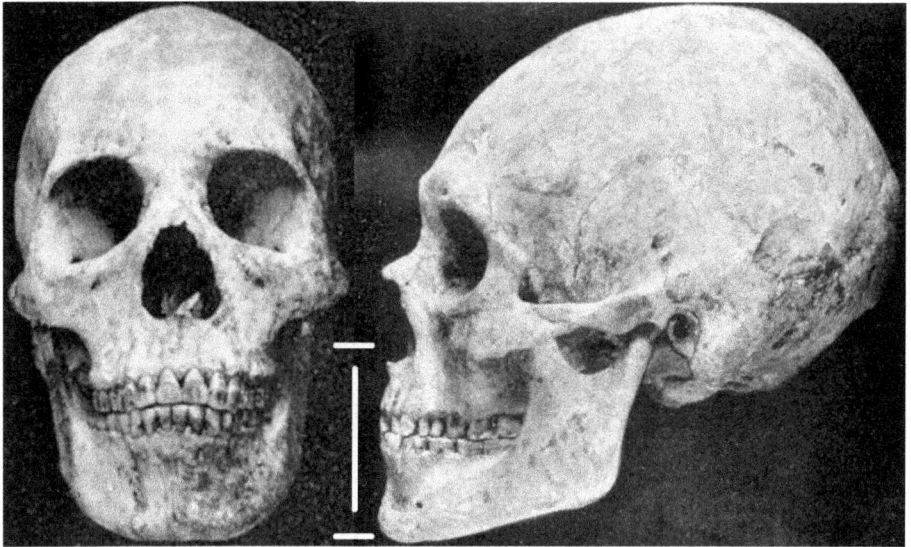

|—————| ⟍—— Ober- und Unterkieferhöhe
Zahnbogenweite   **Erwachsener**
Jugendlicher

sich sagen: Je besser die Ernährung eines Menschen sein Leben lang ist (beginnend von vor der Empfängnis), desto breiter entwickeln sich die Zahnbögen. Breitere Zahnbögen bedeuten breitere, rundere Gesichter, die wir unbewusst mit guter Gesundheit und natürlicher Schönheit in Verbindung bringen. Dieser Umstand beeinflusst auch unsere Partnerwahl. Eine Frau mit einem attraktiven, runden Gesicht zum Beispiel wird mit großer Wahrscheinlichkeit auch eine zukünftige Mutter mit guten Fortpflanzungseigenschaften sein, da weite Zahnbögen einen Hinweis darauf liefern, dass auch das Becken groß genug für leichtere Geburten sein wird. Auf dieses Thema gehe ich ausführlicher in meinem Buch *Healing Our Children* ein, das die Themen Empfängnis, Schwangerschaft, Elternsein und Kindergesundheit behandelt.

Beim Anschauen des Bildes mit den zwei menschlichen Schädeln mag zunächst nichts Besonderes auffallen. Es sind einfach zwei gewöhnliche Schädel. Betrachtet man genauer, wie die Zähne im Ober- und Unterkiefer angeordnet sind, sieht man, dass die Schneidezähne oben und unten bündig zueinander stehen und direkt aufeinandertreffen. Es gibt keinen Über- und keinen Unterbiss. Alle Zähne haben zueinander Kontakt. Es ist zwar aus dem Foto nicht genau ersichtlich, aber beim idealen Biss befindet sich eine papierdünne Lücke zwischen den oberen und unteren Schneidezähnen, damit die Schneidezähne in einer entspannten Kieferposition nicht zu viel Druck aufeinander ausüben. Diese Schädel zeigen, wie es aussieht, wenn die körperliche Entwicklung auf ganz natürliche Weise optimal verlaufen ist.

Die meisten von uns haben keinen Biss, der bei Kieferschluss diese optimale Position einnimmt. Das ist nicht die Folge schlechter Gene, sondern schlechter Ernährung und der Anwesenheit von Giften in der Nahrung und der Umwelt, die dazu führt, dass die Mehrheit der heutigen Bevölkerung keine voll ausgebildeten Zahnbögen entwickelt hat.

Genetik oder verhinderte Vererbung?

Karies ist keine Erbkrankheit. Karies entsteht durch Umweltfaktoren, und der schwerwiegendste Umweltfaktor ist eine mangelhafte Ernährung. Wenn die Natur ihr volles Potential nicht erreichen kann, entsteht ein Zustand, den Weston Price „blockierte oder verhinderte Vererbung" nennt. Schiefe Zähne oder Weisheitszähne, die nicht in den Mund passen, sind ebenso wie ein Über- oder Unterbiss keine genetisch bedingten Eigenschaften. Diese Probleme treten als Folge eines Mangels an notwendigen Nahrungsbausteinen auf. Diese Tatsache findet sich ausführlich in Weston Prices Buch *Nutrition and Physical Degeneration* dokumentiert. Wenn dem Körper die benötigten Bausteine für eine gesunde Knochenentwicklung fehlen oder der Kalzium-Phosphat-Metabolismus gestört ist, kann der Körper sich nicht zur Fülle seines ererbten Potentials entwickeln. Aufgrund der mangelhaften, modernen Ernährung leiden die Form und Beschaffenheit von Kiefern und Zähnen. Genauso geht es einer Pflanze auf unfruchtbarem Boden. Sie kann nicht zu ihrem vollen Potential wachsen und blühen. Damit gesunde Knochen und Zähne wachsen, braucht es eine Vollwerternährung aus sorgfältig angebauten und zubereiteten Nahrungsmitteln, eine Ernährung reich an fettlöslichen Vitaminen und Phosphat. Weston Price beschreibt, wie die Ureinwohner Australiens für unzählige Generationen perfekt ausgebildete Kiefer entwickeln konnten – bis sie ihre Ernährung änderten.

> *Es ist äußerst erstaunlich und sollte einer der herausfordernden Fakten für unsere moderne Zivilisation sein, dass solch primitive Völker wie die Ureinwohner Australiens sich Generation für Generation über so viele Jahrhunderte – niemand weiß, über wie viele Jahrtausende – vermehren konnten, ohne die große Anzahl an Unregelmäßigkeiten der Zahnbögen aufzuweisen. Aber schon in der nächsten Generation, nachdem die Nahrungsweise des weißen Mannes übernommen wurde, entwickelte ein großer Prozentsatz der Kinder Unregelmäßigkeiten der Zahnbögen gepaart mit Deformitäten des Gesichts. Diese Fehlbildungen sind die gleichen, die man in den Zivilisationen der Weißen sieht.[264]*

Warum Zähne eng stehen und Weisheitszähne nicht passen

Wenn die körperliche Entwicklung, vorwiegend durch eine mangelhafte Ernährung, gehemmt wird, bleibt der von der Natur vorgesehene Bauplan eines gut entwickelten Ober- und Unterkiefers unvollständig. Als Folge davon sind Ober- und Unterkiefer nicht so breit, wie sie sein müssten, damit alle Zähne darin Platz finden. Wenn die Zähne dann durchbrechen, stehen sie verschachtelt und schief. Es gibt also keine zu großen Zähne, sondern vielmehr zu klein entwickelte Kiefer. Das führt auch dazu, dass die Weisheitszähne schief einwachsen oder ihre Wurzeln eingeklemmt werden.

Gesunde Kieferstellung und Kieferfehlstellung

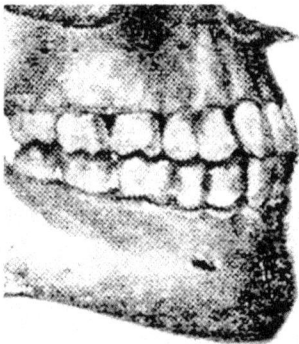
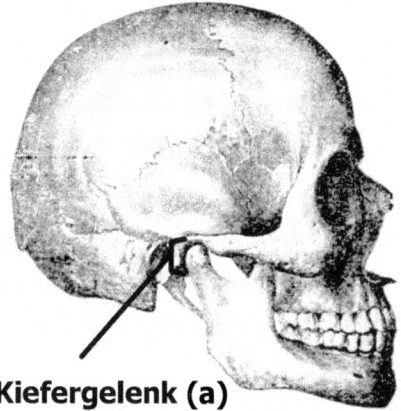

Okklusion   **Kiefergelenk (a)**

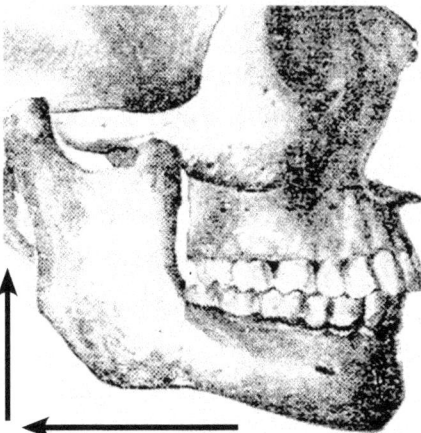
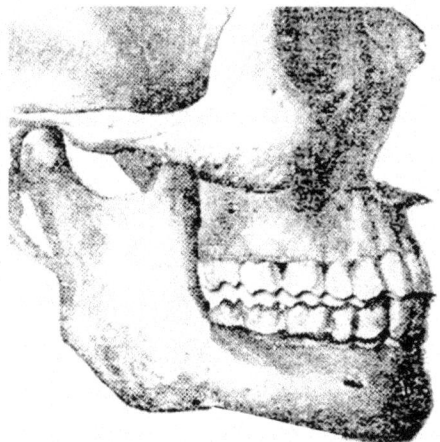

Überbiss (c)   **(b)**

• •

Okklusion
Die Okklusion beschreibt, wie die Zähne zusammenkommen, wenn wir kauen oder der Kiefer sich im Ruhezustand befindet.

• •

Der Zusammenhang zwischen Biss, Kiefergelenk, Zähneknirschen und Karies

Der Trigeminusnerv ist der größte Kopfnerv. Er besitzt ein Netzwerk aus Fasern, die in einem komplexen Geflecht das Gesicht durchziehen. Die drei großen Äste des Trigeminus sind der Unterkiefernerv (Nervus mandibularis), der Oberkiefernerv (Nervus maxillaris) und der Augennerv (Nervus ophtalmicus). Das Nervensystem des Trigeminus verzweigt sich über das ganze Gesicht und ist anteilig für die Wahrnehmung von Schmerz, Lage und Bewegung (sensorische und motorische Anteile) sowie mehrere Schaltzentren verantwortlich. Die Nerven jedes Zahns sind entweder mit dem Ober- oder Unterkiefernerv verbunden. Wenn man Zahnschmerzen hat, wandert der Schmerz den Trigeminusnerven entlang und kommuniziert direkt mit dem Thalamus und der Großhirnrinde. Das erklärt auch, warum wir Zahnschmerzen so intensiv erleben. Der Trigeminus steht auch in Verbindung mit dem Limbischen System, das mit Gefühlen, dem Triebverhalten und intellektuellen Leistungen in Verbindung gebracht wird.[265]

Wenn man den Mund geschlossen hält, sollte sich der Kiefer in einer entspannten, bequemen Position befinden. Die korrekte Lage der Kiefer und Zähne wird sowohl aus Abbildung *a* als auch aus der mit *Okklusion* gekennzeichneten Abbildung deutlich (siehe vorige Seite). Auf Abbildung *a* berühren sich die Backenzähne bei geschlossenem, entspanntem Kiefer natürlich und angenehm auf allen Flächen gleichzeitig. Wenn die hinteren Backenzähne sich gleichmäßig berühren, empfängt das Nervensystem über den Trigeminusnerv ein konstantes Signal der Entspannung. Die Entspannung, die entsteht, wenn sich die hinteren Backenzähne in einer entspannten Haltung gleichmäßig berühren, führt dazu, dass jemand mit optimalem Kieferschluss einen langsameren Alterungsprozess durchläuft und Heilungsprozesse im Körper schneller ablaufen. Dieser Mensch hat generell eine optimistischere Einstellung zum Leben und einen höheren Grad an Wohlbefinden.

Schau einmal einen Moment in den Spiegel. Befindet sich dein Unterkiefer, ohne dass du dich dafür anstrengen musst, in einer Position wie auf Abbildung *a*? Wenn nicht, ist das keine Überraschung, denn bei über 95 Prozent der Bevölkerung findet sich eine Abweichung von der physiologischen Okklusion, die auch als Malokklusion bezeichnet wird. Wenn die Kiefer nicht richtig schließen, wird der sensorische Teil des Trigeminusnerven aktiviert.[266]

Eine typische Kieferfehlstellung ist der *Überbiss*. Wenn sich der Unterkiefer beim Vorliegen eines Überbisses entsprechend seines natürlichen Bewegungsprofils schließt (siehe Abbildung *b*), berühren sich die Backenzähne nicht. Stattdessen kollidieren die Schneidezähne miteinander. Dieser unglückliche Umstand entsteht, weil die Kieferknochen sich nicht zu ihrem vollen Potential entwickeln konnten und die hinteren Backenzähne zu tief liegen. Da weder die oberen noch die unteren Backenzähne ihr volles Potential erreicht haben, kann sich der Kiefer nicht in die neutrale, geschlossene Position wie in Abbildung *a* dargestellt begeben.

Ein geschlossener, entspannter Unterkiefer, wie er auf den Schädelfotos und in Abbildung *a* zu sehen ist, ist vor allem während des Schlafs sehr wichtig. Im Schlaf regeneriert sich der Körper. Wenn die Backenzähne sich dabei aber nicht in einer entspannten Position begegnen können, tritt eine Situation wie in Abbildung *b* ein und nächtliches Zähneknirschen oder – pressen kann die Folge sein. Wenn man nachts die Zähne zusammenpresst oder knirscht, während sie sich in einer Lage wie in Abbildung *b* oder *c* befinden, werden sie leicht abgenutzt und übermäßigem Stress ausgesetzt, da die Backenzähne als entspannende Stütze fehlen. Aus diesem Grund erodieren diese Zähne und entzünden sich. Dieses Geschehen kann auch von Schnarchen oder wenig erholsamem Schlaf begleitet sein.

Auch leitet der Trigeminusnerv bei einem Zustand wie in Abbildung *b* über das sensorische Nervensystem an das Gehirn weiter, dass der Kiefer nicht entspannt ist. Daraufhin versucht der Körper, die Backenzähne miteinander in Kontakt zu bringen, damit der Kiefer eine entspannte, natürliche Position finden kann. Um das zu erreichen, muss der Kiefer zurück und nach oben gleiten, wie in Abbildung *c* dargestellt. Da der Körper Entspannung anstrebt und die Schneidezähne auch beim Kauen nicht aufeinanderprallen sollen, die Backenzähne aber das Essen kauen müssen, schwenkt der Kiefer in eine erzwungene Position nach hinten, um das Missverhältnis irgendwie auszugleichen. Der Kiefer ist natürlicherweise in der Lage, vor und zurück zu gleiten, allerdings ist er nicht dafür vorgesehen, dauerhaft nach hinten gezogen zu sein. In Abbildung *c* sieht man die Endposition beim Überbiss. Die Backenzähne berühren sich bei nach hinten gezogenem Unterkiefer. Gleichzeitig berühren sich die Schneidezähne nicht optimal und können dadurch frühzeitig abgenutzt werden. Mit der Zeit werden durch die dauernd nach hinten gezogene Position des Unterkiefers die dünnen Knorpelscheiben des Kiefergelenks überbelastet. Knacken, Reiben und Schmerzen sind nur die mildesten Symptome. Das Schlimmste an dieser häufig vorkommenden Problematik ist, dass der Körper kaum oder nie in der Lage ist, vollständig zu entspannen, sich zu erholen und zu heilen. Stattdessen befindet er sich in ständiger Anspannung.

· ·

Elektromagnetische Felder und Zahnschmerzen
Manche Menschen bekommen Zahnschmerzen, wenn sie elektro-
magnetischen Feldern ausgesetzt sind, wie zum Beispiel von einem
Fernseher oder Computerbildschirm. Die Verbindung zwischen
Nervensystem und den Zähnen kann hierfür die Ursache sein.

· ·

Zahnentzündungen und der Biss

Ein unentdeckter Fehlbiss trägt häufig zur Entstehung von Zahnentzündungen
bei. Je nach Art der Fehlstellung üben nächtliches Zähnepressen und
Stress durch Backenzähne, die sich nicht entspannt berühren können, eine
übermäßige Belastung auf bestimmte Zähne aus. Nächtliches Zähnepressen
ist auch ein Hauptgrund für Abfraktion (Zahnhartsubstanzverlust an den
Zahnfleischrändern) und empfindliche Zähne durch dauernden, durch den
Druck des Unterkiefers erzeugten Stress.

Wenn der Unterkiefer nicht, wie in Abbildung *b* und *c* dargestellt, entspannt
schließt, können dadurch bestimmte Zähne stark abgenutzt und beschädigt
werden. Dem Körper fällt es schwer, solche Zähne zu heilen, weil sie ständig
neu traumatisiert werden. Dies sind dann genau die Zähne, die wehtun und
sich entzünden. Ein nicht optimaler Biss ist einer der Hauptgründe für die
Entstehung von Zahnentzündungen.

Substanz-P-Ausschüttung in Abhängigkeit von der Kieferposition

Neuropeptide sind eine Molekülart, die vom Nervensystem zur Kommunikation
verwendet wird. Die Substanz P ist ein Neuropeptid, das Entzündungen
stimuliert und an der Übermittlung von Schmerzsignalen im Nervensystem
beteiligt ist. Wenn man also Zahnschmerzen hat, wird vermehrt Substanz P
ausgeschüttet. Bei einer Verletzung steigt die Konzentration von Substanz P am
Ort der Verletzung. Nachdem diese Substanz von den Nervenenden freigesetzt
wurde, befindet sie sich noch eine Weile im Körper.[267]

Der Trigeminusnerv hat eine so hohe Dichte an Schmerzfasern, dass er die
Konzentration von Substanz P im ganzen Körper beeinflussen kann. Eigentlich
ist Substanz P eine gute Erfindung. Sie stimuliert das Zellwachstum und fördert
die Wundheilung.[268] Liegt aber ein nicht optimaler Biss vor, setzt der Trigeminus,
der den ganzen Kiefer durchzieht, in großen Mengen Schmerzsignale in Form von
Substanz P frei. Vielleicht geschieht das, weil der Körper eine Kieferfehlstellung
mit körperlicher Verletzung gleichsetzt. Die ständige Freisetzung von Substanz

P aus dem Trigeminus überstimuliert auf Dauer das sensorische Nervensystem. Damit wird die Fähigkeit des Körpers herabgesetzt, Substanz P in andere Körperbereiche zu senden, die Heilung oder Regeneration benötigen. Deshalb ist bei einem Fehlbiss auch die Heilungsdauer erhöht. Wenn dauerhaft zu viel Substanz P im Umlauf ist, führt das zu einer Art Burn-out des Nervensystems. Das kann Hyperaktivität bei Kindern auslösen oder führt zu einer Überempfindlichkeit für Berührungen, Gerüche, Licht und laute Geräusche, als auch zu einer allgemeinen höheren Reizbarkeit.[269] Krankheitszustände, die gut auf eine Korrektur des Bisses reagieren, sind Fibromyalgie, Reizdarmsyndrom, ADHS, Autismus, Asthma und alle Autoimmunkrankheiten.

Wenn sich der Unterkiefer entspannt in der richtigen Position befindet, wird Substanz P in normalen Mengen ausgeschüttet. Dann kann Substanz P wirken, wie sie soll, und dem Körper bei der Heilung und Regeneration in verschiedenen Körperregionen behilflich sein. Ein gesunder Biss führt zu einem entspannten Kiefer und zu einem sich regenerierenden Körper. Das trägt dazu bei, dass wir uns jung fühlen, Heilung schnell voranschreitet und wir die Kraft und Energie haben, die wir brauchen. Auf all das hat die Kieferstellung einen enormen Einfluss.

Die exzessive Ausschüttung von Substanz P durch eine Kieferfehlstellung erklärt teilweise, warum sich neurologische und physiologische Vorgänge zum Teil dramatisch verbessern, wenn man den Unterkiefer in die entspannte, neutrale Position (Abbildung a) bringt. Nachtschienen, die den Unterkiefer in eine natürlichere Position bringen, verbessern die Kraft und Leistungsfähigkeit von Leistungssportlern. Über den Trigeminus spürt der Körper, dass alles in der richtigen Position ist, das Nervensystem entspannt und der Körper funktioniert optimal.[270] Als Folge steigen Kraft und Ausdauer, und die Reaktionszeit verbessert sich. Es gibt neuere Studien, die darauf hindeuten, dass Zähnepressen und Kauen eine Anti-Stress-Wirkung haben und gesunde Mechanismen sind, mit Stress umzugehen, vorausgesetzt, es liegt keine Kieferfehlstellung vor.[271]

Der Einfluss von Kiefergelenk und Kieferstellung auf Karies, Zahnentzündungen und Zahnschmerzen

Wie wir schon gesehen haben, empfängt der Körper bei einer Kieferfehlstellung Schmerzsignale über die Substanz P. Eine Kieferfehlstellung beeinflusst Karies und Zahnschmerzen auf dreierlei Weise. Einmal wird das Nervensystem der Kiefer überstimuliert, was die natürlichen Heilungsvorgänge hemmt, die nötig sind, um einen beschädigten Zahn zu reparieren. Zum Zweiten werden bestimmte Zähne bei einem nicht korrekten Biss durch mechanische Belastung übermäßig beansprucht. Zum Dritten lässt eine Kieferfehlstellung den Trigeminus überempfindlich werden. Unter diesen drei Umständen spürt man

Zahnschmerzen viel stärker, als man es normalerweise würde. Das bedeutet aber auch, dass man bei Vorliegen von Zahnschmerzen oder Zahnentzündungen die eigene Zahngesundheit mit allen Therapien, die den Stress vom Nervensystem, besonders vom Trigeminus, nehmen, gut beeinflussen und verbessern kann. Schätzungsweise die Hälfte oder mehr aller Zahnentzündungen und Zahnschmerzen könnten einfach dadurch geheilt werden, dass man den Unterkiefer in eine natürlichere Position bringt und ihm somit hilft zu entspannen.

Craniomandibuläre Dysfunktion und Kieferfehlstellung

Craniomandibuläre Dysfunktion (CMD) kann sich in Symptomen wie Schmerzen hinter den Augen, Problemen beim Öffnen und Schließen des Mundes, Tinnitus, Zähnepressen, abgenutzten Zähnen, Kopfschmerzen und sogar Sehproblemen äußern. Diese Symptome verschwinden, wenn der Unterkiefer normal schließen kann und nicht mehr in den Überbiss gezwungen werden muss, vorausgesetzt, die Kiefergelenke sind nicht zu stark beschädigt. Um eine CMD zu behandeln, wird gewöhnlich eine Apparatur verwendet, die den Unterkiefer dabei unterstützt, wieder normal zu funktionieren.

Schmerzen durch CMD entstehen durch die Mehrarbeit des Nervensystems und der Muskeln, die dadurch verursacht wird, dass der Kauapparat auf unnatürliche Weise arbeiten muss, um die Zähne zum Kauen oder Schließen zusammenzubringen. Mit der Zeit ermüden die Muskeln, verhärten sich und führen zu Schmerzen in Kiefer, Nacken, Kopf und Ohren.[272]

Ein überstimuliertes Nervensystem kann aber auch zu ungewöhnlichen Symptomen führen. Der Kieferorthopäde Dr. Brendan Stack ist der Meinung, dass die meisten Symptome des Tourette-Syndroms auf einer Fehlstellung des Unterkiefers zur Schädelbasis beruhen. Durch Verwendung einer korrigierenden Apparatur verschwinden Augenzwinkern, Ticks des Augenlids und des Mundes sowie unkontrollierte Kopfbewegungen und Schulterzucken. Auf seiner Internetseite zeigt er Videos, die wie Wunderwerk erscheinen. Die erstaunlichen Verbesserungen, die er dort demonstriert, beruhen auf einem richtigen Verständnis für das Zusammenspiel zwischen Unterkiefer und Kopf. Auf seiner Internetseite www.tmstack.com kann man in einem Video innerhalb von Minuten deutliche positive Veränderungen eintreten sehen, sobald der Biss durch ein paar Hilfsmittel in eine natürliche Position gebracht wird.

Ein folgenreiches Symptom bei vielen, besonders neurologischen Erkrankungen wie Autismus ist ein in seiner Funktion stark eingeschränkter Biss. Eine ausgeprägte Kieferfehlstellung erkennt man gewöhnlich an einem schiefen Gesicht als Folge eines ungleichen Wachstums des Gesichtsschädels, einem offenstehenden Mund, einer herausschauenden Zunge und einer schlechten Körperhaltung. Nicht alle Fehlbisse sind so offensichtlich. Bereits eine kaum äußerlich erkennbare Abweichung von 0,3 Zentimetern kann zu Malokklusion und gesundheitlichen Problemen führen.[273] Für die Behandlung und Heilung von Krankheiten, deren Symptome mit dem Nervensystem gekoppelt sind, kann eine Korrektur des Bisses notwendig sein. Leider wird der Zusammenhang zwischen neurologischen Erkrankungen und dem Biss oft vollständig übersehen.

Orthodontie

Jetzt werden wir uns anschauen, warum festsitzende Zahnspangen generell unnötig und eigentlich schädlich sind. Aber zuerst einmal zwei Definitionen:

> **Orthodontie** ist das Bestreben, die Zähne durch die Verwendung von festsitzenden Apparaturen (als Multibrackets oder Multiband-Apparaturen bezeichnet) oder herausnehmbaren Zahnspangen in die richtige Position zu zwingen.

> Die **funktionelle Kieferorthopädie** konzentriert sich auf die Struktur und Position der Schädelknochen zueinander, mit dem Ziel, den Unterkiefer wieder in seine natürliche Position zu bringen. Eine andere Bezeichnung hierfür ist „dentofaziale Orthopädie".

Oft wird man entsprechend der Orthodontie behandelt (eine Methode, die Zähne so zu manipulieren, dass sie gerade aussehen), wenn man eigentlich lieber funktionelle Kieferorthopädie gewollt hätte, was die Korrektur der körperlichen Verhältnisse in einen normaleren, gesünderen Zustand bedeutet. Die Begrifflichkeiten rund um die Kieferorthopädie führen zu einer Reihe von Missverständnissen und zu Verwirrung, da es Kieferorthopäden gibt, die rein nach der Orthodontie arbeiten, sowie solche, die beide Prinzipien vermischen, und solche, die rein nach der Funktionsorthopädie arbeiten. In der Praxis ist die Bezeichnung für Therapeuten egal welcher Ausrichtung dieselbe: Kieferorthopäde. Um keine weitere Verwirrung zu schaffen, beziehe ich mich auf Orthodontisten, wenn ich Kieferorthopäden meine, die nur darauf ausgerichtet sind, Zähne gerade zu machen, und dabei eine mechanische Herangehensweise wählen, die der normalen Körperphysiologie entgegenarbeitet. Unter ganzheitlichen Kieferorthopäden, die nach der funktionellen Kieferorthopädie arbeiten, verstehe ich Therapeuten, die den ganzen Biss korrigieren.

Funktionelle Kieferorthopädie ist die Kunst, den Biss mithilfe von verschiedenen Apparaturen so zu verändern, dass gute Funktionalität und natürliches Aussehen wiederhergestellt werden. Dies ist kein rein mechanischer Vorgang, sondern bezieht eine nicht-chirurgische Rekonstruktion der Kiefer- und Schädelverhältnisse mit ein. Klassische Orthodontie hingegen ist ein starres System, das die natürliche Entwicklung des Körpers außer Acht lässt.

Im deutschen Sprachraum wurde lange mit herausnehmbaren Zahnspangen in einer Mischung aus Orthodontie und funktioneller Kieferorthopädie gearbeitet. Das ändert sich aber seit einiger Zeit zu Gunsten der Orthodontie mit einer Verschiebung hin zu den teureren, festsitzenden Zahnspangen. Damit nähert man sich den Verhältnissen in den USA an, wo seit langem vorwiegend auf die risikoreicheren, festsitzenden Apparaturen gesetzt wird und brachialere Behandlungsmethoden zur Fehlstellungskorrektur in immer jüngere Altersgruppen verlagert werden.

Ich habe, wie auch viele andere, mit klassischer Orthodontie schlechte Erfahrungen gemacht. Als ich jung war, befand sich mein Kiefer in einer Position wie in Abbildung c gezeigt, die auch als Überbiss bezeichnet wird.

Da das Ziel der meisten Kieferorthopäden (die damit eigentlich Orthodontie und nicht Kieferorthopädie praktizieren) gerade Zähne sind, egal ob die Zähne dabei physiologisch günstigen Kontakt zueinander haben oder nicht, ist die simple Herangehensweise die, die Zähne **mit allen denkbaren Mitteln** in eine gerade Position zu bringen. Der klassische Orthodontist geht von der Vorstellung aus, dass der Unterkiefer sich unbeweglich in einer bestimmten Position befindet. Allenfalls sieht ein solcher Kieferorthopäde, was in der Abbildung mit *Okklusion* gekennzeichnet ist: ein Reihe Zähne. Wie der konventionelle Zahnarzt sieht ein solcher Kieferorthopäde vor allem auch eine Stange Geld. Ich kann mich erinnern, dass mein Kieferorthopäde schöne Bilder von seinem Haus und Familienurlauben auf Hawaii an den Wänden hängen hatte. Die Herangehensweise der klassischen Orthodontie wurde als Geschäftsmodell entworfen, wobei man Patienten einfach und bequem im Fließbandprinzip abfertigen kann. Dabei rechnet der Orthodontist mit einem guten Einkommen, während er den normalen Entwicklungsvorgängen des Körpers ignorant entgegenarbeitet.

Um meine Zähne mit allen denkbaren Mitteln gerade zu machen und meinen Unterkiefer in eine bestimmte Form zu bringen (oder meine Zähne dazu zu bringen, auf eine bestimmte Weise Kontakt miteinander zu haben; das genaue Ziel wurde mir nie erklärt), musste ich im Alter von acht Jahren einen Headgear tragen, eine spezielle, kieferorthopädische Apparatur, die von außen am Kopf befestigt wird. Die irrige Theorie dahinter ist, dass der Oberkiefer von Kindern im Wachstum mit einem nachts getragenen Folterinstrument namens Headgear gegen seine natürliche Wuchsrichtung gedrückt und so dem Unterkiefer geholfen werden kann, beim Wachstum aufzuholen. Am Ende sollen die Zähne wieder richtig in Kontakt zueinander kommen können. Soweit jedenfalls geht die Theorie. Danach sind am Ende alle glücklichund der Kieferorthopäde bekommt seine 4000 Euro.

15 Jahre später allerdings, mit 23, berührten sich meine Zähne überhaupt nicht normal. Mit 30 entwickelte ich Craniomandibuläre Dysfunktion (CMD), meine Zähne waren sehr schief und mein Unterkiefer ließ sich nicht so nach vorn

bewegen, wie es als Ziel im Behandlungsprotokoll stand. Die Idee klassischer Orthodontie, das Wachstum des Oberkiefers aufzuhalten, ist irrsinnig, da der Körper äußerst selten oder nie einen Teil von sich selbst überwächst. Viel eher wachsen andere Körperteile nicht zu ihrer vollen Größe, so dass der Oberkiefer zu groß erscheint. So geschieht es normalerweise.

Die zweijährige Folter, der ich mich als Kind unterziehen musste, kostete viel Geld, aber das Ergebnis war niederschmetternd. Ich kenne viele, die ähnliche Behandlungen durchlaufen haben und in der Folge ebenfalls unter Craniomandibulärer Dysfunktion und anderen gesundheitlichen Problemen leiden. Da der Unterkiefer noch längere Zeit weiterwachsen kann oder wenn das Missverhältnis aus anderen Gründen größer wird, verschlimmern sich die Beschwerden mit der Zeit, während das Kiefergelenk verschleißt. Viele Betroffene merken so lange nicht, dass sie unter CMD leiden, bis ihr Kiefergelenk völlig verschlissen ist. In gewisser Weise hatte ich Glück. Ich las so viel über Zahngesundheit, dass bei allen Nachforschungen, die ich anstellte, meine Aufmerksamkeit immer wieder auf meinen Biss gelenkt wurde und ich schließlich erkannte, dass mein Körper unter Dauerstress stand, dadurch dass meine Backenzähne keinen ordentlichen Kontakt zueinander hatten. Wem diese Zeilen vertraut vorkommen: Keine Angst, ich werde in Kürze darauf eingehen, was man zur Behandlung des Problems tun kann.

Die funktionelle Kieferorthopädie hat die normale Entwicklung im Blick

Die klassische Orthodontie verfolgt ein kurzsichtiges Ziel, nämlich Zähne mit allen Mitteln gerade zu machen. Um einen gesunden Biss zu schaffen, müssen Unterkiefer und Schädel aber in Position und Größe zueinander in Einklang gebracht werden. Das ist das Ziel funktioneller Kieferorthopädie. Zu einer Behandlung beim Überbiss gehört möglicherweise die Verwendung einer Apparatur mit einem Platzhalter aus Plastik, der auf die Backenzähne aufgesetzt wird, wie zum Beispiel dem Twin-Block. In der nächsten Abbildung ist dargestellt, wie die natürliche Bisshöhe durch einen solchen Platzhalter wiederhergestellt wird. Auch wenn sich die Backenzähne dabei nicht berühren, ermöglicht diese Apparatur, den Unterkiefer in einer natürlichen, geschlossenen Position zu halten. Das Erstaunliche bei der Verwendung eines solchen Platzhalters ist, dass, wenn bestimmte Backenzähne keinen Kontakt zueinander haben, der Unterkiefer anfängt zu wachsen und die Backenzähne sich einander annähern. Mit einem Behandlungszeitraum von achtzehn Monaten bis hin zu drei Jahren kann man auf diese Weise die Backenzähne dazu bringen, Kontakt zueinander aufzunehmen, und ein korrekter, funktionsfähiger Biss wird ohne die Notwendigkeit weiterer Apparaturen erreicht.

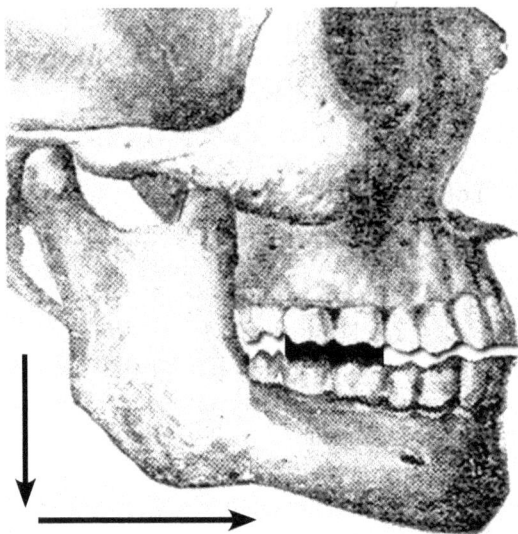

Wiederherstellung der Bisshöhe

Die Praxis klassischer Orthodontie verschandelt Gesichter

Klassische Orthodontie vermindert die Ästhetik des Gesichts.[274] Sie beschädigt aber auch die Funktionalität des Gebisses mit der Folge von CMD, wie man durch eine kleine, formlose Befragung von Leuten, die eine konventionelle, orthodontische Behandlung erfahren haben, leicht feststellen kann. Die schädlichsten Maßnahmen dieses Behandlungsansatzes sind wohl das Ziehen von Zähnen und der Headgear.

Viele Eltern und Patienten sind vor einer solchen Behandlung nicht ausreichend über die Risiken des klassischen, orthodontischen Ansatzes informiert.[275] Besonders die Resorption von Zahnwurzeln ist ein häufiges und manchmal folgenschweres Resultat des Tragens einer festsitzenden Zahnspange, auch Multiband-Apparatur genannt. Die Zahnwurzelresorption ist die Beschädigung oder der Verlust der Zahnwurzel durch die Zugkräfte der Zahnspange. Wenn man Zähne mithilfe einer Spange bewegt, rutschen die Zähne nicht einfach in die nächste Position. Wie man auf der Abbildung in Kapitel 3 sehen kann, ist der Zahn von Knochen umgeben. Um den Zahn zu bewegen, zieht die Spange daran und drückt ihn gegen den Kieferknochen. Man könnte das mit einem Boot vergleichen, dass sich durch eine dicke Eisschicht bewegt. Während der Zahn in die eine Richtung gedrückt wird, muss der Kieferknochen auf der einen Seite Material abbauen und auf der anderen Seite auffüllen, damit der Zahn die gewünschte Bewegung macht. Wenn die Zahnwurzel mit einer festsitzenden Spange gegen den Kieferknochen gedrückt wird, trägt diese in 93 Prozent der

Fälle Schaden davon, manchmal auch schweren.[276] 72 bis 84 Prozent aller Zähne, die mit einer festsitzenden Zahnspange behandelt worden sind, werden klinisch signifikant dabei beschädigt.[277] Viele Zähne leiden dauerhaft unter den Folgen einer solchen Zahnspangenbehandlung. Zahnfleischerkrankungen im späteren Leben, gepaart mit von der festsitzenden Zahnspange beschädigten und dadurch verkürzten Wurzeln, führen zu frühem Zahnverlust. Es herrscht allgemeiner Konsens darüber und Haftungsausschlüsse formulieren ebenfalls, dass Patienten vor Durchführung einer Behandlung ihre Unterschrift dafür leisten müssen, dass sie über die Risiken und möglichen Folgen einer Behandlung aufgeklärt worden sind. Für eine festsitzende Spange bedeutet das unter anderem Schmerzen im Unterkiefer (dadurch, dass der Biss aus seiner ursprünglichen Position gezogen wird), Wurzelresorption, Instabilität von Zähnen oder des Unterkiefers, nur kurz anhaltende Erfolge aufgrund körperlichen Wachstums, Zahnfleischentzündungen und Ergebnisse, die deutlich hinter den Erwartungen zurückbleiben. Bei einer ganzheitlichen, funktionellen Kieferorthopädie hingegen sollte es diese unerwünschten Begleiterscheinungen nicht geben, da man hier mit den natürlichen Gegebenheiten des Körpers arbeitet, um eine gute Funktion und ordentliches Wachstum zu erreichen.

Wenn man einem Kind, das sich ja noch im Wachstum befindet, eine feste Zahnspange anpasst, ohne dabei Zähne zu ziehen oder mit Gewalt herumzuschieben, werden diese sich mit dem weiteren Wachstum im Kiefer bewegen. Eine derartige Korrektur ist schonender als das klassische Vorgehen und sollte, wenn notwendig, möglichst früh vorgenommen werden, da das Risiko einer Wurzelresorption als Folge der Zahnspangenbehandlung bei jüngeren Kindern geringer ist als bei älteren.[278]

• •

Extraktion der Prämolaren

Das Ziehen der Prämolaren bei Kindern und Jugendlichen durch orthodontisch arbeitende Kieferorthopäden lässt die Form des Gesichts zusammenfallen, wodurch das Gesicht schmaler und weniger attraktiv wirkt. Dieses bedauerliche Ergebnis zeigen Zwillingsstudien, bei denen jeder Zwilling eine andere kieferorthopädische Behandlung erfuhr. Mit der Zeit entwickelte der Zwilling, bei dem man keine Zähne gezogen, sondern den Gaumen geweitet hatte, attraktivere Gesichtszüge als der andere. Beim Ziehen der Prämolaren werden den fragwürdigen Zielen klassischer Orthodontie völlig gesunde, schöne Zähne geopfert.[279] Ganz zu schweigen vom emotionalen Trauma, das dieses Vorgehen bei Kindern auslösen kann, weil es sie glauben lässt, dass sie falsch gebaut sind oder etwas mit ihrem Körper nicht stimmt.

• •

Die klassische Orthodontie behandelt nicht die Ursache schiefer Zähne

Schiefe Zähne sind die Folge eines zu engen Oberkiefers.[280] Das führt dazu, dass ein Kind ein schmales Gesicht hat und weniger attraktiv aussieht. Funktionell bedeutet ein breiteres Gesicht, dass die Zunge mehr Platz hat, das Atmen leicht fällt und genug Platz für alle Zähne inklusive der Weisheitszähne zur Verfügung steht. Orthodontie verschafft den Zähnen Platz, indem Zähne herumgeschoben werden, anstatt den Kiefer dazu anzuregen, sich zu seinem vollen Potential zu entwickeln, was der Herangehensweise der Funktionsorthopädie entspricht. In ihrem Bestreben, die Zähne zum Kiefer passend zu machen, werden Zähne von orthodontisch arbeitenden Kieferorthopäden gezogen, obwohl diese Maßnahme zu unvorteilhaften Veränderungen der Gesichtszüge führt.[281] Eine weitere klassische Methode, die Zähne an den Kiefer anzupassen, ist neben dem Zähneziehen das Auffächern der Zähne nach vorn. Ein Teil des Problems beim Überbiss ist die fehlende Höhe der Backenzähne, die verhindert, dass der Unterkiefer auf physiologische Weise nach vorn schwingen kann, während die Backenzähne den Kontakt zueinander behalten. Wenn die Zähne mit einer Spange aufgefächert werden, bleiben die Backenzähne zwar auf gleich niedriger Höhe, aber durch die Auffächerung nach außen werden die Frontzähne niedriger.

Anstatt sich am Vorbild des idealen Gebisses, wie weiter vorn im Kapitel beschrieben, und der natürlichen Wuchsrichtung zu orientieren, arbeiten klassische Orthodontisten diesen Dingen entgegen. Anstatt den Unterkiefer nach vorn zu bringen, wird der Oberkiefer zurückgepresst, wodurch sich das Problem verschlimmert und das Wachstum des Oberkiefers gehemmt wird.[282] Klassische Orthodontisten verringern die Höhe von Zähnen, deren Höhe nicht verringert werden müsste, ziehen Zähne, die vollkommen gesund und schön sind, und schieben Zähne im Kiefer herum, was zur Verkürzung von Zahnwurzeln führt. Die klassische Orthodontie als Katastrophe zu bezeichnen, mutet schon fast als Untertreibung an.

Die Drähte in den festsitzenden Zahnspangen enthalten Nickel und können Persönlichkeitsveränderungen hervorrufen, wie etwa Entfremdung oder verminderte Intelligenz. Für die Behandlung von Nickelvergiftungen lassen sich homöopathische Präparate einsetzen.

Ganzheitliche, funktionelle Kieferorthopädie

Die gute Nachricht ist, dass fast jedes Problem, das durch Orthodontie entstanden ist, zu einem gewissen Grad durch ganzheitliche, funktionelle Kieferorthopädie behoben werden kann. Einen Therapeuten zu finden, der sich auf alle Aspekte und die notwendige, integrative Versorgung einer erfolgreichen, funktionskieferorthopädischen Behandlung versteht, kann schwer sein, da dafür

Fachkenntnisse in drei oder mehr Bereichen erforderlich sind. Deshalb braucht man für einen bestmöglichen Behandlungserfolg einen Kieferorthopäden, der auch mit physiotherapeutischen Maßnahmen arbeitet. Ganzheitliche, funktionelle Kieferorthopädie erfordert Verständnis für die Anatomie, aber auch die physiotherapeutische Behandlung der Schädelknochen, des Kiefergelenks, des die Muskeln umgebenden Bindegewebes, der einzelnen Nerven und der harten Hirnhaut (Dura mater), die das Gehirn und das Rückenmark umgibt. Je jünger der Patient und je weniger ausgeprägt die Missverhältnisse, desto weniger Fachkenntnisse aus den verschiedenen Bereichen werden für ein gutes Ergebnis erforderlich sein.

Craniopathie

Die Craniopathie oder auch craniofaziale Therapie hat ihren Ursprung in einem alten System der Chiropraktik. Die Theorie dahinter ist, dass die Schädelknochen sich, zum Beispiel wenn wir atmen, ganz leicht gegeneinander bewegen können, also sogenannte Mikrobewegungen ausführen. Der menschliche Schädel besteht aus 24 (diese Zahlenangabe schwankt je nach Definition und Betrachtungsweise) miteinander verzahnten Knochen. Davon zählt man acht Knochen zum Hirnschädel und vierzehn Knochen zum Gesichtsschädel. Bei der Geburt liegen bei vielen Menschen geringe Fehlverhältnisse oder Blockaden zwischen den Knochen des Körpers, aber besonders den Schädelknochen vor. Das kann zur Ausbildung eines sogenannten KiSS-Syndroms (kopfgelenksinduzierte Symmetriestörung) führen. Mit der Zeit können solche Blockaden im Kopf-Hals-Bereich zu unregelmäßigem Biss führen, besonders zu Rechts-Links-Unregelmäßigkeiten, wenn die eine Seite des Unterkiefers sich besser entwickelt als die andere. Verletzungen und andere Traumen können im späteren Leben ebenfalls Blockaden auslösen und mit der Zeit zu körperlichen Beschwerden führen.

In diesem Zusammenhang ist es bei Zahnspangen oder funktionsorthopädischen Apparaten wichtig, daran zu denken, dass jedes Mal, wenn auch nur ein einziger Zahn bewegt wird, sich ein paar oder alle 24 Schädelknochen ein wenig mitbewegen. Das liegt daran, dass der Zahn im Kieferknochen verankert ist. Auch die harte Hirnhaut und das Bindegewebe bewegen sich etwas, wenn man einen Zahn bewegt.

Die Folge dieser Verbindung zwischen den Schädelknochen und Zähnen kann sein, dass man möglicherweise eine ganze Behandlungsrunde beim Kieferorthopäden durchläuft, der Biss und der Unterkiefer schließlich perfekt funktionieren, aber im Kopf-Hals-Bereich immer noch Blockaden vorhanden sind. Wenn sie in dieser Situation von einem Chiropraktiker gelöst werden, kann es passieren, dass die Schädelknochen den Biss wieder aus ihrer Position bringen und man von Neuem mit der kieferorthopädischen Behandlung beginnen muss. Deshalb ist es wichtig, dass egal welche Art von Bisskorrektur durchgeführt werden soll, ergänzend dazu solche Behandlungen vorgenommen werden, die die Beziehung der Schädelknochen zueinander korrigiert.

Kiefergelenksbehandlung durch ganzheitliche Physiotherapie

Es gibt verschiedene Herangehensweisen, wie man dem Kiefer, dem Kopf und dem Biss helfen kann, besser zu funktionieren und zu entspannen. Interessanterweise hat jede der Herangehensweisen, die ich hier vorstelle und mit denen ich selbst Erfahrungen gesammelt habe, eine ganz eigene Sicht auf das, was wichtig ist. Jede dieser Methoden übersieht Aspekte, denen ein Therapeut einer anderen Richtung große Bedeutung beimessen würde. Beispielsweise hatte ich schon mehrere Experten aufgesucht (darunter einen Osteopathen, mehrere Chiropraktiker mit verschiedenen Herangehensweisen und zwei Cranio-Sakral-Therapeuten), aber alle hatten die einfache Tatsache übersehen, dass mein Kiefergelenk auf der linken Seite blockiert war. Der nächste Chiropraktiker, den ich besuchte, war auf Craniopathie spezialisiert und konnte die Blockade in meinem Kiefergelenk mit ein oder zwei Handgriffen lösen. Ich bin davon überzeugt, dass jede dieser verschiedenen Richtungen mit den anderen zusammenarbeiten und von den anderen lernen könnte, und sich so selbst weiterentwickeln könnte. In der Realität gibt es aber kaum einen Therapeuten, der nur annähernd das ganze Bild sieht, und leider sind die meisten Therapeuten, auch wenn sie hervorragende Behandlungen anbieten, in begrenzenden Vorstellungen gefangen.

Der erste Schritt in Richtung ganzheitlicher, funktioneller Kieferorthopädie ist fast immer irgendeine Form der Physiotherapie. Das ist keine offizielle Empfehlung irgendeiner Organisation, sondern nur meine Meinung. Je mehr Behandlungen, desto besser. Ich ließ mich acht Monate lang behandeln (von einem auf Craniopathie spezialisierten Osteopathen, von einem nach sanften Methoden arbeitenden Chiropraktiker und einem biodynamisch arbeitenden Osteopathen), bevor ich mir eine kieferorthopädische Apparatur anfertigen ließ.[284] Ich nahm so lange Behandlungen in Anspruch, bis ich das Gefühl hatte, dass die Behandlungen nicht länger weiterhelfen und ich zusätzliche Unterstützung für meinen Biss durch eine kieferorthopädische Apparatur brauchte. Es gibt natürlich noch andere, hier nicht erwähnte Formen der ganzheitlichen Physiotherapie, die einen dysfunktionalen Biss teilweise oder sogar vollständig korrigieren können.

Funktionelle Apparaturen und die Wahl des richtigen Therapeuten

Als ich anfing, mich auf die Suche nach einem funktionellen Kieferorthopäden zu begeben, konzentrierte ich mich darauf, jemanden zu finden, der eine bestimmte Apparatur verwendete. Wie ich bald herausfand, war das die falsche

Herangehensweise. Echte Kieferorthopädie ist eine Kunst für sich. Es ist besser, einen Kieferorthopäden zu suchen, der seine Werkzeuge zu gebrauchen weiß. Eine gute Säge oder ein schneller Bohrer machen noch keinen guten Handwerker. Wenn ein Therapeut also die neueste Technologie zur Bisskorrektur verwendet, muss das noch nicht heißen, dass er auch alle Zusammenhänge des Bisses verstanden hat. Das lässt sich nicht so leicht erklären, bis man es einmal gesehen hat.

Die besten funktionell arbeitenden Kieferorthopäden sind deshalb so gut, weil sie ihre Werkzeuge so einsetzen können, dass das gewünschte Ergebnis dabei herauskommt, nicht unbedingt weil ihre Werkzeuge so überragend oder fortschrittlich sind. Leider sind Kieferorthopäden ohne grundlegendes Verständnis für die verschiedenen Arten der Physiotherapie (klassische Physiotherapie, Chiropraktik, Osteopathie usw.) schlecht dafür gerüstet, Bisskorrekturen erfolgreich vorzunehmen, da sie nicht gelernt haben, wie der Körper als Ganzes funktioniert. Sie haben kein Wissen darüber, wie man die Funktion des Organismus durch manuelle Maßnahmen überprüft und korrigiert. Ein Chiropraktiker zum Beispiel kann die Muskeln des Patienten überprüfen und erhält so Hinweise auf Blockaden in den Gelenken. Dann führt er die entsprechenden Handgriffe durch und die Knochen stehen wieder in der richtigen Position zueinander. Ohne den direkten Behandler-Patienten-Kontakt und ohne das Wissen und die Fertigkeiten eines Chiropraktikers oder Ostheopathen arbeitet der Kieferorthopäde auf gewisse Weise blind. Leider werden diese Fachrichtungen derzeit nicht an den Ausbildungsstätten für Zahnärzte und Kieferorthopäden gelehrt. Umgekehrt sind Chiropraktiker und Ostheopathen in ihrer Fähigkeit, Kopf und Kiefergelenk auszurichten, beschränkt, da sie hinsichtlich funktionskieferorthopädischer Apparaturen, mit denen sich physiologische Hindernisse überwinden lassen, kaum oder nicht ausgebildet sind.

Die beste Behandlungsvoraussetzung liegt folglich dann vor, wenn ein Kieferorthopäde eng mit einem ganzheitlichen Physiotherapeuten oder Osteopathen zusammenarbeitet. Das bedeutet auch, dass der Physiotherapeut in die Praxis kommt, um dem Kieferorthopäden bei der Feinabstimmung kieferorthopädischer Apparaturen am Patienten zu helfen. Damit wird sichergestellt, dass die kieferorthopädische Apparatur so sitzt, dass sie für die Gesundheit des Patienten vorteilhaft ist. Ohne ergänzende Physiotherapie können sich bei dem Versuch des Körpers, sich an eine kieferorthopädische Apparatur anzupassen, chronische Verspannungs- und Schmerzzustände einstellen.

Das Ziel funktioneller kieferorthopädischer Apparaturen

Die gesündeste und beste Korrektur von Bissunregelmäßigkeiten bedeutet meiner Meinung nach die Korrektur von Höhe und Weite des Kiefers. Die Verbesserung von Höhe und Weite strebt die Harmonie unseres Vorbilds an, das wir in den weiter vorn abgebildeten Schädeln mit voll ausgebildeten Kieferbögen haben. Eine ausreichende Höhe des Oberkiefers erlaubt dem Unterkiefer, sich nach vorn in die Position zu bewegen, wo sich die Schneidezähne aneinander ausrichten und die Backenzähne einander entspannt berühren (siehe Abbildung *a*). Eine ausreichende Weite des Kiefers sorgt dafür, dass alle Zähne, auch die Weisheitszähne, Platz finden. Manche Kritiker bemängeln, dass eine Kieferhöhenkorrektur das Gesicht länger erscheinen lässt. Wenn man aber davon ausgeht, dass die Höhenkorrektur mit einer Korrektur der Weite einhergeht, wird das Ergebnis eine ausgeglichene Gesichtsform mit einer verbesserten Funktion der beteiligten Strukturen sein.

Die meisten funktionellen kieferorthopädischen Behandlungen an Kindern zielen darauf ab, den Kiefer zu weiten, was sehr wichtig ist, aber gewöhnlich den Aspekt der vertikalen Ebene ignoriert. Wenn ein Kind eine gute Höhe des Kiefers mitbringt, wie das bei einem leichten Überbiss der Fall ist, dann kann man sich von der Weitung des Kiefers ein gutes Ergebnis erwarten. Bei Kindern mit ausgeprägtem Überbiss stellt die Höhe der Backenzähne eher ein Problem dar und eine reine Weitung des Kiefers wird weniger gute Ergebnisse erzielen.

Einen guten, funktionell arbeitenden Kieferorthopäden finden

Man muss aufpassen, denn es gibt auch ziemlich schlechte Funktionskieferorthopäden und manche der verwendeten Apparaturen unterstützen nicht die physiologischen Gegebenheiten des Körpers. Auch wenn das Behandlungskonzept solcher Fachpersonen immer noch besser ist als das der klassischen Orthodontisten, kann man immer noch unter einem schlechten Behandlungsergebnis leiden. Wird der Kiefer zu stark geweitet, mit der falschen Geschwindigkeit oder an der falschen Stelle, können dadurch die betroffenen Schädelstrukturen instabil werden. Es ist wichtig, dass der behandelnde Kieferorthopäde seine Werkzeuge kennt und mit ihrem Umgang vertraut ist, und dass nicht nur eine Apparatur verwendet wird, deren Bedienung in einem 40-Stunden-Kurs erlernt wurde. Auf der Suche nach einem guten Kieferorthopäden lohnt es sich, die Behandlungsergebnisse des jeweiligen Kieferorthopäden zu betrachten. Drücken die Gesichter seiner Patienten ästhetische Harmonie aus? Sehen sie entspannt und natürlich aus? Leider gibt es nur wenige wirklich gute Funktionskieferorthopäden und oft muss man weit reisen, um zu ihnen zu gelangen. Wenn die Suche lang und frustrierend ist oder du unzufrieden mit deinem Kieferorthopäden bist, dann bist du damit nicht allein. Diese Suche kann wirklich schwierig sein. Therapeutenlisten und hilfreiche Hinweise findest du über die folgenden Seiten:

www.gko-online.de – Gesellschaft für ganzheitliche Kieferorthopädie

www.cmd-dachverband.de – Craniomandibuläre Dysfunktion Dachverband e.V.

Eine neue, interessante Apparatur, die aber noch von sehr wenigen Therapeuten verwendet wird, heißt Splint Orthodontic Myofunctional Appliance (SOMA), zu sehen auf **www.wholisticdentistry.com.au** (engl.).

Das Ende festsitzender Zahnspangen

Multiband-Apparaturen mögen ihren Sinn haben, wenn es darum geht, Zähne zu drehen, die verdreht sind und in die falsche Richtung schauen, aber sie sind keine geeigneten Werkzeuge, um den Kiefer zu weiten. Schiefe Zähne sind deshalb schief, weil sie zu wenig Platz haben. Wenn dieser Platz durch Weitung mithilfe einer funktionellen Apparatur geschaffen wird, richten sich die Zähne gewöhnlich von allein gerade aus. So arbeitet man mit dem Körper zusammen, anstatt die Zähne dorthin zu zwingen, wo der klassische Orthodontist meint, dass sie sein sollten.

Es gibt ein paar Kieferorthopäden, die die Dehnung des Kiefers mit festsitzenden Zahnspangen kombinieren, und ein Teil der Ergebnisse dieser Therapeuten ist erstaunlich positiv. Wie ich bereits sagte, sind es mehr die handwerklichen Fähigkeiten und das Verständnis für die Zusammenhänge, die einen Kieferorthopäden auszeichnen, als spezielle dabei verwendete Apparaturen. Allerdings gibt es für fast jede kieferorthopädische Behandlung elegantere Lösungen als eine Multiband-Apparatur.

Von der Weisheit, die Weisheitszähne zu behalten

Die Weisheitszähne sind wichtig. Sie wachsen nicht zufällig im Mund. Wenn ein Bissen nach hinten in Richtung Schlund rutscht, kauen und zermahlen ihn die Backenzähne. Da die Weisheitszähne die hintersten Mahlzähne sind, bedeutet der Verlust der Weisheitszähne einen Verlust von 25 bis 33 Prozent der Kaufläche, die ursprünglich vorgesehen war. An den Stellen, an denen die Weisheitszähne gezogen wurden, entstehen in den zurückbleibenden Hohlräumen nicht selten unbemerkt Entzündungsherde.

Durch die Weitung des Kieferbogens mithilfe einer kieferorthopädischen Apparatur können die meisten Weisheitszähne gerettet werden, da dabei auch für sie Platz geschaffen wird. Das Konzept minimalinvasiver Zahnmedizin sieht vor, so wenig chirurgische Eingriffe wie nötig vorzunehmen, damit Mund und Kiefer so wenig wie möglich traumatisiert werden. Zähne, egal welche, zu ziehen, ist keine gute Wahl, außer im Fall ernster, die Gesundheit bedrohender Zahnentzündungen oder Störungen durch die Weisheitszähne, die nicht auf andere Weise behebbar sind. Wenn nicht genug Platz vorhanden ist, können

Weisheitszähne, die man ohne weitere Maßnahmen im Mund belässt, unnötigen Druck auf den Trigeminusnerv ausüben. Will man die Weisheitszähne trotz engem Kiefer behalten, ist es ratsam, überprüfen zu lassen, wie die Zahnwurzeln wachsen, und den Kiefer bei Bedarf weiten zu lassen, damit die Weisheitszähne genug Raum erhalten.

Es gibt Fälle, in denen das Ziehen der Weisheitszähne medizinisch notwendig erscheint, gewöhnlich ist aber das Weiten des Kiefers die klügere Vorgehensweise. Es verlangt definitiv mehr Anstrengung und Einsatz, sich einer Kieferweitung zu unterziehen, als die Weisheitszähne einfach operativ entfernen zu lassen. Die Weisheitszähne zu behalten, hilft aber dabei, nicht nur die Kaufähigkeit und Gesichtsform zu erhalten, sondern auch die allgemeine Gesundheit.

Auf dem Weg zu einem gesunden Gebiss

Hinsichtlich meines Verständnisses vom Biss und wie man ihn behandelt, wenn er nicht so ausgerichtet ist, wie er sein soll, bin ich immer noch ein Lernender. Genauso ist der Bereich der funktionellen Kieferorthopädie eine sich in der Entwicklung befindende Disziplin, die noch blinde Flecken aufweist und Wachstumspotential hat. Das Potential, einen Fehlbiss zu korrigieren, ist groß und die gesundheitlichen Fortschritte, die möglich sind, wenn die Korrektur richtig ausgeführt wird, sind alle Anstrengungen wert. Unser Biss steht mit fast jedem krankhaften Prozess im Körper auf gewisse Weise in Zusammenhang, da das Nervensystem von einem schlechten Biss nachhaltig beeinflusst wird. Wie die konventionelle Zahnmedizin im Hinblick auf unsere Zahnsubstanz lässt uns hier die konventionelle Kieferorthopädie jämmerlich im Stich. Oft verschlimmern klassische Orthodontisten vorhandene Zahnfehlstellungen sogar, weil sie der Physiologie und dem natürlichen Wachstum des Körpers entgegenarbeiteten.

Dein Gebiss bestimmt darüber, wie du aussiehst. Es trennt die Superathleten von den Durchschnittsmenschen – wiederum aufgrund der Auswirkungen, die der Biss auf das Nervensystem hat. Der Biss kann, wenn er richtig funktioniert, deinen Zähnen dabei helfen, sich zu remineralisieren, aber er kann bei einer Fehlstellung die Zähne auch zerstören. Der Zustand des Bisses kann der entscheidende Faktor sein zwischen einem Leben voll Energie, Gesundheit und Widerstandskraft gegen fast jede Krankheit auf der einen Seite und einem Leben geprägt von Leiden und Krankheit auf der anderen.

12. Kapitel:

Deine Zähne können natürlich heilen!

Im Folgenden möchte ich noch ein paar handfeste Beweise dafür liefern, dass Löcher in Zähnen sich tatsächlich remineralisieren und heilen können.

Im Hinblick auf die Röntgenbilder auf der nächsten Seite schreibt Dr. Weston Price:

> *Die Pulpahöhle und das Pulpagewebe in den Zahnwurzeln sind als dunkle Striche im Zahn erkennbar. Das sehr große Loch, das den Zahn bis zur Pulpahöhle entkalkt hat, ist als großes, dunkles Gebiet in der Zahnkrone zu sehen. Aufgrund der Schmerzen, die durch den Druck beim Kauen auf die Pulpa unter dem kariösen Dentin entstanden, mussten provisorische Füllungen eingesetzt werden. Nachdem die Ernährung verbessert worden war, bildete das Pulpagewebe Sekundärdentin und verwandelte die Pulpa auf diese Weise wieder in eine geschlossene Kammer.[285]*

Dr. Price schreibt Folgendes über die Fähigkeit der Zähne, sich als natürliche Folge einer Ernährung, die reich an Vitaminen und Mineralstoffen ist, zu remineralisieren:

> *Man kann ein fortschreitendes Auffüllen der Pulpahöhle durch die Ablagerung von Sekundärdentin beobachten. Das Sekundärdentin bildete eine Art Dach über der Pulpahöhle, schützt so die Pulpa und hilft ihr, weiterhin vital und funktionstüchtig zu bleiben. Dies lässt sich regelmäßig als Folge einer Ernährung beobachten, die mit vitamin- und aktivatorreicher Butter ergänzt wurde, wo die Kohlenhydrataufnahme durch den Verzehr natürlicher Lebensmittel auf ein normales Niveau gebracht wurde, und wo solche Nahrungsmittel zugeführt wurden, die aufbauende Mineralstoffe für den Körper und die Zähne enthalten. **Das Ergebnis ist in vielen Fällen eine harte, sogar glasartige Oberfläche.**[286](Hervorhebung durch den Autor)*

Dr. Price berichtet als Beispiel von einem 14-jährigen Mädchen, dessen Zahnarzt die Entfernung all ihrer Zähne empfohlen hatte. Nach einem siebenmonatigen Ernährungsprogramm waren ihre Zähne gerettet und keiner

Kariöser Zahn vor (links) und nach (rechts) Behandlung durch verbesserte Ernährung

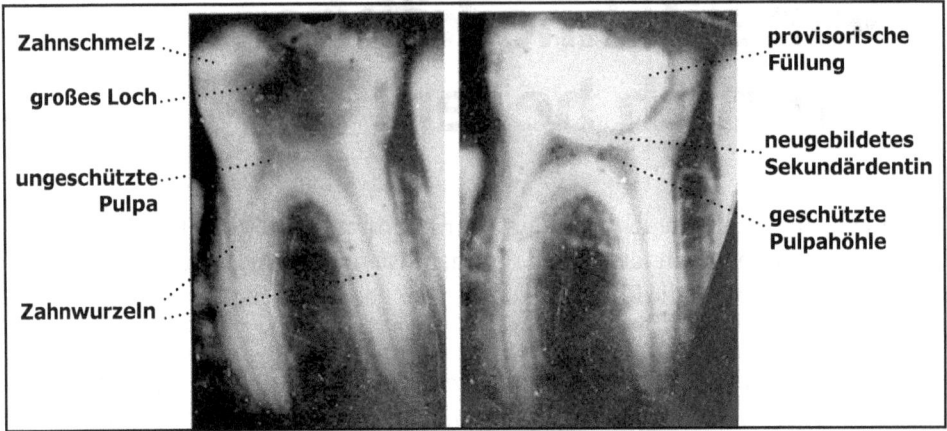

Zahnschmelz
großes Loch
ungeschützte Pulpa
Zahnwurzeln

provisorische Füllung
neugebildetes Sekundärdentin
geschützte Pulpahöhle

© Price-PottengerNutrition Foundation, www.ppnf.org

Wenn die Ernährung entsprechend verbessert wird, kann die Natur eine freiliegende Pulpahöhle (als Folge von Zahnkaries) durch den Aufbau einer Schutzschicht in der Pulpahöhle wieder verschließen. [287]

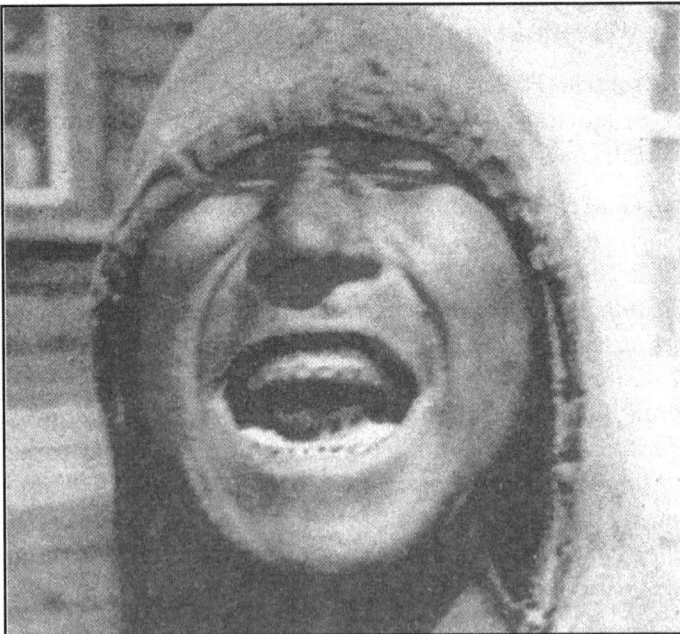

© Price-PottengerNutrition Foundation, www.ppnf.org

Ein typischer Eskimo aus Alaska. Man beachte das breite Gesicht, die weiten Zahnbögen und die Abwesenheit von Karies.[288] (Originalaufnahme)

Der hintere, bleibende Backenzahn eines Kindes vor (links) und nach (rechts) Behandlung durch verbesserte Ernährung

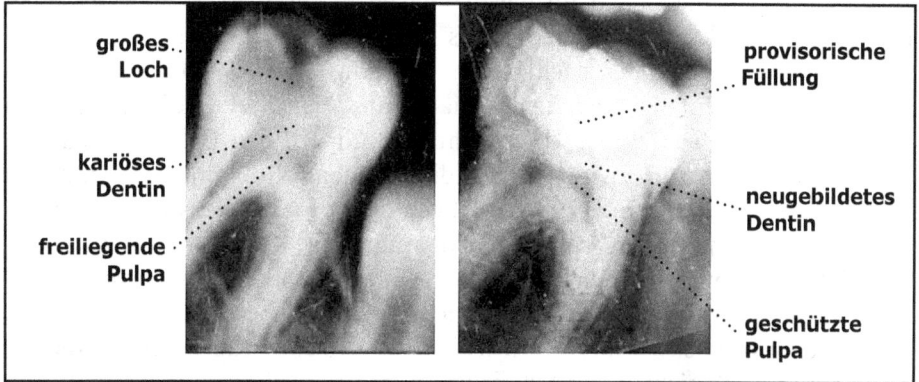

großes Loch

kariöses Dentin

freiliegende Pulpa

provisorische Füllung

neugebildetes Dentin

geschützte Pulpa

© Price-PottengerNutrition Foundation, www.ppnf.org

Linkes Foto: Abgebildet ist der Zahn eines Kindes, das sich gerade im Zahnwechsel befindet. Die Aufnahme stammt von vor Beginn des Ernährungsprogramms. Der abgebildete Zahn ist ein erster bleibender hinterer Backenzahn. Man kann das große Loch in Form eines dunklen Schattens erkennen. Die Zahnpulpa ist gegenüber dem Mundmilieu ungeschützt und verursacht Schmerzen beim Kauen.
Rechtes Foto: Man sieht den gleichen Zahn, nachdem das Ernährungsprogramm schon eine Weile absolviert wurde. (Dr. Price hat hier keine genauen Zeitangaben gemacht, aber seine Testzeiträume beliefen sich normalerweise auf drei bis fünf Monate.) Beachte, wie das neugebildete Dentin die Pulpahöhle des Zahns überdeckt.

musste entfernt werden. (In diesem Fall wurden allerdings, obwohl die Zähne gerettet waren, noch vier Wurzelbehandlungen und verschiedene kosmetische Restaurationen vorgenommen.)

Eine natürliche Folge der Lebensweise der Inuit war eine starke Abnutzung der Zähne, wie man auch auf der Fotografie sehen kann. Diese Abnutzung war keine Folge von Karies, sondern resultierte aus der Gewohnheit, Leder weich zu kauen, sowie dem regelmäßigen Verzehr von im Wind getrocknetem Fisch und Fleisch, die kleine Sand- und Staubpartikel enthielten. Dank ihrer hervorragenden Ernährung reparierten sich die Zähne der Inuit immer wieder selbst, so dass Zahnpulpa und Zahnnerv gut geschützt waren. Bei Inuit, die ihre natürliche Ernährung zu Gunsten moderner, kommerzieller Lebensmittel aufgegeben haben, ist dieser Reparaturmechanismus nicht mehr zu beobachten. Dieses Foto ist ein weiterer Beweis dafür, dass Zähne sich unter exzellenten Ernährungsbedingungen neu aufbauen und sich selbst schützen – so wie es von der Natur eingerichtet ist.

Karies heilen – abschließende Worte

In diesem Buch haben wir an vielen Beispielen gesehen, dass Karies nicht das Ergebnis schlechter Gene ist. Es ist vielmehr das Ergebnis unserer Ernährungsweise und des nachlässigen Umgangs mit der Ökologie unseres Körpers. Durch eine entsprechende Diät, zum Beispiel eine, die sich an den Ernährungsweisen gesunder Ureinwohner rund um den Erdball orientiert, kann der Körper zurück zu guter Gesundheit finden. Wir können hier und jetzt unsere Immunität gegen Karies zurückgewinnen und dabei weitere Vorteile genießen, wie eine verbesserte Allgemeingesundheit, Kraft und Lebensfreude. Vielleicht konnte ich dich davon überzeugen, eine größere Verantwortung für deine Gesundheit und Lebensgewohnheiten zu übernehmen. Und ich hoffe, dass ich dich von der wirklichen Ursache für Karies überzeugen konnte – einem Nährstoffmangel, nicht einem Mangel an Fluor oder Zähneputzen.

Hier ein paar Ideen, wie sich die neuen Gewohnheiten in das eigene Leben integrieren lassen:

- Verinnerliche das Ziel, Gesundheit als höchstes Gut für dich selbst und deine Umgebung anzustreben. Wenn nötig, erinnere dich mehrmals täglich daran.

- Kaufe ein oder zwei gute Kochbücher, die dir dabei helfen können, gesunde Mahlzeiten zuzubereiten.

- Mache verlässliche Quellen für wichtige Nahrungsmittel aus, wie zum Beispiel gelbe Butter, Rohmilch, Leber und Knochenmark von Weidetieren, Fische, die noch Kopf und Innereien haben, Austern usw.

- Streiche Nahrungsmittel von deinem Essensplan, die auf der Vermeiden-Liste stehen, und fange an, sie durch vollwertige Nahrungsmittelalternativen zu ersetzen, wie in den Ernährungsprotokollen zur Zahnheilung beschrieben.

Sich Unterstützung holen

Wenn man seine Ernährung verändern und die Gesundheit verbessern will, ist es hilfreich, sich zusätzlich Unterstützung zu holen. Diese kann von einem guten Zahnarzt, einem guten Heilpraktiker und/oder von Freunden und Familienmitgliedern, die regelmäßig gesund essen, kommen.

Die Weston A. Price Stiftung hilft bei der Suche nach Erzeugnissen direkt vom Hof. Über sie kann man auch Gleichgesinnte kennenlernen, die sich ebenfalls um gesündere Kost bemühen. Die für Deutschland, Österreich und die Schweiz zuständigen Kontaktpersonen sind unter www.westonaprice.org/localchapters zu finden.

Unterstützung in zahnspezifischen Fragen

Mein Spezialgebiet ist die natürliche Heilung und Vorbeugung von Karies durch Ernährung. In diesem Buch habe ich die besten verfügbaren Informationen für die natürliche Heilung eines schmerzhaften oder empfindlichen Zahns zusammengetragen. Generell empfehle ich ein zweigleisiges Vorgehen, also die Verbesserung der Ernährung, so gut es einem persönlich möglich ist, zusammen mit der Konsultation eines guten Zahnarztes mit der Fragestellung, ob bestimmte, schadhafte Zähne eine zahnärztliche Behandlung brauchen, und welche Art der Behandlung die beste ist. Hilfreiche Listen zum Auffinden eines guten Zahnarztes finden sich unter den in Kapitel 9 angegebenen Internetlinks. Die praktische Erfahrung eines guten Zahnarztes, die es für die Durchführung einer bestimmten Behandlung braucht, kann ich nicht ersetzen.

Ein Unterstützer werden

Leser wie du können für andere Menschen hilfreich werden. Teile dieses Buches würden nicht existieren, hätten Leser ihr Wissen und ihre Erfahrungen über die Heilung von Karies nicht mit mir geteilt. Es gibt viele Möglichkeiten, etwas zurückzugeben. Gern kannst du mir Rückmeldung geben, wie dir dieses Buch gefallen hat und welche persönlichen Erfahrungen du mit dem hier präsentierten Wissen gemacht hast. Lass mich wissen, wenn es Unklarheiten im Text gibt. Dieses Buch und das darin enthaltene Wissen lässt sich mit Freunden und der Familie teilen, der Presse vorstellen oder man kann Artikel darüber schreiben. Das Wissen, wie man Karies natürlich heilen kann, lässt sich auch über Online-Netzwerke verbreiten oder man kann Präsentationen erstellen, um anderen die Schlüssel zur Kariesheilung zu zeigen. Bezüglich solcher Sachfragen wende dich gern, vorzugsweise in englischer Sprache, an mich über comments@curetoothdecay.com. Ich lese alle Nachrichten, die ich bekomme, allerdings kann es manchmal vier Wochen oder länger dauern, bis ich antworten kann, beispielsweise weil ich gerade verreist bin.

Gesunde Zähne sind dein Geburtsrecht

Rufen wir uns noch einmal die Worte des Ernährungspioniers Dr. Weston Price ins Gedächtnis:

> *Karies ist nicht nur unnötig, sondern ein Hinweis auf das Abweichen von den grundlegenden Naturgesetzen des Lebens und der Gesundheit.*[289]

Dr. Price hat darin Recht, dass „durch den Verkauf und den Verzehr von Ersatzstoffen anstelle von natürlichen Lebensmitteln meiner Meinung nach großer Schaden angerichtet wird."[290] Für jeden, der gesund sein will, fällt mir einfach keine andere Möglichkeit ein, als Zahnprobleme direkt mit einem gesünderen Lebensstil und besseren Essgewohnheiten anzugehen. Der Ersatz echter, nährstoffreicher Nahrungsmittel durch billige Kopien fügt unseren Zähnen und Knochen großen Schaden zu. Dabei haben wir ein zahnmedizinisches System geschaffen, das auf der Verschleierung von Fakten, auf falschen Wahrheiten und für den Einzelnen schmerzhaften Behandlungen basiert, anstatt eines, das Wert auf Gesundheit, Sorgfalt und Pflege legt. Diese unnötig zerstörerische Art, Zähne zu versorgen, muss aufhören und wir werden an eine Weggabelung kommen. Wie wir uns dann entscheiden, hängt von uns Menschen ab und davon, wie wir uns selbst sehen.

Wir sind dafür geschaffen, um uns am Überfluss der Natur zu erfreuen, und das können wir, wenn wir den Regeln der Natur folgen. Tun wir das, erkennen wir, dass wir nicht schicksalhaft zum Leiden verdammt sind, sondern dass wir menschliches Leid selbst verursachen, wenn wir uns den natürlichen Ordnungen des Lebens widersetzen. Wenn wir uns mit den in der Natur geltenden Prinzipien in Einklang bringen, kommen wir mit der in uns liegenden Kraft zur Heilung in Verbindung und finden unser Gleichgewicht wieder. Von den Ureinwohnern Australiens, die in Harmonie mit der Natur lebten und immun gegen Karies waren, können wir in diesem Zusammenhang etwas lernen. Sie glaubten nämlich, dass „das Leben daraus besteht, anderen so zu dienen, wie man selbst möchte, dass einem gedient wird."[291] Wenn dieses Prinzip, welches auch Bestandteil der meisten Weltreligionen ist, nicht praktiziert wird, entsteht ein Gesundheitswesen – die Zahnmedizin eingeschlossen – das vorwiegend von Profit angetrieben wird, anstatt von dem höheren Motiv des Dienstes am Nächsten. Als Folge davon leidet jeder. Ich will dich dazu ermutigen, diese Haltung des Dienens in dein Leben und das deiner Freunde und Familie einzubringen. Die Entscheidung, mein Wissen über die Heilungsmöglichkeiten von Karies und Zahnfleischerkrankungen mit anderen zu teilen, kommt ebenfalls aus einer dienenden Haltung. Ich habe mich dazu verpflichtet, im Dienst für andere tätig zu sein, und dieses Buch ist das Ergebnis davon. Die Entscheidung für dein Leben liegt bei dir. Wagst du den mutigen Schritt zu fragen: „Wie kann ich dem Leben nützlich sein?" Das bedeutet natürlich auch und zuerst, dich so gut du kannst um dich selbst und um deine eigene Zahngesundheit zu kümmern. Oder wählst du den alten, bequemen Weg, Dinge zu essen, die dem Körper keine Nährstoffe geben, sondern ihn nur anregen oder aufputschen? Verpflichte dich dir selbst gegenüber, deinen Lebensstil und deine Ernährung zu verändern und lass deine Nahrung deine Medizin sein! Natürlich erfordert es Anstrengung, gesünder zu leben und hochwertigere Lebensmittel zu erwerben. Aber du verdienst ein gesünderes Leben und einen gesünderen Mund. Und deine Umgebung, deine Freunde und deine Familie verdienen es auch, dass du um ihretwillen gesund bist und bleibst. Dein Körper ist ein einmaliges Geschenk. Behandle ihn mit Sorgfalt und du wirst dein Leben lang Freude daran haben!

Ramiel

Über den Autor

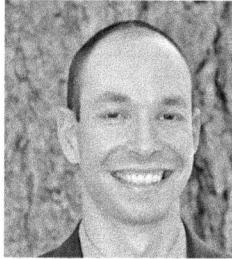

Ramiel Nagel ist zweifacher Familienvater und wohnt in Los Gatos, Kalifornien, USA. Seine ausführliche Beschäftigung mit dem Thema natürliche Gesundheit begann, als er entdeckte, dass seine Tochter Karies bekommen hatte.

Herr Nagel hat einen Bachelorabschluss (B.A.) in Rechtswissenschaften an der Universität von Kalifornien (Santa Cruz) und beschäftigt sich unter anderem mit Psychohygiene und verschiedenen Yogaformen (Hatha, Bhakti). Mit dem in diesem Buch enthaltenen Wissen möchte er dazu beitragen, dass die Menschheit ein bisschen gesünder und glücklicher sein kann.

Ramiel Nagel betreibt folgende Internet-Seiten zu verschiedenen Gesundheitsthemen:

www.kariesheilen.de

www.yourreturn.org (engl.)

www.curetoothdecay.com (engl.)

www.healingourchildren.org (engl.)

www.preconceptionhealth.org (engl.)

Weitere Bücher bestellen

Online-Bestellung unter:

www.kariesheilen.de

Für die Bestellung größerer Mengen wenden Sie sich bitte per E-Mail an
Golden Child Publishing
orders@goldenchildpublishing.com

Quellenverzeichnis

1 American Academy of Biologic Dentistry, May 1987 Iatrogenic Damage Due To High Speed Drilling by Ralph Turk, DDS, Germany

2 Brown, E.H. & Hansen, R.T. The Key to Ultimate Health. Fullerton: Advanced Health Research Publishing; 1998:32-33.

3 Hussain, Sharmila. "Chapter 15." Textbook of Dental Materials. New Delhi: Jaypee Brothers Medical, 2004. 258. Print.

4 Ring ME (2005). "Founders of a profession: the original subscribers to the first dental journal in the world". The Journal of the American College of Dentists 72 (2): 20–5.

5 Huggins, H. A. DDS It's All In Your Head. Garden City Park, New York: Avery; 1993:61.

6 Breiner, M. DDS Whole-Body Dentistry. Fairfield: Quantum Health Press; 1999:59-60.

7 Huggins, H. A. DR It's All In Your Head. Garden City Park, New York: Avery; 1993:43-52.

8 Breiner, M. DDS Whole-Body Dentistry. Fairfield: Quantum Health Press; 1999:137-138.

9 Ebd., 79.

10 Ebd., 78.

11 Jeans, P.C. A Survey of Literature of Dental Caries: Washington, D.C.: National Academy of Sciences; 1952:251.

12 Ebd., 251.

13 Tooth Decay, FAQ, American Dental Association. Available at: http://www.ada.org/public/topics/decay_faq.asp.

14 Why is Sugar in Food, Sugar Association. Available At:: http://www.sugar.org/consumers/ sweet_by_nature.asp?id=279.

15 Osmotic pressure and bacteria – Science Encyclopedia http://science.jrank.org/pages/714/Bacteria.html

16 CDS Review. "NIDCR Studies Oral Biofilms". No author listed. January/February 2005, page 60.

17 Howe, P. DDS. Further Studies of the Effect of Diet Upon the Teeth and Bones Journal of the American Dental Association, 1923: 201

18 Larmas, M., J Dent Res 82:253 (2003)

19 Schatz, A. The New York State Dental Journal: Vol. 38, No. 3: 285-295: May, 1972

20 Roggenkamp, Clyde L., and John Leonora. "Foreward." Dentinal Fluid Transport : Publications of Drs. Ralph Steinman and John Leonora. Loma Linda, CA: Loma Linda University School of Dentistry, 2004. XIV. Print.

21 Ebd., VI.

22 Surveillance for Dental Caries, Dental Sealants, Tooth Retention, Edentulism, and Enamel Fluorosis – United States, 1988–1994 and 1999–2002. Centers for Disease Control and Prevention (CDC), Available at: http://www. cdc. gov/MMWR/preview/mmwrhtml/ ss5403a1.htm

23 National Health and Nutrition Examination Survey, 1999-2002. NationalCenter for Health Statistics, CDC. Available at: www.cdc.gov/ nccdphp/publications/aag/pdf/oh.pdf.

24 Trends in Oral Health Status: United States, 1988-1994 and 1999-2004. Series 11, Number 248. 104 pp. (PHS) 2007-1698.

25 Price, W. A. Journal of the American Dental Association, 1936: 888.

26 Ebd., 26.

27 Ebd.

28 Ebd.

29 Ebd., 35.

30 Ebd., 39.

31 Ebd., 27.

32 Price, "Why Dental Caries with Modern Civilizations? V. An Interpretation of Field Studies Previously Reported," 278.

33 Figures have been rounded up for simplicity

34 op. cit., p. 27.

35 Price, "Why Dental Caries with Modern Civilizations? V. An Interpretation of Field Studies Previously Reported," 278.

36 Ebd., 35.

37 op. cit., p. 38.

38 Ebd., 45.

39 Ebd., 44.

40 Ebd.

41 Ebd., 49.

42 Ebd.

43 Ebd.

44 Ebd. 50.

45 Ebd 49.

46 Ebd., 55-57.

47 Price, W.A. Dental Digest, Figure Ten.

48 Price, W. A. Nutrition and Physical Degeneration 6th Edition. La Mesa: Price-Pottenger Nutrition Foundation; 2004: op. cit., p. 441.

49 op. cit., p. 171.

50 op. cit., p. 173.

51 op. cit., p. 174.

52 Ebd., 186.

53 Fallon, S. and Enig, M. Australian Aborigines – Living Off the Fat of the Land, Available At: http://www.westonaprice.org/traditional_diets/australian_aborigines.html

54 Price, W. A. Nutrition and Physical Degeneration 6th Edition. La Mesa: Price-Pottenger Nutrition Foundation; 2004: op. cit., p. 174.

55 op. cit., p. 275-276.

56 Price, W. A. Nutrition and Physical Degeneration 6th Edition. La Mesa: Price-Pottenger Nutrition Foundation; 2004:415.

57 Price, Weston A. "Field Studies among Some African Tribes on the Relation of Their Nutrition to the Incidence of Dental Caries and Dental Arch Deformities" Journal. A.D.A. 23:888, May 1936.

58 SUPPLEMENTARY DATA TABLES, USDA's 1994-96 Continuing Survey of Food Intakes by Individuals, Table Set 12, US Department of Agriculture, Agricultural Research Service, Available at: http://www.ars.usda.gov/SP2UserFiles/Place/12355000/pdf/Supp.PDF.

59 Price, W. A. Nutrition and Physical Degeneration 6th Edition. La Mesa: Price-Pottenger Nutrition Foundation; 2004:295.

60 Ebd., 432.

61 Price, W. A. Nutrition and Physical Degeneration 8th Edition. La Mesa: Price-Pottenger Nutrition Foundation; 2008:391-392.

62 Price, W. A. *Nutrition and Physical Degeneration 6th Edition.* La Mesa: Price-Pottenger Nutrition Foundation; 2004:290.

63 Ebd., 295.

64 Ebd., 273.

65 Ebd., 274.

66 Ebd., 488.

67 Page, M. Abrams, L. Your Body is Your Best Doctor. New Canaan: Keats Publishing Inc.; 1972:188.

68 Page, M. Abrams, L. Your Body is Your Best Doctor. New Canaan: Keats Publishing Inc.; 1972:196.

69 Forbes, R. The Hormone Mess And How To Fix It. 2004: 7.

70 Page, M. Abrams, L. Your Body is Your Best Doctor. New Canaan: Keats Publishing Inc.;1972:196.

71 Ebd., 23.

72 Cook, Douglas DDS "Rescued by My Dentist.": 27.

73 Berggren G. ,Brannstrom M., "The Rate of Flow in Dentinal Tubules Due to Capillary Attraction." J Dent Res.1965; 44: 307-456.

74 Ten Cate AR. Oral Histology: Development, Structure and Function. Mosby, St. Louis, Boston, Toronto 1998; Chapters 5, 9, 10, 11 and 18.

75 Roggenkamp, Clyde L., and John Leonora. "Foreward." Dentinal Fluid Transport : Publications of Drs. Ralph Steinman and John Leonora. Loma Linda, CA: Loma Linda University School of Dentistry, 2004. IX. Print.

76 Huggins, Hal A., DDS. Why Raise Ugly Kids. Arlington House Publishers, Westport, CT, Copyright 1981, ISBNO-87000-507-3, pages 143-149.

77 Forbes, R. The Hormone Mess and How to Fix It. 2004: 12.

78 Ravnskov MD, Uffe. "The Cholesterol Myths." Cholesterol Myths. 7 Sept. 2006. Web. 16 Aug. 2010. <http://www.ravnskov.nu/cholesterol.htm>.

79 Ebd.

80 http://www.westonaprice.org/abcs-of-nutrition/173.html

81 Mellanby, E. Relation of Diet to Health and Disease. The British Medical Journal 677, April 12, 1930.

82 Masterjohn, Chris. "On the Trail of the Elusive X-Factor: A Sixty-Two-Year-Old Mystery Finally Solved." The Weston A. Price Foundation. 13 Feb. 2008. Web. 16 Aug. 2010. <http://www.westonaprice.org/abcs-of-nutrition/175-x-factor-is-vitamin-k2.html>.

83 Masterjohn, Chris. "From Seafood to Sunshine: A New Understanding of Vitamin D Safety." The Weston A. Price Foundation. Dec. 2006. Web. 15 Aug. 2010. <http://www.westonaprice.org/abcs-of-nutrition/173.html>.

84 Sullivan, Krispin. "The Miracle of Vitamin D." The Weston A. Price Foundation. Dec. 2000. Web. 16 Aug. 2010. <http://www.westonaprice.org/ abcs-of-nutrition/168.html>.

85 Wetzel, Dave. "Part 2, Deeper Discussion; Why FCLO and High Vitamin Butter Oil." Green Pasture Products. July 2010. Web. 16 Aug. 2010. <http://www.greenpasture.org/community/?q=node/271>.

86 Ebd.

87 Mellanby, May. "THE AETIOLOGY OF DENTAL CARIES." British Medical Journal (1932): 749-51. Print.

88 Masterjohn, Chris. "Vitamin A On Trial: Does Vitamin A Cause Osteoporosis?" The Weston A. Price Foundation. 1 Aug. 2006. Web. 22 Aug. 2010. <http://www.westonaprice.org/abcs-of-nutrition/172-vitamin-a-on-trial.html>.

89 Ebd.

90 Ebd.

91 Vitamin A figures from http://www.nutritiondata.com which is extracted from USDA government data on vitamin contents of food.

92 Wetzel, Dave. "Part 2, Deeper Discussion; Why FCLO and High Vitamin Butter Oil Products." Green Pasture Products. July 2010. Web. 16 Aug. 2010. <http://www.greenpasture.org/community/?q=node/271>.

93 Ebd.

94 Fallon, Sally, and Mary Enig. "Cod Liver Oil Basics and Recommendations." The Weston A. Price Foundation. 8 Feb. 2009. Web. 23 Aug. 2010. <http://www.westonaprice.org/cod-liver-oil/238.html>.

95 Masterjohn, Chris. "Vitamin A On Trial: Does Vitamin A Cause Osteoporosis?" The Weston A. Price Foundation. 1 Aug. 2006. Web. 22 Aug. 2010. <http://www.westonaprice.org/abcs-of-nutrition/172-vitamin-a-on-trial.html>.

96 Price, W. A. Nutrition and Physical Degeneration 8th Edition. La Mesa: Price-Pottenger Nutrition Foundation; 2008:269.

97 Wetzel, David. "Cod Liver Oil Manufacturing." The Weston A. Price Foundation. 28 Feb. 2006. Web. 22 Aug. 2010. <http://www.westonaprice. org/cod-liver-oil/183-clo-manufacturing.html>.

98 Fallon, Sally, and Mary Enig. "Cod Liver Oil Basics and Recommendations." The Weston A. Price Foundation. 8 Feb. 2008. Web. 23 Aug. 2010. <http://www.westonaprice.org/cod-liver-oil/238.html#brands>.

99 Price, W. A. Nutrition and Physical Degeneration 6th Edition. La Mesa: Price-Pottenger Nutrition Foundation; 2004:26.

100 Price, W. A. *Nutrition and Physical Degeneration 8th Edition.* La Mesa: Price-Pottenger Nutrition Foundation; 2008:385.

101 Ebd., 386.

102 Wetzel, Dave. "Plant Stem Cells." Green Pasture Products. 9 Mar. 2010. Web. 22 Aug. 2010. <http://www.greenpasture.org/community/?q=node/231>.

103 Price, W. A. *Nutrition and Physical Degeneration 8th Edition.* La Mesa: Price-Pottenger Nutrition Foundation; 2008:391.

104 Price, "Why Dental Caries with Modern Civilizations?" XI. New Light on Loss of Immunity to Some Degenerative Processes Including Dental Caries," 243.

105 Price, "Why Dental Caries with Modern Civilizations? XI. New Light on Loss of Immunity to Some Degenerative Processes Including Dental Caries," 243.

106 Wetzel, Dave. "Update on Cod Liver Oil Manufacture." The Weston A. Price Foundation. 30 Apr. 2009. Web. 23 Aug. 2010. <http://www.westonaprice.org/cod-liver-oil/1602-update-on-cod-liver-oil-manufacture.html>.

107 Heard, George W. "Chapter 17." *Man versus Toothache.* Milwaukee: Lee Foundation for Nutritional Research, 1952. Print.

108 Ebd., Chapter 9.

109 Ebd., Chapter 28.

110 McAfee, Mark. "The Fifteen Things That Pasteurization Kills." *Wise Traditions* Summer (2010): 82. Print.

111 Ebd.

112 Huggins, Hal A.. *It's All in Your Head: The Link Between Mercury Amalgams and Illness*. 1 ed. New York: Avery Publishing, 1993. Print:155.

113 USDA food nutrient database accessed at www.nutritiondata.com

114 Page, Melvin E., and H. Leon Abrams. *Your Body Is Your Best Doctor!* New Canaan, CT: Keats Pub., 1972. 129. Print.

115 Price, W. A. *Nutrition and Physical Degeneration* 8th Edition. La Mesa: Price-Pottenger Nutrition Foundation; 2008:29.

116 Ebd., 113-114.

117 Page, Melvin E., and H. Leon. Abrams. *Health vs Disease, a Revolution in Medical Thinking*. St. Petersburg, FL: Page Foundation, 1960. 57. Print.

118 Tooth Decay, Pregnancy FAQ, American Dental Association. Available at: http://www.ada.org/ public/topics/ pregnancy_faq.asp

119 Huggins, Hal A.. *It's All in Your Head: The Link Between Mercury Amalgams and Illness*. 1 ed. New York: Avery Publishing, 1993. Print:156.

120 Burt, Brian A. "The use of sorbitol- and xylitol-sweetened chewing gum in caries control." *Journal of the American Dental Association* Vol 137, No 2, 190–196. Jan. 2008 <http://jada.ada.org/ cgi/content/abstract/137/2/190>.

121 "Artificial Sweeteners Symptoms, Causes, Treatment – Are There Any Safety Concerns with Sugar Alcohols on MedicineNet." Web. 01 Sept. 2010. <http://www.medicinenet.com/ artificial_sweeteners/page4.htm>.

122 Eyre, Charlotte. "Sugar-free Gum Poisonous for Pets." Confectionery News – News on Confectionery. 24 June 2007. Web. 31 Aug. 2010. <http://www.confectionery-news.com/Markets/Sugar-free-gum-poisonous-for-pets>.

123 1.Dehmel KH and others. Absorption of xylitol. Int. Symp on metabolism, physiololgy and clinical use of pentoses and pentitols. Hakone, Japan, 1967, 177-181, Ed. Horecker. www.inchem.org/ documents/jecfa/jecmono/v12je22.htm

124 Heaney, Anthony. "UCLA's Jonsson Comprehensive Cancer Center : In the News : Pancreatic Cancers Use Fructose, Common in a Western Diet, to Fuel Growth." UCLA's Jonsson Comprehensive Cancer Center : Cancer Treatment and Research. 3 Aug. 2010. Web. 01 Sept. 2010. <http://www.cancer.ucla.edu/ Index.aspx? page=644&recordid=385&returnURL=/index.aspx>.

125 Page, Melvin E., and H. Leon Abrams. *Your Body Is Your Best Doctor!* New Canaan, CT: Keats Pub., 1972. 184. Print.

126 Davidson, Lena. "Iron Bioavailablity from Weaning Foods: The Effect of Phytic Acid" Macronutrient Interactions: Impact on Child Health and Nutrition by US Agency for International Development Food and Agricultural Organization of the United Nations. 1996:23.

127 Johnson DDS, Clarke. "*Epidemiology of Dental Disease.*" University of Illinois at Chicago – UIC. N.p., n.d. Web. 13 Sept. 2010

128 Mellanby, E. Relation of Diet to Health and Disease. *The British Medical Journal* 677, April 12, 1930.

129 Barnett Cohen and Lafayette B. Mendel. Experimental Scurvy of the Guinea Pig in Relation to The Diet, *J. Biol. Chem.* 1918 35: 425-453.

130 Ebd., 449.

131 Iron absorption in man: ascrobic acid and dose-depended inhibition. *American Journal of Clinical Nutrition.* Jan 1989. 49(1):140-144.

132 Mellanby, Edward J. The Rickets-Producing and Anti-Calcifying Action of Phytate Physiol. (1949) 109, 488-533 547.593:6I2.751.1

133 McCollum, Elmer Verner. *The New Knowledge of Nutrition.* New York: Macmillan, 1918. 312. Print. (Professor of Chemical Hygiene, John Hopkins University)

134 Ebd., 316.

135 Ebd., 324.

136 Mellanby, Edward J. The Rickets-Producing and Anti-Calcifying Action of Phytate *Physiol.* (1949) 109, 488-533 547.593:6I2.751.1

137 On Cases Described as "Acute Rickets," which are probably a combination of Scurvy and Rickets, the Scurvy being an essential, and the rickets a variable, element *Med Chir* Trans. 1883; 66: 159–220.1.

138 Sherlock, Paul, Rothschild, E. Scurvy Produced by a Zen Macrobiotic Diet *JAMA*, March 13, 1967. Vol 199, No 11

139 Mellanby, May, and Lee Pattison. "THE INFLUENCE OF A CEREAL-FREE DIET RICH IN VITAMIN D AND CALCIUM ON DENTAL CARIES IN CHILDREN." *British Medical Journal* (1932): 507-12. Print.

140 Ebd.

141 Mellanby, Edward. "The Relation of Diet to Health and Disease." *British Medical Journal* (1930): 677-81. Print.

142 *J. Physiol.* (1942) 101, 44-8 612.015.31 Mineral Metabolism of Healthy Adults on White and Brown Bread Dietaries.

143 Mellanby, Edward, and D. C. Harrison. "Phytic Acid and the Rickets-producing Action of Cereals." *Biochemical Journal* (1939): 1660-674. Print.

144 Mellanby, Edward. "The Rickets-Producing an dAnti-Calcifying Action of Phytate." *J. Physiol.* (1949) I09, 488-533

145 Davidson, Lena. "Iron Bioavailablity from Weaning Foods: The Effect of Phytic Acid" Macronutrient Interactions: Impact on Child Health and Nutrition by US Agency for International Development Food and Agricultural Organization of the United Nations. 1996:22.

146 Johansen K and others. Degradation of phytate in soaked diets for pigs. Department of Animal Health, Welfare and Nutrition, Danish Institute of Agricultural Sciences, Research Centre Foulum, Tjele, Denmark.

147 Tannenbaum and others. *Vitamins and Minerals in Food Chemistry*, 2nd edition. OR Fennema, ed. Marcel Dekker, Inc., New York, 1985, p 445.

148 Ebd.

149 Singh M and Krikorian D. Inhibition of trypsin activity in vitro by phytate. *Journal of Agricultural and Food Chemistry* 1982 30(4):799-800.

150 Ebd.

151 "Fermented cereals a global perspective. Table of contents.." *FAO: FAO Home.* N.p., n.d. Web. 13 Sept. 2010. <http://www.fao.org/docrep/ x2184E/x2184E00.htm >

152 Ebd.

153 Ebd.

154 Daniel, Kaayla. "Plants Bite Back." *Wise Traditions* 11.1: 18-26. Print.

155 Denny, Paul. et al. Novel Caries Risk Test» DOI: 10.1196/annals.1384.009

156 Antinutritional content of developed weaning foods as affected by domestic processing. *Food Chemistry.* 1993 47(4):333-336.

157 I. EGLI, L. DAVIDSSON, M.A. JUILLERAT, D. BAR-CLAY, R.F. HURRELL. "The Influence of Soaking and Germination on the Phytase Activity and Phytic Acid Content of Grains and Seeds Potentially Useful for Complementary Feeding." *Sensory and nutritive qualities of food* 67.9 (2002): 3484-3488. Print.

158 Ebd.

159 Silvia Valencia, Ulf Svanberg, Ann-Sofie Sandberg, Jenny Ruales Processing of quinoa (Chenopodium quinoa, Willd): effects on in vitro iron availability and phytate hydrolysis *International Journal of Food Sciences and Nutrition.* 1999, Vol. 50, No. 3 , Pages 203-211

160 Fazli Manan, Tajammal Hussain, Inteaz Alli and Parvez Iqbal. "Effect of cooking on phytic acid content and nutritive value of Pakistani peas and lentils." *Food Chemistry* Volume 23, Issue 2, 1987, Pages 81-87.

161 *Food Chemistry* 1993. 47(4)333-336.

162 SAMUEL KON, DAVID W. SANSHUCK PHYTATE CONTENT AND ITS EFFECT ON COOKING QUALITY OF BEANS. *Journal of Food Processing and Preservation.* Volume 5, Issue 3, pages 169–178, September 1981.

163 "Fermented cereals a global perspective. Table of contents.." *FAO: FAO Home.* N.p., n.d. Web. 13 Sept. 2010. <http://www.fao.org/docrep/ x2184E/x2184E00.htm >

164 Rubel, William. "Rye Bread from France : Pain Bouilli." William Rubel, Author and Cook Specializing in Traditional Cuisines. Web. 04 Sept. 2010. <http://www.williamrubel.com/artisanbread/examples/ryebread/rye-bread-from-france-pain-bouilli>. Further reading Marcel Maget's Le pain anniversaire a Vilard d'Arene en Oisans

165 Ebd.

166 Czapp, Katherine. "The Good Scots Diet." The Weston A. Price Foundation. 1 May 2009. Web. 04 Sept. 2010. <http://www.westonaprice.org/traditional-diets/1605.html>.

167 Conversation on "Basmati Rice." IndiaDivine. Web. 07 Sept. 2010. <http://www.indiadivine.org/ audarya/ayurveda-health-wellbeing/902739-basmati-rice.html>.

168 Trinidad P. Trinidada; Aida C. Mallillina; Rosario S. Saguma; Dave P. Brionesa; Rosario R. Encaboa; Bienvenido O. Julianob . "Iron absorption from brown rice/brown rice-based meal and milled rice/milled rice-based meal." *International Journal of Food Sciences and Nutrition,* Volume 60, Issue 8 December 2009 , pages 688-693.

169 Rice and iron absorption in man. European Journal of Clinical Nutrition. July 1990. 44(7):489-497.

170 "Fermented cereals a global perspective. Table of contents.." *FAO: FAO Home.* N.p., n.d. Web. 13 Sept. 2010. <http://www.fao.org/docrep/ x2184E/x2184E00.htm >

171 McKenzie-Parnell JM and Davies NT. Destruction of Phytic Acid During Home Breadmaking. *Food Chemistry* 1986 22:181–192.

172 CCVIII. PHYTIC ACID AND THE RICKETSPRODUCING ACTION OF CEREALS BY DOUGLAS CREESE HARRISON AD EDWARD MELLANBY From the Field Laboratory, University of Sheffield, and the Department of Biochemistry, Queen's University, Belfast (Received 11 August 1939)

173 Mellanby, Edward J. The Rickets-Producing and Anti-Calcifying Action of Phytate *J.Physiol.* (1949) 109, 488-533 547.593:612.751.1

174 Ologhobo AD and Fetuga BL. Distribution of Phosphorus and Phytate in Some Nigerian Varieties of Legumes and some Effects of Processing. *Journal of Food Science* 1984 Volume 49.

175 Fallon, Sally, and Mary G. Enig. *Nourishing Traditions: the Cookbook That Challenges Politically Correct Nutrition and the Diet Dictocrats.* Washington, DC: New Trends Pub., 2001. 468-69. Print.

176 Macfarlane, Bezwoda, Bothwell, Baynes, Bothwell, MacPhail, Lamparelli, Mayet. "inhibitory effect of nuts on iron absorption." *The American Journal of Clinical Nutrition* 47 (1988): 270-274. Print.

177 Ebd.

178 Ebd.

179 N. R. Reddy, Shridhar K. Sathe. *Food Phytates.* 1 ed. Boca Raton, FL: CRC Press, 2001. Print.

180 McGlone, John, and Wilson G. Pond. *Pig Production: Biological Principles and Applications.* 1 ed. Albany: Delmar Cengage Learning, 2002. Print.

181 Lonnerdal and Dewey. *Micronutrient Interactions US Agency of International Development* / Food and Agriculture Organization of the United Nations: 1995.

182 Masterjohn, Chris. "Vitamin A On Trial: Does Vitamin A Cause Osteoporosis?" The Weston A. Price Foundation. 1 Aug. 2006. Web. 22 Aug. 2010. <http://www.westonaprice.org/abcs-of-nutrition/172-vitamin-a-on-trial.html>.

183 Huggins, Hal A.. *It's All in Your Head: The Link Between Mercury Amalgams and Illness.* 1 ed. New York: Avery Publishing, 1993. Print:147.

184 Bieler, H. *Food is Your Best Medicine.* New York: Vintage Books, 1965: 202.

185 "Soy Alert!" The Weston A. Price Foundation. Web. 02 Sept. 2010. <http://www.westonaprice. org/soy-alert. html>.

186 Smith, Garret. "Nightshades:oblems from These Popular Foods Exposed to the Light of Day." *Wise Traditions* 11.1 (2010): 48-54. Print.

187 Brown, Ellen Hodgson., and Richard T. Hansen. The Key to Ultimate Health: Researchers Worldwide Are Concluding That a Vital Key to Wellness Have Been Overlooked – and It's Right under Your Nose! Fullerton, CA: *Advanced Health Research Pub.*, 1998:174. Print.

188 Brian Q. Phillippya, Mengshi Linb, Barbara Rascob. Analysis of phytate in raw and cooked potatoes. *Journal of Food Composition and Analysis* 17 (2004) 217–226.

189 BRIAN Q. PHILLIPPY,JOHN M. BLAND, AND TERENCE J. EVENS, Ion Chromatography of Phytate in Roots and Tubers. *J. Agric. Food Chem.* 2003, 51, 350-353.

190 Ebd.

191 Richard A. Fenske, John C. Kissel, Chensheng Lu, David A. Kalman, Nancy J. Simcox, Emily H. Allen, Matthew C. Keifer *Environmental Health Perspectives*, Vol. 108, No. 6 (Jun., 2000), pp. 515–520

192 Fallon, S. *Nourishing Traditions*. Washington, DC: New Trends; 1999:13-14.

193 Federal Register, 1985.

194 Fallon, Sally, and Mary Enig. "The Great Con-ola." The Weston A. Price Foundation. 28 July 2002. Web. 01 Sept. 2010. <http://www.westonaprice.org/know-your-fats/559-the-great-con-ola.html>.

195 Enig, Mary, and Sally Fallon. "The Skinny on Fats." The Weston A. Price Foundation. 01 Sept. 2001. Web. 02 Sept. 2010. <http://www.westonaprice. org/know-your-fats/526-skinny-on-fats.html>.

196 Mapes, Diane. "Gooey Nutrition Bars Fuel Energy – and Cavities – Health – Oral Health – Msnbc.com." Msnbc. com. Web. 02 Sept. 2010. <http://www.msnbc. msn. com/id/32765018/ns/health-diet_and_ nutrition/>.

197 Brown, E.H & Hansen, R.T The Key to Ultimate Health. Fullerton: Advanced Health Research Publishing; 1998:174.

198 Fallon, S. *Nourishing Traditions*. Washington, DC: New Trends; 1999:51.

199 Huggins, Hal A.. *It's All in Your Head: The Link Between Mercury Amalgams and Illness*. 1 ed. New York: Avery Publishing, 1993. Print:154.

200 Hallberg L, Hulthen L. Prediction of dietary iron absorption: an algorithm for calculating absorption and bioavailability of dietary iron. *Am J Clin Nutr* 2000;71:1147– 60.

201 Bieler, H. *Food is Your Best Medicine*. New York: Vintage Books, 1965: Preface.

202 "Disease, Gum (Diseases, Periodontal)." *ADA: American Dental Association* . N.p., n.d. Web. 16 Sept. 2010. <http://www.ada.org/3063.aspx

203 Price, W. A. *Nutrition and Physical Degeneration* 8th Edition. La Mesa: Price-Pottenger Nutrition Foundation; 2008:506.

204 Ebd. 6th Edition 293.

205 Price, W. A. Nutrition and Physical Degeneration 6th Edition. La Mesa: Price-Pottenger Nutrition Foundation; 2004:290.

206 Vonderplantiz, A. *We Want To Live*: Los Angeles: Carnelian Bay Castle Press;2005: 292. More than five consecutive days of raw eggs may cause thinning of uterine mucus, so a two day break is advised.

207 Radiation Ovens, The Proven Dangers Of Microwaves, Available At: http://www.ecclesia.org/ forum/uploads/bondservant/microwaveP.pdf

208 I. EGLI, L. DAVIDSSON, M.A. JUILLERAT, D. BARCLAY, R.F. HURRELL. "The Influence of Soaking and Germination on the Phytase Activity and Phytic Acid Content of Grains and Seeds Potentially Useful for Complementary Feeding." *Sensory and nutritive qualities of food* 67.9 (2002): 3484-3488. Print.

209 *Am-J. Clin-Nutr*. Baltimore, MD. : American Society for Clinical Nutrition. Jan 1991. V. 53 (1) p. 112-119. Calcium: effect of different amounts on nonheme- and heme-iron absorption in humans.

210 Guyenet, Stephan. "A New Way to Soak Brown Rice." Whole Health Source. N.p., 4 Apr. 2009. Web. 11 Sept. 2010. <http://wholehealthsource.blogspot.com /2009/04/new-way-to-soak-brown-rice.html>.

211 *Stroke*. 2004;35:496.

212 "Oral Health for Older Americans – Fact Sheets and FAQs – Publications – Oral Health." *Centers for Disease Control and Prevention*. N.p., n.d. Web. 16 Sept. 2010. <http://www.cdc.gov/ oralhealth/publications/ factsheets/adult_older.htm>

213 Price, W. A. *Nutrition and Physical Degeneration 6th Edition*. La Mesa: Price-Pottenger Nutrition Foundation; 2004:Chapter 19.

214 Page, M. Abrams, L. *Your Body is Your Best Doctor*. New Canaan: Keats Publishing Inc.;1972:197.

215 Ebd., 197.

216 Price, W. A. *Nutrition and Physical Degeneration 6th Edition*. La Mesa: Price-Pottenger Nutrition Foundation; 2004:337-38.

217 Ebd., 197.

218 Mellanby, Ma. "Periodontal Disease in Dogs (Experimental Gingivitis and "Pyorrhoea")" *Proceedings of the Royal Society of Medicine* April 28, 1930 42-48

219 MELLANBY, EDWARD. *NUTRITION AND DISEASE – THE INTERACTION OF CLINICAL AND EXPERIMENTAL WORK*. London: Oliver and Boyd, 1934. Print.

220 "Client feedback." *Resources for Life*. N.p., n.d. Web. 28 Sept. 2010. <http://www.resourcesforlife.net/ article.asp?article=93>.

221 Phillips , Dr. J.E. . "Dr Phillips Blotting Technique Blotting Brushes" *Seventh Wave Supplements – Additive* Web. 28 Sept. 2010. <http://www.seventhwavesupplements. com/pc/viewPrd.asp?idcategory=107&idproduct=73>

222 Breiner, Mark A.. *Whole-Body Dentistry: Discover The Missing Piece To Better Health*. 1 ed. Fairfield: Quantum Health Press, 1999. Print.

223 Huggins, Hal A.. *It's All in Your Head: The Link Between Mercury Amalgams and Illness*. 1 ed. New York: Avery Publishing, 1993:64. Print.

224 "ATSDR – 2007 CERCLA Priority List of Hazardous Substances." *ATSDR Home*. N.p., n.d. Web. 28 Sept. 2010. < http://www.atsdr.cdc.gov/ cercla/07list.html>

225 G Null, M Feldman. "Mercury Dental Amalgams: The Controversy Continues." *Journal of Orthomolecular Medicine*, Vol. 17, No. 2, 2nd Quarter 2002

226 Food and Drug Administration, "Questions and Answers on Amalgam Fillings." www.fda.gov/ cdrh/consumer/amalgams.html. Statement and website was then changed, http://www.fda.gov/ MedicalDevices/ProductsandMedicalProcedures/DentalProducts/DentalAmalgam/ucm171120.htm

227 Mercury Exposure Levels from Amalgam Dental fillings; Documentation of Mechanisms by which Mercury causes over 40 Chronic Health Conditions; Results of Replacement of Amalgam fillings; and Occupational Effects on Dental Staff By Bernard Windham

228 Breiner, Mark A.. *Whole-Body Dentistry: Discover The Missing Piece To Better Health*. 1 ed. Fairfield: Quantum Health Press, 1999:70. Print.

229 Ebd.

230 Brown, E.H & Hansen, R.T The Key to Ultimate Health. Fullerton: Advanced Health Research Publishing; 1998:62-63.

231 Huggins, Hal A.. *It's All in Your Head: The Link Between Mercury Amalgams and Illness*. 1 ed. New York: Avery Publishing, 1993:76. Print.

232 Cook, Douglas DDS *Rescued by My Dentist*: 141.

233 Brown, E.H & Hansen, R.T The Key to Ultimate Health. Fullerton: Advanced Health Research Publishing; 1998:89.

234 Huggins, Hal A.. *It's All in Your Head: The Link Between Mercury Amalgams and Illness*. 1 ed. New York: Avery Publishing, 1993:80. Print.

235 Brown, E.H & Hansen, R.T The Key to Ultimate Health. Fullerton: Advanced Health Research Publishing; 1998:78-79.

236 Ebd.

237 Huggins, Hal A.. *It's All in Your Head: The Link Between Mercury Amalgams and Illness*. 1 ed. New York: Avery Publishing, 1993:81. Print.

238 Brown, E.H & Hansen, R.T The Key to Ultimate Health. Fullerton: Advanced Health Research Publishing; 1998:78.

239 Cook, Douglas DDS *Rescued by My Dentist*: 108.

240 Sources were: prlabs.com and nutrimost.net

241 Jones, M. An Interview with George Meinig. Reprinted in *PPNF Journal*, Volume 31, Number 1.

242 Cook, Douglas DDS "Rescued by My Dentist.": 62.

243 Breiner, M. DDS *Whole-Body Dentistry*. Fairfield: Quantum Health Press; 1999:96.

244 Brown, E.H & Hansen, R.T The Key to Ultimate Health. Fullerton: Advanced Health Research Publishing; 1998:105.

245 Gammal, Robert. "Focal Infection in dentistry." *Robert Gammal's Home Page*. N.p., n.d. Web. 23 Sept. 2010. <http:// www.robertgammal.com/ RCTDocs2/FocalInfection.html>.

246 Brown, E.H & Hansen, R.T The Key to Ultimate Health. Fullerton: Advanced Health Research Publishing; 1998:74.

247 Ebd., 76.

248 Cook, Douglas DDS "Rescued by My Dentist.": 125.

249 M.N. Rasool, S. Govender. *THE JOURNAL OF BONE AND JOINT SURGERY*, VOL. 71-B, No. 5, NOVEMBER 1989.

250 Ebd., 293.

251 H. Wada, H. Tarumi, S. Imazato, M. Narimatsu, and S. Ebisu, "In vitro Estrogenicity of Resin Composites" *J Dent Res* 83(3):222-226, 2004. Available at: http://jdr.iadrjournals.org/ cgi/reprint/83/3/222.pdf

252 Addy, Martin, W Michael Edgar, Graham Embery, and Robin Orchardson. *Tooth Wear and Sensitivity: Clinical Advances in Restorative Dentistry*. 1 ed. Stockholm: Informa Healthcare, 2000:323. Print.

253 Ebd. Ch. 14.

254 "Titanium Dioxide Classified as Possibly Carcinogenic to Humans." CCOHS: Canada's National Centre for Occupational Health and Safety information. N.p., n.d. Web. 29 Sept. 2010. <http://www.ccohs.ca/headlines/text186.html>.

255 Kumazawa, R. "Effects of Titanium ions and particles on neutrophil function and morphology." *Biomaterials* Volume 23, Issue 17, September 2002, Pages 3757-3764

256 Dr J. Yiamouyiannus Water Fluoridation & Tooth Decay Study, Fluoride 23:pp55-67, 1990.

257 Kennedy, D. "How To Save Your Teeth," Health Action Press. 1993: 141-142.

258 Kumar & Iida. "The Association Between Enamel Fluorosis and Dental Caries in U.S. Schoolchildren," *Journal of the American Dental Association*, July 2009 (Table 1).

259 Connett, Michael. "The Phosphate Fertilizer Industry: An Environmental Overview." *Fluoride Action Network*. N.p., n.d. Web. 29 Sept. 2010 < http://www.fluoridealert.org/phosphate/overview.htm#4>.

260 "NTEU 280 Fluoride." *NTEU 280 Home Page – EPA Headquarters*. N.p., n.d. Web. 29 Sept. 2010. <http://www.nteu280.org/Issues/Fluoride/NTEU280-Fluoride.htm>.

261 McLellan, Helen. "Consumer Health Articles: FLUORIDATION ." *CONSUMER HEALTH*. N.p., n.d. Web. 29 Sept. 2010. <http://www.consumerhealth.org/ articles/display.cfm?ID=19990817225011>.

262 Sibbison, J.b., "More About Fluoride," Lancet, Volume 336, No. 8717, p. 737 (1990).

263 Price, W. A. Nutrition and Physical Degeneration 6th Edition. La Mesa: Price-Pottenger Nutrition Foundation; 2004: op. cit., Chapter 2.

264 op. cit., p. 174.

265 substance P." *Northern California Cranio-facial Diagnostic Center*. N.p., n.d. Web. 30 Sept. 2010. < http://www.dentalphysician.com/www07/substance_P.html>

266 Jennnings, Dwight. "medparadigm." *Northern California Cranio-facial Diagnostic Center*. N.p., n.d. Web. 30 Sept. 2010. < http://www.dentalphysician.com/www07/assmedparadigm.html>.

267 Mechanisms of pain arising from the tooth pulp." *School of Clinical Dentistry*. N.p., n.d. Web. 30 Sept. 2010. < http://www.sheffield. ac.uk/dentalschool/research/groups/neuroscience/pain.html>

268 substance P." *Northern California Cranio-facial Diagnostic Center*. N.p., n.d. Web. 30 Sept. 2010. < http://www.dentalphysician.com/www07/substance_P.html>

269 Jennnings, Dwight. "medparadigm." *Northern California Cranio-facial Diagnostic Center*. N.p., n.d. Web. 30 Sept. 2010. < http://www.dentalphysician.com/www07/hyperactivity.html >.

270 Roettger, Mark. *Performance Enhancement and Oral Appliances. A supplement to Compendium, Continuing Education in Dentistry*.Aegis Publications, Newtown 2009:4.

271 Dr. Dwight Jennings, <www.dentalphysician.com>

272 Orthodontics – Dr. Brendand C. Stack, *Dr. Stack – TMJ Pain, TMD Pain*. N.p., n.d. Web. 5 Oct. 2010. <http://www.tmjstack.com/ortho.htm>.

273 Jennings, Dwight. "selfassessment." *Northern California Cranio-facial Diagnostic Center*. N.p., n.d. Web. 5 Oct. 2010. < http://www.dentalphysician.com/www07/assselfassessment.html>

274 Mew, John. "Facial Changes in Identical Twins Treated by Different Orthodontic Techniques." *World Journal of Orthodontics* 8.2 (2007): 175-88. Print.

275 Ernst S, Elliot T, Patel A, Sigalas D, Llandro H, Sandy J R and Ireland J. Consent to orthodontic treatment – is it working? *BDJ* 2007. 202:616-617.

276 Kurol,J., Owman-Moll,P and Lundgren,D. 1996. "Time related root resorption after application of a controlled continuous orthodontic force". *American Journal of Orthodontics and Dentofacial Orthopedics*. 110: 303-310.

277 Mohandesan H, Ravanmehr H and Valaei N. 2007. A radiographic analysis of external apical root resorption of maxillary incisors during active orthodontic treatment. *European Journal of Orthodontics* 29: 134-139.

278 Mavragani M, Bfbe O E, Wisth P J and Selvig K A. 2002. Changes in root length during orthodontic treatment: advantages for immature teeth. *European Journal of Orthodontics*. 24: 90-97. 80.

279 Guyenet., Stephan. "Whole Health Source: Malocclusion: Disease of Civilization, Part IX." Whole Health Source. N.p., n.d. Web. 5 Oct. 2010. <http://wholehealthsource.blogspot.com/ 2009/12/malocclusion-disease-of-civilization. html>.

280 Alarashi, M, Franchi, L;Marinelli Andrea, and Defraia B. 2003. Morphometric Analysis of the Transverse Dentoskeletal Features of Class 11 Malocclusion in the Mixed Dentition. *Angle Orthod* 73:21-25.

281 Mew, John. "Facial Changes in Identical Twins Treated by Different Orthodontic Techniques." *World Journal of Orthodontics* 8.2 (2007): 175-88. Print.

282 YouTube ." *Dr John Mew on Dispatches* . N.p., n.d. Web. 3 Oct. 2010. < http://www.youtube.com/watch#!v=pe7OI-PdTno&videos=MDItX4uj6WU&feature=BF>.

283 The craniopath I see, is Dr. Tom Bloink, drbloink. cacranialinstitute.com

284 I have a twin block with a crozat from Dr. Dwight Jennings, www.dentalphysician.com

285 Price, W. A. Nutrition and Physical Degeneration 6th Edition. La Mesa: Price-Pottenger Nutrition Foundation; 2004:288.

286 Ebd., 430.

287 Ebd., 289.

288 Ebd., 64.

289 Ebd. 415.

290 Ebd. 294.

291 op. cit., p. 170.

292 Beltrán-Aguilar, Eugenio D. and Other Authors: Surveillance for Dental Caries, Dental Sealants, Tooth Retention, Edentulism, and Enamel Fluorosis – United States, 1988 – 1994 and 1999 – 2002. Centers for Disease Control and Prevention. Atlanta, 2005. 1-44. 14 Aug. 2007 <http://www.cdc.gov/MMWR/preview/mmwrhtml/ss5403a1.htm>.

292b M. Nies et al.: Häufigkeit und ECC-Typisierung der Milchzahnkaries bei Kindergartenkindern in Mittelhessen 2008 Pieper K: Epidemiologische Begleituntersuchungen zur Gruppenprophylaxe 2004 . DAJ Gutachten, Bonn 2005 -

293 Anesthesia Morbidity and Mortality, 1988-1999 *Anesth Prog* 48:89-92 2001.

294 Cohen MM, Cameron CB, Duncan PG. "Pediatric Anesthesia Morbidity and Mortality in the Perioperative Period." *Anesthesia & Analgesia* 70 (1990): 160-167. 14 Aug. 2007 <http://www.ncbi.nlm.nih.gov/ sites/entrez?cmd=Retrieve&db=PubMed&list_uids=2301747&dopt=AbstractPlus>. (Original Article Removed from Anesthesia & Analgesia website.)

295 Mellon RD, Simone AF, Rappaport BA."Use of Anesthetic Agents in Neonates and Young Children." Anethsia 104 (2007): 509-520.

296 Berkowitz, Robert J. "Causes, Treatment and Prevention of Early." *Journal of the Canadian Dental Association* 69 (2003): 304-307b. 14 Aug. 2007 <http://www.cda-adc.ca/jcda/vol-69/issue-5/304.pdf>.

297 Huggins, Hal A.. *It's All in Your Head: The Link Between Mercury Amalgams and Illness.* 1 ed. New York: Avery Publishing, 1993:80. Print.

298 Brown, E.H & Hansen, R.T The Key to Ultimate Health. Fullerton: Advanced Health Research Publishing; 1998:78-79.

299 Ebd.

300 Breiner, M. *Whole Body Dentistry*, Quantum Health Press: 1999:137-138.

301 Roberts, Michelle. " 'No proof' for filling baby teeth." BBC News. N.p., n.d. Web. 4 Oct. 2010. <http://news.bbc.co.uk/2/hi/health/8112603.stm>.

302 Ebd.

303 Ebd.

304 Levine, R.S., Pitts, N.B., Nugent, Z.J. "The Fate of 1,587 Unrestored Carious Deciduous Teeth: a Retrospective General Dental Practice Based Study From Northern England." *British Dental Journal* 193 (2002): 99-303. 14 Aug. 2007 <http://www.nature.com/bdj/journal/ v193/n2/full/4801495a.html>.

305 Milsom, K. M., M. Tickle, and D. King. "Does the Dental Profession Know How to Care for the Primary Dentition?" *British Dental Journal* 195 (2003): 301-303. 14 Aug. 2007 <http://www.nature.com/bdj/journal/v195/ n6/full/4810525a.html>. Reprinted by permission from Macmillian Publishers LT [*BRITISH DENTAL JOURNAL*] 195 (2003): 301-303.

306 Ebd.

307 Roberts, J.F., Attari, N., Milsom, K. M., M. Tickle, and D. King. "Primary Dentition" *British Dental Journal* 196 (2004): 64-65. 14 Aug. 2007 <http://www.nature.com/bdj/journal/v196/n2/full/4810920a.html>.

308 MELLANBY, EDWARD. *NUTRITION AND DISEASE – THE INTERACTION OF CLINICAL AND EXPERIMENTAL WORK.* London: Oliver And Boyd, 1934. Chapter 11. Print.

309 Breiner, M. *Whole Body Dentistry* Quantum Health Press: 1999:212-213.

310 Ebd., 213

311 Ebd., 86.

312 Ebd., 192.

313 AAP. Breast-feeding and the use of human milk. Pediatrics. 1997;100:1035-1039. <http://www. aapd.org/members/referencemanual/pdfs/02-03/Breast Feeding. pdf>.

314 Policy on Early Childhood Caries (ECC): Classifications, Consequences, and Preventive Strategies REFERENCE MANUAL V 31 / NO 6 09 / 10 <http://www. aapd.org/media/Policies_ Guidelines/P_ECCClassifications.pdf>

315 "American Academy of Pediatric Dentistry – Media Information." *PRESS RELEASE: Breastfeeding and Infant Tooth Decay.* Apr. 1999. Web. 06 Oct. 2010. <http:// www.aapd.org/media/ pressreleases/breastfeeding-99.asp>.

316 *The Womanly Art of Breastfeeding.* La Leche League International; 2003: 246.

317 Palmer, Brian. «Breastfeeding and Infant Caries.» Brian Palmer, DDS. 14 Aug. 2007 <http://www.brianpalmerdds.com/caries.htm>.

318 "Mouth Breathing – The Root Cause?." *Nose Breathe Mouthpiece: Health Benefits of Nasal Breathing.* N.p., n.d. Web. 6 Oct. 2010. <http://www.nosebreathe. com/mouthbreathing.html>.

www.ingramcontent.com/pod-product-compliance
Lightning Source LLC
Chambersburg PA
CBHW070740270326
41927CB00010B/2044

9 780982 021347